U0275377

"李本草纲目"

全本图典

【第十二册】

典藏版

原　著	李时珍
顾　问	肖培根
主　编	陈士林
分册主编	刘国谢宇饶佳
副主编	谢军成裴华张鹏王庆张鹤

人民卫生出版社

图书在版编目（CIP）数据

《本草纲目》全本图典. 第十二册 / 陈士林主编. --
北京：人民卫生出版社，2018
ISBN 978-7-117-26478-5

Ⅰ. ①本… Ⅱ. ①陈… Ⅲ. ①《本草纲目》–图解
Ⅳ. ①R281.3-64

中国版本图书馆 CIP 数据核字（2018）第 098164 号

人卫智网	www.ipmph.com	医学教育、学术、考试、健康，购书智慧智能综合服务平台
人卫官网	www.pmph.com	人卫官方资讯发布平台

《本草纲目》全本图典（第十二册）

主　　编：陈士林
出版发行：人民卫生出版社（中继线 010-59780011）
地　　址：北京市朝阳区潘家园南里 19 号
邮　　编：100021
E - mail：pmph @ pmph.com
购书热线：010-59787592　010-59787584　010-65264830
印　　刷：北京盛通印刷股份有限公司
经　　销：新华书店
开　　本：889×1194　1/16　　印张：16
字　　数：378 千字
版　　次：2018 年 7 月第 1 版　2018 年 7 月第 1 版第 1 次印刷
标准书号：ISBN 978-7-117-26478-5
定　　价：640.00 元

打击盗版举报电话：010-59787491　E-mail：WQ @ pmph.com
（凡属印装质量问题请与本社市场营销中心联系退换）

「本草纲目」全本图典 典藏版

编委（按姓氏笔画顺序排列）

王丽梅　王宏雅　王郁松　王建民　王秋成　牛林敬　毛延霞　仇笑文
方　瑛　尹显梅　世琳娜　石永青　石有林　石笑晴　卢　强　卢红兵
卢维晨　叶　红　叶敏妃　田华敏　白峻伟　冯　倩　冯华颖　邢桂平
吕凤涛　吕秀芳　吕明辉　朱　进　朱　宏　朱臣红　任艳灵　任智标
向　蓉　全继红　刘　芳　刘　凯　刘　祥　刘士勋　刘卫华　刘世禹
刘立文　刘伟翰　刘迎春　刘金玲　刘宝成　刘桂珍　刘续东　刘斯雯
刘新桥　刘慧滢　齐　菲　孙　玉　孙　锐　孙可心　孙瑷琨　严　洁
芦　军　苏晓廷　杜　宇　李　妍　李　海　李　惠　李　新　李玉霞
李电波　李兴华　李红玉　李建军　李孟思　李俊勇　李桂方　李桂英
李晓艳　李烨涵　杨　飞　杨　柳　杨冬华　杨江华　杨焕瑞　肖榜权
吴　晋　邱思颖　邱特聪　何国松　余海文　狄银俊　邹　丽　邹佳睿
沙　历　宋　伟　宋来磊　宋肖平　宋盛楠　张　坤　张　荣　张　淼
张　鹏　张　磊　张　鹤　张广今　张红涛　张俊玲　张海龙　张海峰
张雪琴　张新荣　张翠珍　张　蕴　陈　勇　陈　慧　陈永超　陈宇翔
陈艳蕊　陈铭浩　陈朝霞　英欢超　林　恒　林文君　尚思明　罗建锋
周　芳　周重建　郑亚杰　单伟超　孟丽影　赵　叶　赵　岗　赵　晨
赵白宇　赵庆杰　赵字宁　赵志远　赵卓君　赵春霖　赵梅红　赵喜阳
胡灏禹　战伟超　钟　健　段杨冉　段其民　姜燕妮　宫明宏　姚　辉
秦静静　耿赫兵　莫　愚　贾丽娜　夏丰娜　徐　江　徐　娜　徐莎莎
高　喜　高荣荣　高洪波　高楠楠　郭　兵　郭志刚　郭哲华　郭景丽
黄兴随　崔庆军　商　宁　梁从莲　董　珂　董　萍　蒋红涛　蒋思琪
韩珊珊　程　睿　谢军成　路　臻　解红芳　慈光辉　窦博文　蔡月超
蔡利超　裴　华　翟文慧　薛晓月　衡仕美　戴　峰　戴丽娜　戴晓波
鞠玲霞　魏献波

凡　　例

一、本套书以明代李时珍著《本草纲目》（金陵版胡承龙刻本）为底本，以金陵版排印本（王育杰整理，人民卫生出版社，2016年）及金陵版美国国会图书馆藏全帙本为校本，按原著的分卷和排序进行内容编排，即按序列、主治、水部、火部、土部、金石部、草部、谷部、菜部、果部、木部、服器部、虫部、鳞部、介部、禽部、兽部、人部的顺序进行编排，共分20册。

二、本套书中"释名""主治""附方"等部分所引书名多为简称，如：《本草纲目》简称《纲目》，《名医别录》简称《别录》，《神农本草经》简称《本经》，《日华子诸家本草》简称《日华》，《肘后备急方》简称《肘后方》，等等。

三、人名书名相同的名称，如吴普之类，有时作人名，有时又作书名，情况较复杂，为统一起见，本次编写均按原著一律不加书名号。

四、原著《本草纲目》中的部分中草药名称，与中医药学名词审定委员会公布名称不一致的，为了保持原著风貌，均保留为原著形式，不另作修改。

五、本套书为保持原著风貌，对原著之服器部和人部的内容全文收录，但基本不配图。

六、本套书依托原著的原始记载，根据作者们多年野外工作经验和鉴定研究成果，结合现有考证文献，对《纲目》收载的药物进行了全面的本草考证，梳理了古今药物传承关系，并确定了各药物的基原和相应物种的拉丁学名；对于多基原的药物均进行了综合分析，对于部分尚未能准确确定物种者也有表述。同时，基于现代化、且普遍应用的DNA条形码鉴定体系，在介绍常用中药材之《药典》收载情况的同时附上其基原物种的通用基因碱基序列。由此古今结合、图文并茂，丰富阅读鉴赏感受，并提升其实用参考和珍藏价值。

七、本套书结合现实应用情况附有大量实地拍摄的原动植物（及矿物等）和药材（及饮片）原色图片，方便读者认药和用药。

八、部分药物尚未能解释科学内涵，或者疗效有待证实、原料及制作工艺失传，以及其他因素，故无考证内容及附图，但仍收载《纲目》原始内容，有待后来者研究、发现。

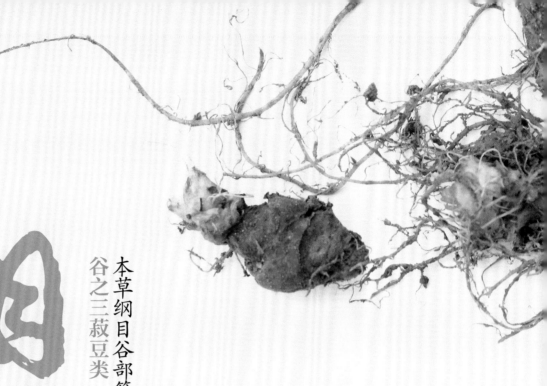

目录

本草纲目谷部第二十四卷

谷之三菽豆类一十四种

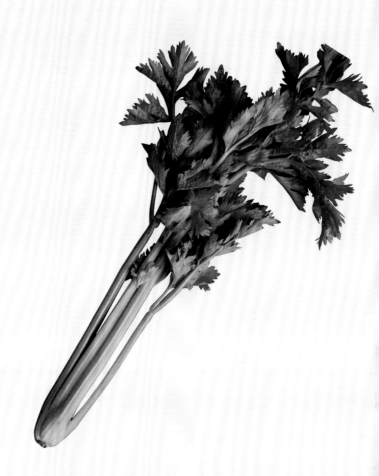

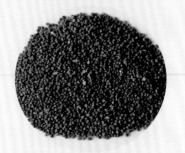

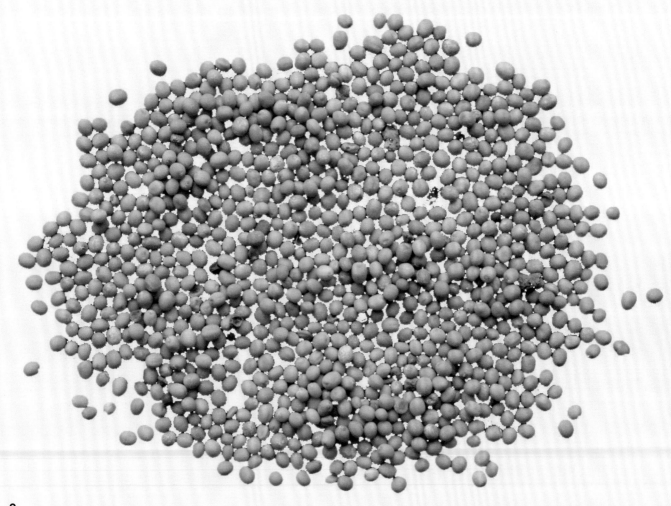

本草纲目

谷部第二十四卷

谷之三菽豆类 一十四种

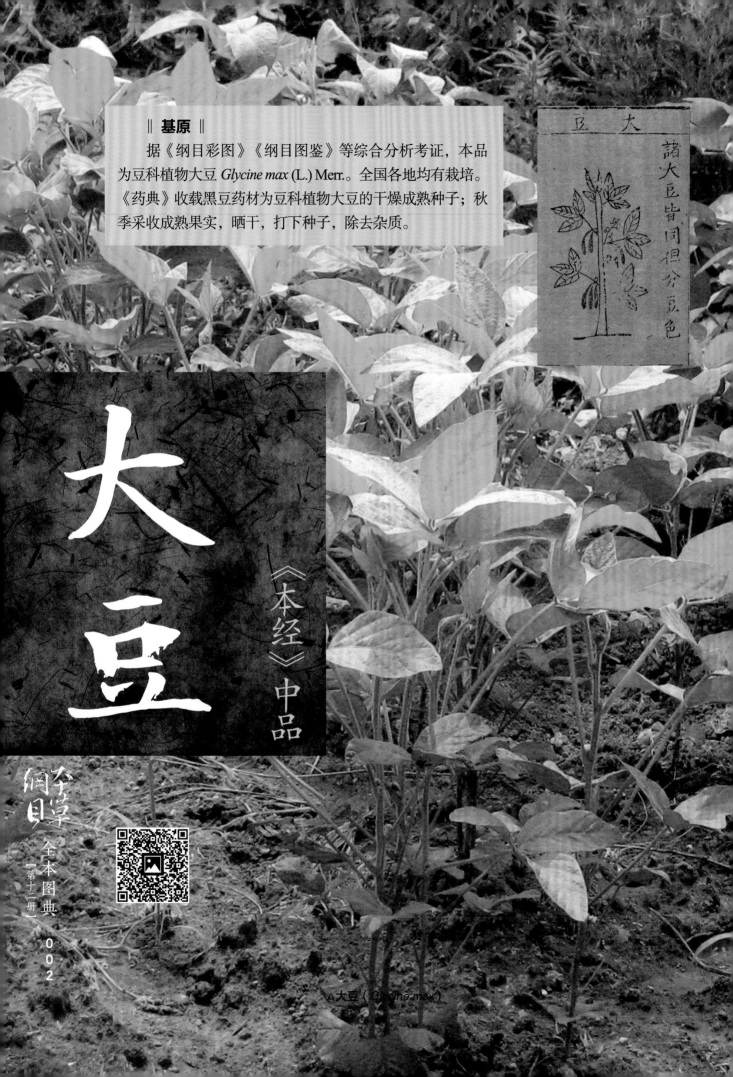

‖ **基原** ‖
据《纲目彩图》《纲目图鉴》等综合分析考证，本品为豆科植物大豆 *Glycine max* (L.) Merr.。全国各地均有栽培。《药典》收载黑豆药材为豆科植物大豆的干燥成熟种子；秋季采收成熟果实，晒干，打下种子，除去杂质。

大 豆

諸大豆皆同但分豆色

大豆

《本经》中品

△大豆（*Glycine max*）

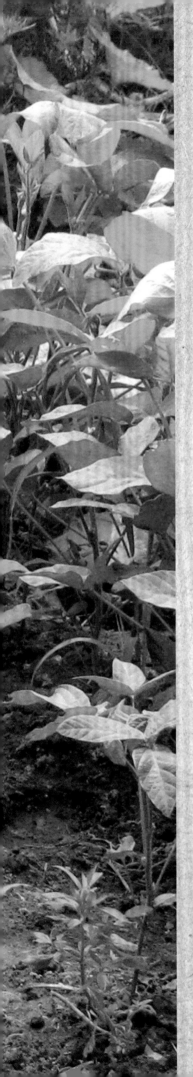

校正：[禹锡曰]原附大豆黄卷下，今分出。

‖ **释名** ‖
尗俗作菽。[时珍曰]豆、尗皆荚谷之总称也。篆文尗，象荚生附茎下垂之形。豆象子在荚中之形。广雅云：大豆，菽也。小豆，荅也。**角曰荚，叶曰藿，茎曰萁。**

‖ **集解** ‖
[别录曰]大豆生太山平泽，九月采之。[颂曰]今处处种之。黑白二种，入药用黑者。紧小者为雄，用之尤佳。[宗奭曰]大豆有绿、褐、黑三种。有大小两类：大者出江、浙、湖南、湖北；小者生他处，入药力更佳。又可硙为腐食。[时珍曰]大豆有黑、白、黄、褐、青、斑数色：黑者名乌豆，可入药，及充食，作豉；黄者可作腐，榨油，造酱；余但可作腐及炒食而已。皆以夏至前后下种，苗高三四尺，叶团有尖，秋开小白花成丛，结荚长寸余，经霜乃枯。按吕氏春秋云：得时之豆，长茎短足，其荚二七为族，多枝数节，大菽则圆，小菽则团。先时者，必长蔓，浮叶疏节，小荚不实。后时者，必短茎疏节，本虚不实。又氾胜之种植书云：夏至种豆，不用深耕。豆花憎见日，见日则黄烂而根焦矣。知岁所宜，以囊盛豆子，平量埋阴地，冬至后十五日发取量之，最多者种焉。盖大豆保岁易得，可以备凶年，小豆不保岁而难得也。

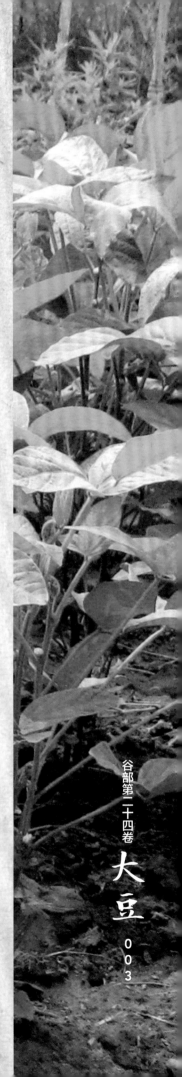

黑大豆

‖气味‖

甘，平，无毒。久服，令人身重。[岐伯曰]生温，熟寒。[藏器曰]大豆生平，炒食极热，煮食甚寒，作豉极冷，造酱及生黄卷则平。牛食之温，马食之冷。一体之中，用之数变。[之才曰]恶五参、龙胆，得前胡、乌喙、杏仁、牡蛎、诸胆汁良。[诜曰]大豆黄屑忌猪肉。小儿以炒豆、猪肉同食，必壅气致死，十有八九。十岁已上不畏也。[时珍曰]服蓖麻子者忌炒豆，犯之胀满致死。服厚朴者亦忌之，动气也。

‖主治‖

生研，涂痈肿。煮汁饮，杀鬼毒，止痛。本经。逐水胀，除胃中热痹，伤中淋露，下瘀血，散五脏结积内寒。杀乌头毒。炒为屑，主胃中热，除痹去肿，止腹胀消谷。别录。煮食，治温毒水肿。唐本。调中下气，通关脉，制金石药毒，牛马温毒。日华。煮汁，解礜石、砒石、甘遂、天雄、附子、射罔、巴豆、芫青、斑蝥、百药之毒及蛊毒。入药，治下痢脐痛。冲酒，治风痉及阴毒腹痛。牛胆贮之，止消渴。时珍。炒黑，热投酒中饮之，治风痹瘫缓口噤，产后头风。食罢生吞半两，去心胸烦热，热风恍惚，明目镇心，温补。久服，好颜色，变白不老。煮食性寒，下热气肿，压丹石烦热。消肿。藏器。主中风脚弱，产后诸疾。同甘草煮汤饮，去一

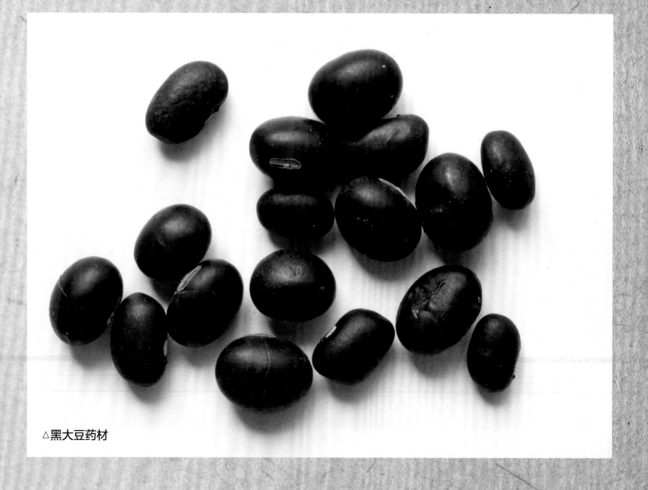

△黑大豆药材

切热毒气，治风毒脚气。煮食，治心痛筋挛膝痛胀满。同桑柴灰汁煮食，下水鼓腹胀。和饭捣，涂一切毒肿。疗男女人阴肿，以绵裹纳之。孟诜。治肾病，利水下气，制诸风热，活血，解诸毒。时珍。

‖发明‖

[颂曰] 仙方修治末服之，可以辟谷度饥。然多食令人体重，久则如故也。[甄权曰] 每食后磨拭吞三十粒，令人长生。初服时似身重，一年以后，便觉身轻，又益阳道也。[颖曰] 陶华以黑豆入盐煮，常时食之，云能补肾。盖豆乃肾之谷，其形类肾，而又黑色通肾，引之以盐，所以妙也。[时珍曰] 按养老书云：李守愚每晨水吞黑豆二七枚，谓之五脏谷，到老不衰。夫豆有五色，各治五脏。惟黑豆属水性寒，为肾之谷，入肾功多，故能治水消胀下气，制风热而活血解毒，所谓同气相求也。又按古方称大豆解百药毒，予每试之大不然；又加甘草，其验乃奇。如此之事，不可不知。

‖附方‖

旧三十二，新三十四。**服食大豆**令人长肌肤，益颜色，填骨髓，加气力，补虚能食，不过两剂。大豆五升，如作酱法，取黄捣末，以猪肪炼膏和，丸梧子大。每服五十丸至百丸，温酒下。神验秘方也。肥人不可服之。延年秘录。**救荒济饥**博物志云：左慈荒年法：用大豆粒细调匀者，生熟挼令光，暖彻豆内。先日不食，以冷水顿服讫。一切鱼肉菜果，不得复经口。渴即饮冷水。初小困，十数日后，体力壮健，不复思食也。黄山谷救荒法：黑豆、贯众各一升，煮熟去众，晒干。每日空心啖五七粒。食百木枝叶皆有味，可饱也。王氏农书云：辟谷之方，见于石刻。水旱虫荒，国有代有，甚则怀金立鹄，易子炊骸。为民父母者，不可不知此法也。昔晋惠帝永宁二年，黄门侍郎刘景先表奏：臣遇太白山隐士，传济饥辟谷仙方。臣家大小七十余口，更不食别物。若不如斯，臣一家甘受刑戮。其方：用大豆五斗淘净，蒸三遍去皮。用大麻子三斗浸一宿，亦蒸三遍，令口开取仁。各捣为末，和捣作团如拳大。入甑内蒸，从戌至子时止，寅时出甑，午时晒干为末。干服之，以饱为度。不得食一切物。第一顿得七日不饥，第二顿得四十九日不饥，第三顿三百日不饥，第四顿得二千四百日不饥，更不必服，永不饥也。不问老少，但依法服食，令人强壮，容貌红白，永不憔悴。口渴，即研大麻子汤饮之，转更滋润脏腑。若要重吃物，用葵子三合研末，煎汤冷服，取下药如金色，任吃诸物，并无所损。前知随州朱颂教民用之有验，序其首尾，勒石于汉阳大别山太平兴国寺。又方：用黑豆五斗淘净，蒸三蒸，晒干，去皮为末。秋麻子三升，浸去皮，晒研。糯米三斗作粥，和捣为剂如拳大，入甑中蒸一宿，取晒为末。用红小枣五斗，煮去皮核，和为剂如拳大，再蒸一夜。服之，至饱为度。如渴，饮麻子水，便滋润脏腑也。脂麻亦可。但不得食一切之物。**炒豆紫汤**[颂曰] 古方有紫汤，破血去风，除气防热，产后两日，尤宜服之。用乌豆五升，清酒一斗，炒令烟绝，投酒中，待酒紫赤色，去豆。量性服之，可日夜三盏，神验。中风口噤，加鸡屎白二升和炒，投之。**豆淋酒法**[宗奭曰] 治产后百病，或血热，觉有余血水气，或中风困笃，或背强口噤，或但烦热瘛疭口渴，或身头皆肿，或身痒呕逆直视，或手足顽痹，头旋眼眩，此皆虚热中风也。用大豆三升熬熟，至微烟出，入瓶中，以酒五升沃之，经一日以上。服酒一升，温覆令少汗出，身润即愈。口噤者加独活半斤，微微捶破，同沃之。产后宜常服，以防风气，又消结血。**中风口㖞**即上方，日服一升。千金。**头风头痛**即上方，密封七日，温服。千金。**破伤中风口噤**。千金方用大豆一升，熬去腥气，勿使太熟，杵末，蒸令气遍，取下甑，以酒一升淋之。温服一升，取汗。傅膏疮上，即愈。经验方用黑豆四十枚，朱砂二十文，同研末。以酒半盏，调服之。**颈项强硬**不得顾视。大豆一升，蒸变色，囊裹枕之。千金。**暴得风疾**四肢挛缩不能行。取大豆三升，淘净湿蒸，以醋二升，倾入瓶中，铺于地上，设席豆上，令病人卧之。仍重盖五六层衣，豆冷渐渐却衣。仍令一人于被内引挽挛急处。更蒸豆再作，并饮荆沥汤。如此三日三夜即休。崔氏纂要。**风入脏中**治新久肿，风入脏中。以大豆一斗，水五斗，煮取一斗二升，去滓。入美酒斗半，煎取九升。旦服取汗，神验。千金翼。**风毒攻心**烦躁恍惚。大豆半升淘净，以水二升，煮取七合，食后服之。心镜。**卒风不语**大豆煮汁，煎稠如饴，含之，并饮汁。肘后方。**喉痹不语**同上法。千金。**卒然失音**[诜曰]用生大豆一升，青竹篹子四十九枚，长四寸，阔一分，水煮熟，日夜二服瘥。**热毒攻眼**赤痛睑浮。用黑豆一升，分作十袋，沸汤中蒸过，更互熨之，三遍则愈。普济方。**卒然中恶**大豆二七枚，鸡子黄一个，酒半升，和匀顿服。千金。**阴毒伤寒**危笃者。用黑豆炒干投酒，热饮或灌之。吐则复饮，汗出为度。居家必用。**胁痛如打**大豆半升熬焦，入酒一升煮沸，饮取醉。肘后。**腰胁卒痛**大豆炒二升，酒三升，煮二升，顿服。肘后。**卒然腰痛**大豆六升，水拌湿，炒热，布裹熨之，冷即易。乃张文仲所处方也。延年秘录。**脚气冲心**烦闷不识人。以大豆一升，水三升，浓煮汁服。未定再服。广利方。**身面浮肿**千金用乌豆一升，水五升，煮汁三升，入酒五升，更煮三升，分温三服。不瘥再合。王璆百一选方用乌豆煮至皮干，为末。每服二钱，米饮下。建炎初，吴内翰女孙忽发肿凸，吴检外台得此方，服之立效。**新久水肿**大豆一斗，清水一斗，煮取八升，去豆，入薄酒八升，再煎取八升服之。再三服，水当从小便中出。范汪方。**腹中痞硬**夏秋之交，露坐夜久，腹中痞，如群石在腹。用大豆半升，生姜八分，水三升，煎一升已来，顿服瘥。经验方。**霍乱胀痛**大豆生研，水服方寸匕。普济。**水痢不止**大豆一升，炒白术半两，为末。每服三钱，米饮下。指南方。**赤痢脐痛**黑豆、茱萸子二件，搓摩，吞咽之，良。经验。**赤白下痢**方见猪胆。**男子便血**黑豆一升，炒焦研末，热酒淋之，去豆饮酒，神效。活人心统。**一切下血**雄黑豆紧小者，以皂角汤微浸，炒熟去皮为末，炼猪脂和，丸梧子大。每服三十丸，陈米饮下。华佗中藏经。**小儿沙淋**黑豆一百二十个，生甘草一寸，新水煮热，入滑石末，乘热饮之，良。全幼心鉴。**肾虚消渴**难治者。黑大豆炒、天花粉等分，为末。糊丸梧子大。每黑豆汤下七十丸，日二。名救活丸。普济妙方。**消渴饮水**乌豆置牛胆中，阴干百日，吞尽即瘥。肘后方。**昼夜不眠**以新布火炙熨目，并蒸大豆，更番囊盛枕之，冷即易，终夜常枕之，即愈。肘后方。**疫疠发肿**大黑豆二合炒熟，炙甘草一钱，水一盏煎汁，时时饮之。夷坚志云：靖康二年春，京师大疫。有异人书此方于壁间，用之立验也。**乳石发热**乌豆二升，水九升，铜器煮五升汁，熬稠一升，饮之。外台秘要。**解礜砒毒**大豆煮汁饮之，良。肘后。**酒食诸毒**大豆一升，煮汁服，得吐即愈。广记。**解诸鱼毒**大豆煮汁饮之。卫生方。**解巴豆毒**下利不止。大豆煮汁一升，饮之。肘后方。**恶刺疮痛**大豆煮汁渍之，取瘥。千金方。**汤火灼疮**大豆煮汁饮之，易愈，无斑。子母秘录。**打头青肿**豆黄末傅之。

千金方。**折伤堕坠**瘀血在腹，气短。大豆五升，水一斗，煮汁二升，顿服。剧者不过三作。千金方。**豌疮烦躁**大豆煮汁饮之，佳。子母秘录。**痘疮湿烂**黑大豆研末，傅之。**小儿头疮**黑豆炒存性研，水调傅之。普济方。**身面疣目**七月七日，以大豆拭疣上三过。使本人种豆于南向屋东头第二溜中。豆生叶，以热汤沃杀，即愈。外台秘要。**染发令乌**醋煮黑大豆，去豆煎稠，染之。千金。**牙齿不生**不拘大人小儿，年多者。用黑豆三十粒，牛粪火内烧令烟尽，研入麝香少许。先以针挑破血出，以少许揩之。不得见风，忌酸咸物。经验方。**牙齿疼痛**黑豆煮酒，频频漱之，良。周密冶然斋抄。**月经不断**用前紫汤服之，佳。**妊娠腰痛**大豆一升，酒三升，煮七合，空心饮之。心镜。**子死腹中**月数未足，母欲闷绝者。用大豆三升，以醋煮浓汁。顿服，立出。产乳。**胞衣不下**大豆半升，醇酒三升，煮一升半，分三服。产书。**辟禳时气**以新布盛大豆一斗，纳井中一宿取出。每服七粒，佳。类要。**菜中蛇蛊**蛇毒入菜果中，食之令人得病，名蛇蛊。大豆为末，酒渍绞汁，服半升。**身如虫行**大豆水渍绞浆，旦旦洗之，或加少面，沐发亦良。千金方。**小儿丹毒**浓煮大豆汁，涂之甚良。千金。**风疽疮疥**凡脚腨及胸腋中痒，搔则黄汁出者，是也。以青竹筒三尺，着大豆一升在内，以马屎、糠火烧熏，以器两头取汁，搽之。先以泔清和盐洗之。不过三度，极效。千金。**肝虚目暗**迎风下泪。用腊月牯牸牛胆，盛黑豆悬风处。取出，每夜吞三七粒，久久自明。龙木论。**小儿胎热**黑豆二钱，甘草一钱，入灯心七寸，淡竹叶一片，水煎。全幼心鉴。**天蛇头**指痛臭甚者。黑豆生研末，入茧内，笼之。济急方。

大豆皮

‖ **主治** ‖

生用，疗痘疮目翳。嚼烂，傅小儿尿灰疮。时珍。

豆叶

‖ **主治** ‖

捣傅蛇咬，频易即瘥。时珍。出广利方。

‖ **发明** ‖

[时珍曰] 按抱朴子内篇云：相国张文蔚庄内有鼠狼穴，养四子为蛇所吞。鼠狼雌雄情切，乃于穴外坋土壅穴。俟蛇出头，度其回转不便，当腰咬断而劈腹，衔出四子，尚有气。置于穴外，衔豆叶嚼而傅之，皆活。后人以豆叶治蛇咬，盖本于此。

新二。**止渴急方**大豆苗嫩者三五十茎，涂酥炙黄为末。每服二钱，人参汤下。圣济总录。**小便血淋**大豆叶一把，水四升，煮二升，顿服。圣惠方。

花

‖**主治**‖

主目盲，翳膜。时珍。

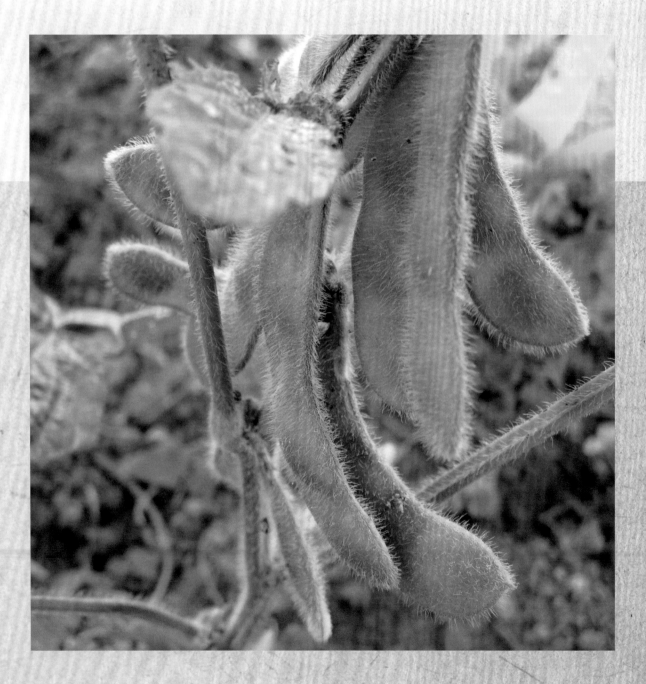

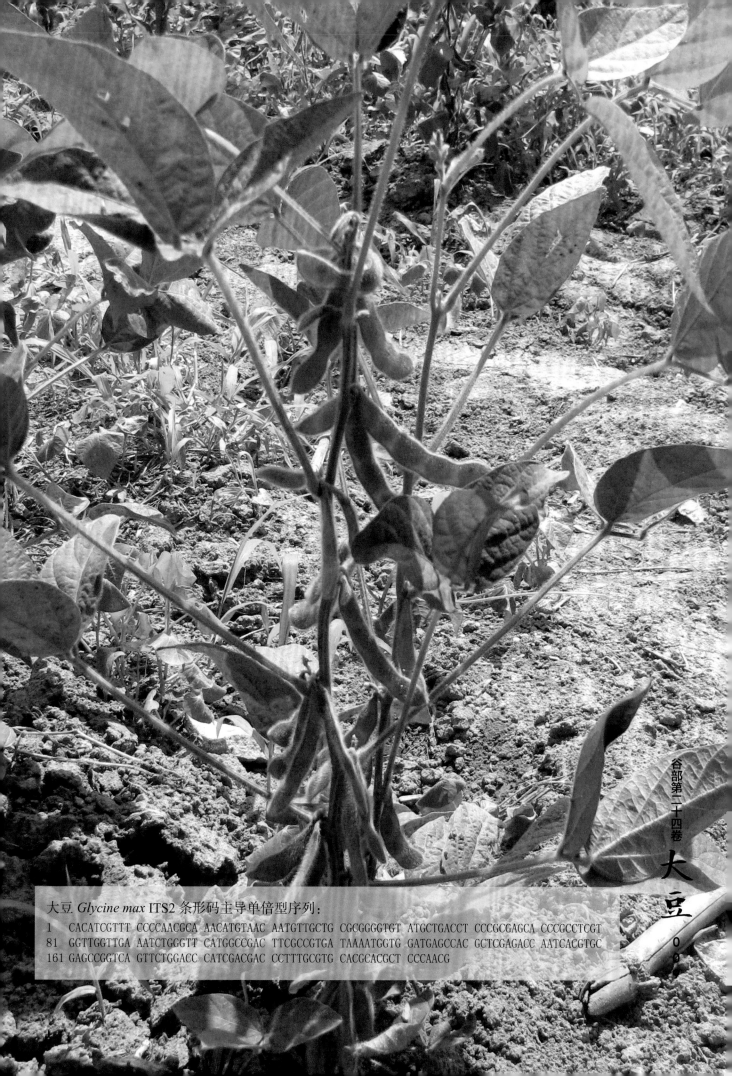

大豆 *Glycine max* ITS2 条形码主导单倍型序列：

1　CACATCGTTT CCCCAACGCA AACATGTAAC AATGTTGCTG CGCGGGGTGT ATGCTGACCT CCCGCGAGCA CCCGCCTCGT

81　GGTTGGTTGA AATCTGGGTT CATGGCCGAC TTCGCCGTGA TAAAATGGTG GATGAGCCAC GCTCGAGACC AATCACGTGC

161　GAGCCGGTCA GTTCTGGACC CATCGACGAC CCTTTGCGTG CACGCACGCT CCCAACG

李时珍 纲目 全本图典 【第十二册】 010

大豆黄卷

《本经》中品

‖ 基原 ‖

据《中华本草》《草药大典》《纲目彩图》《纲目图鉴》等综合分析考证，本品为豆科植物大豆 *Glycine max* (L.) Merr. 的种子经发芽而成。全国各地均有栽培。《药典》收载大豆黄卷药材为豆科植物大豆的成熟种子经发芽干燥的炮制加工品；取净大豆，用水浸泡至膨胀，放去水，用湿布覆盖，每日淋水两次，待芽长至 0.5～1cm 时，取出，干燥。

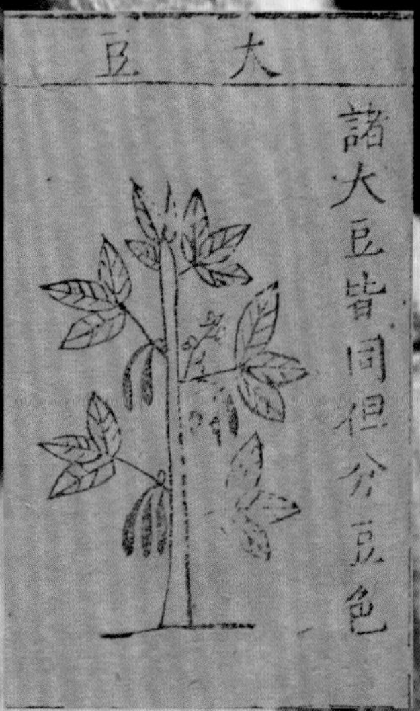

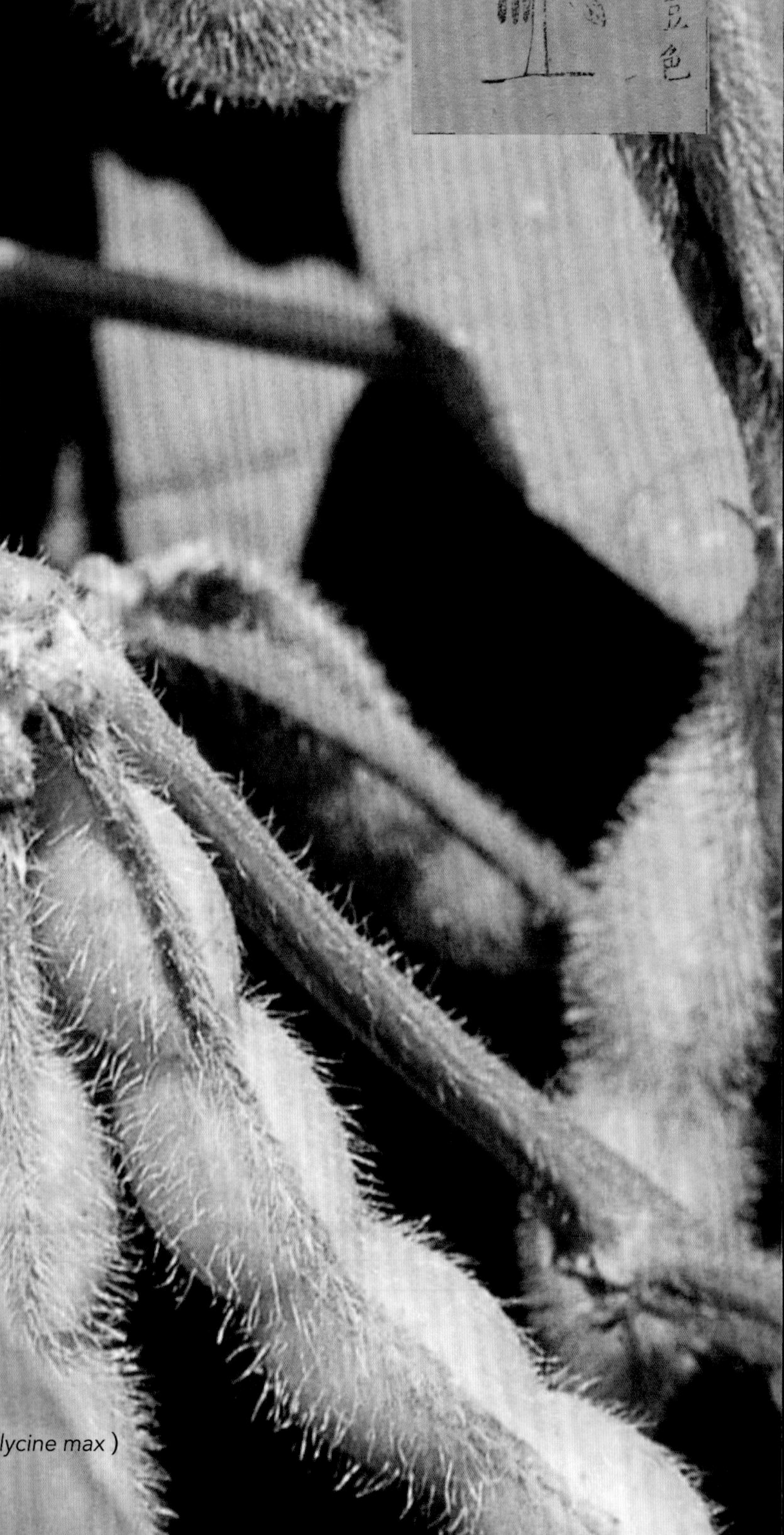

大豆

诸大豆皆同但分豆色

△大豆黄卷（*Glycine max*）

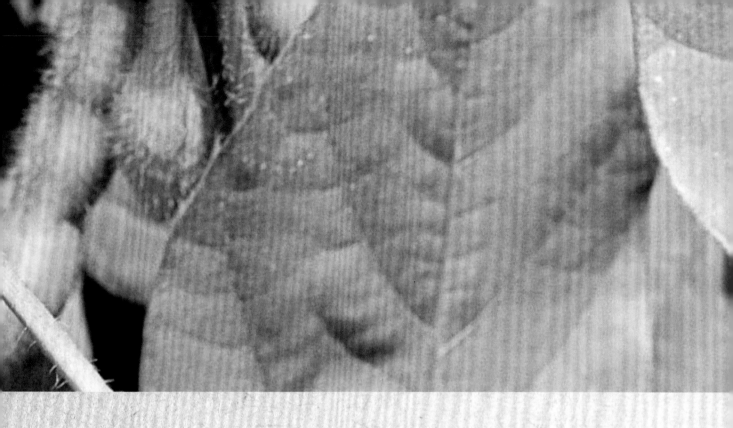

‖释名‖

豆蘖。[弘景曰] 黑大豆为蘖牙，生五寸长，便干之，名为黄卷，用之熬过，服食所须。[时珍曰] 一法：壬癸日以井华水浸大豆，候生芽，取皮，阴干用。

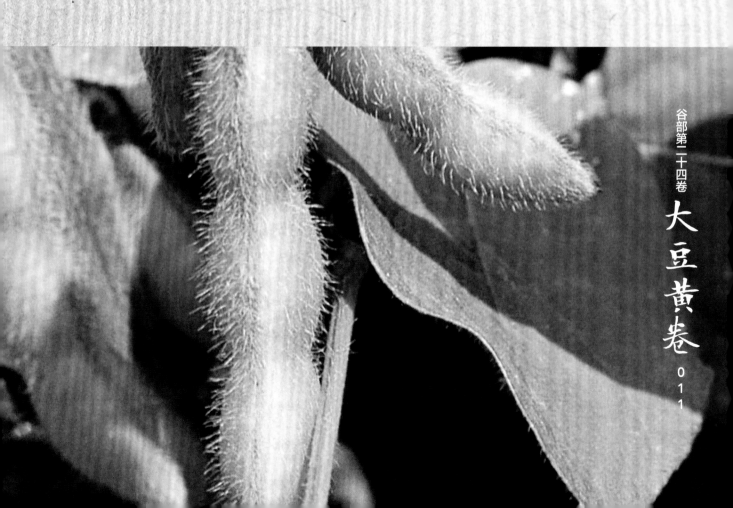

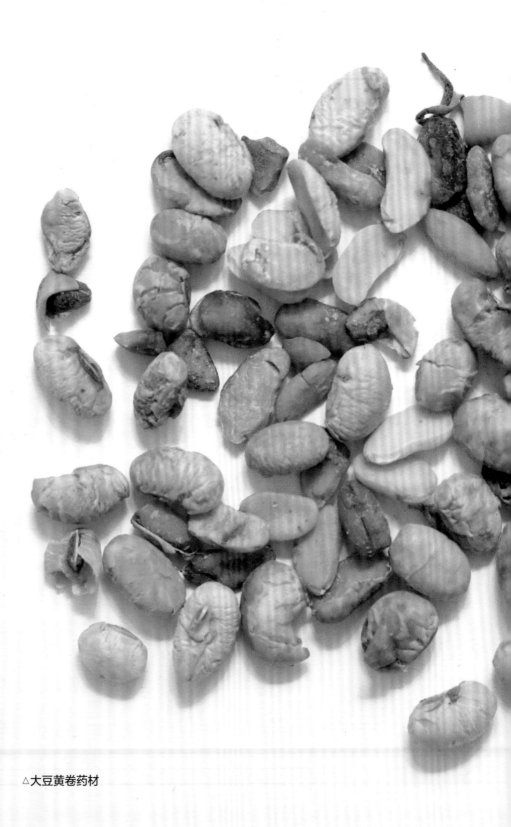

△大豆黄卷药材

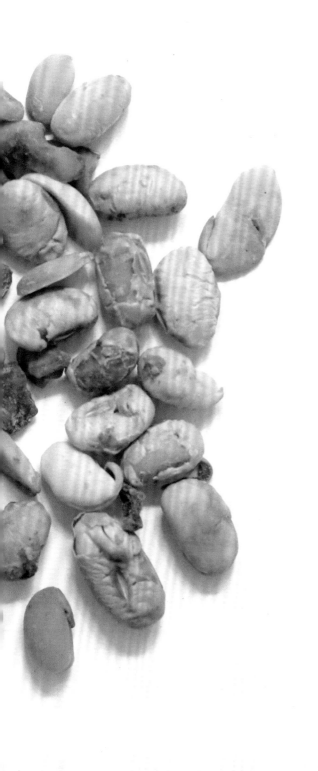

‖ 气味 ‖

甘，平，无毒。[普曰] 得前胡、杏子、牡蛎、乌喙、天雄、鼠屎，共蜜和良。恶海藻、龙胆。

‖ 主治 ‖

湿痹，筋挛膝痛。本经。五脏不足，胃气结积，益气止痛，去黑皯，润肌肤皮毛。别录。破妇人恶血。孟诜。[颂曰] 古方蓐妇药中多用之。宜肾。思邈。除胃中积热，消水病胀满。时珍。

‖ 附方 ‖

新四。大豆蘖散治周痹邪在血脉之中，本痹不痛，上下周身故名。此药注五脏留滞，胃中结聚，益气出毒，润皮毛，补肾气。用大豆蘖一斤炒香，为末。每服半钱，温酒调下，日三服。宣明方。头风湿痹筋挛膝痛，胃中积热，大便秘涩。黄卷散：用大豆黄卷炒一升，酥半两为末。食前温水服一匙，日二服。普济方。水病肿满喘急，大小便涩。大豆黄卷醋炒、大黄炒等分，为细末。葱、橘皮汤服二钱，平明以利为度。圣济总录。小儿撮口初生豆芽研烂，绞汁和乳，灌少许良。普济方。

谷部第二十四卷

大豆黄卷

013

諸大豆皆同但分豆色

‖ 基原 ‖
据《中华本草》《纲目图鉴》《大辞典》等综合分析
考证，本品为豆科植物大豆 *Glycine max* (L.) Merr.。全国各地
均有栽培。

黄大豆

《食鉴》

△大豆（*Glycine max*）

‖集解‖

[时珍曰] 大豆有黑、青、黄、白、斑数色，惟黑者入药，而黄、白豆炒食作腐，造酱榨油，盛为时用，不可不知别其性味也。周定王曰：黄豆苗高一二尺，叶似黑大豆叶而大，结角比黑豆角稍肥大，其荚、叶嫩时可食，甘美。

‖气味‖

甘，温，无毒。[时珍曰] 生温，炒热微毒。多食，壅气生痰动嗽，令人身重，发面黄疮疥。

‖主治‖

宽中下气，利大肠，消水胀肿毒。宁原。研末，熟水和，涂痘后痈。时珍。

‖附方‖

新一。痘后生疮黄豆烧黑研末，香油调涂。

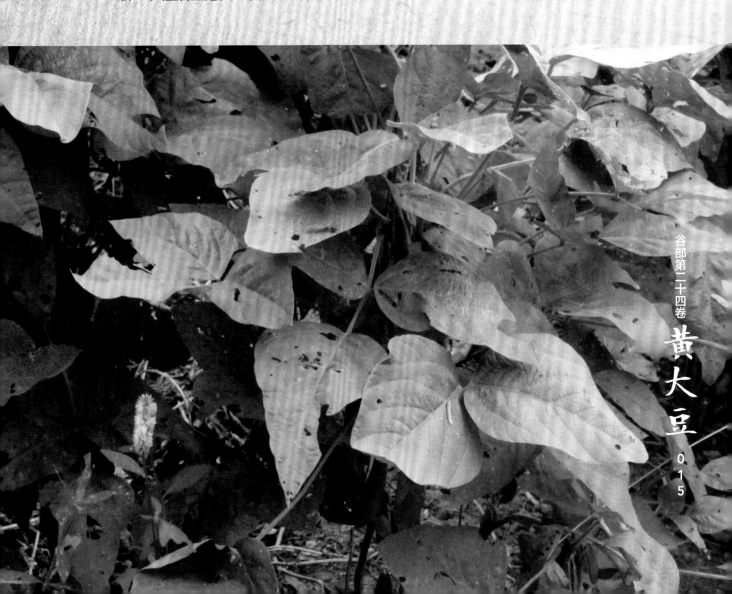

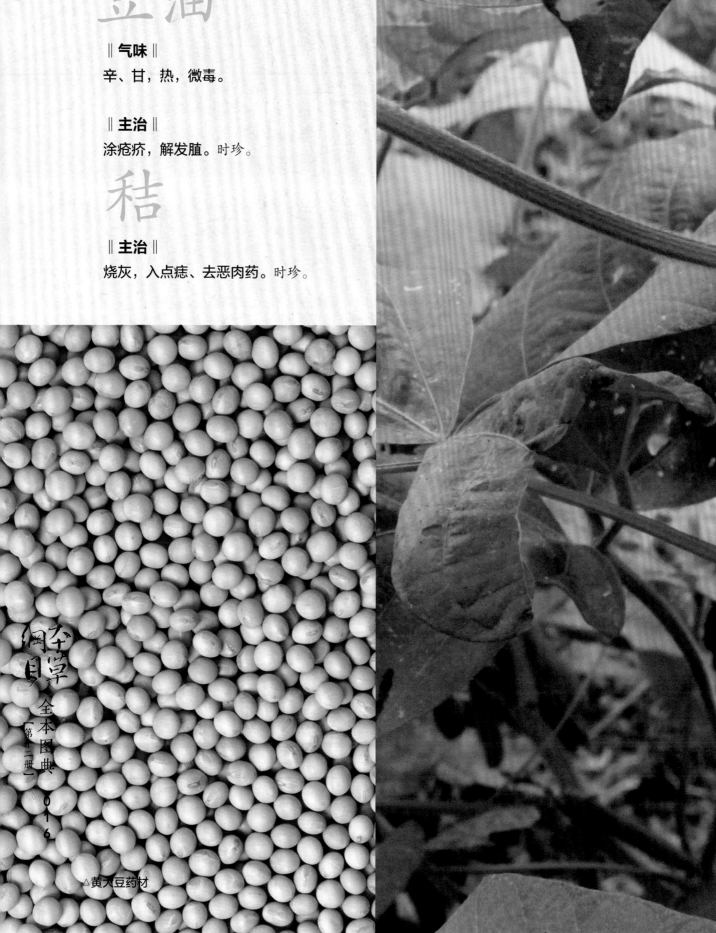

豆油

‖气味‖

辛、甘，热，微毒。

‖主治‖

涂疮疥，解发腘。时珍。

秸

‖主治‖

烧灰，入点痣、去恶肉药。时珍。

△黄大豆药材

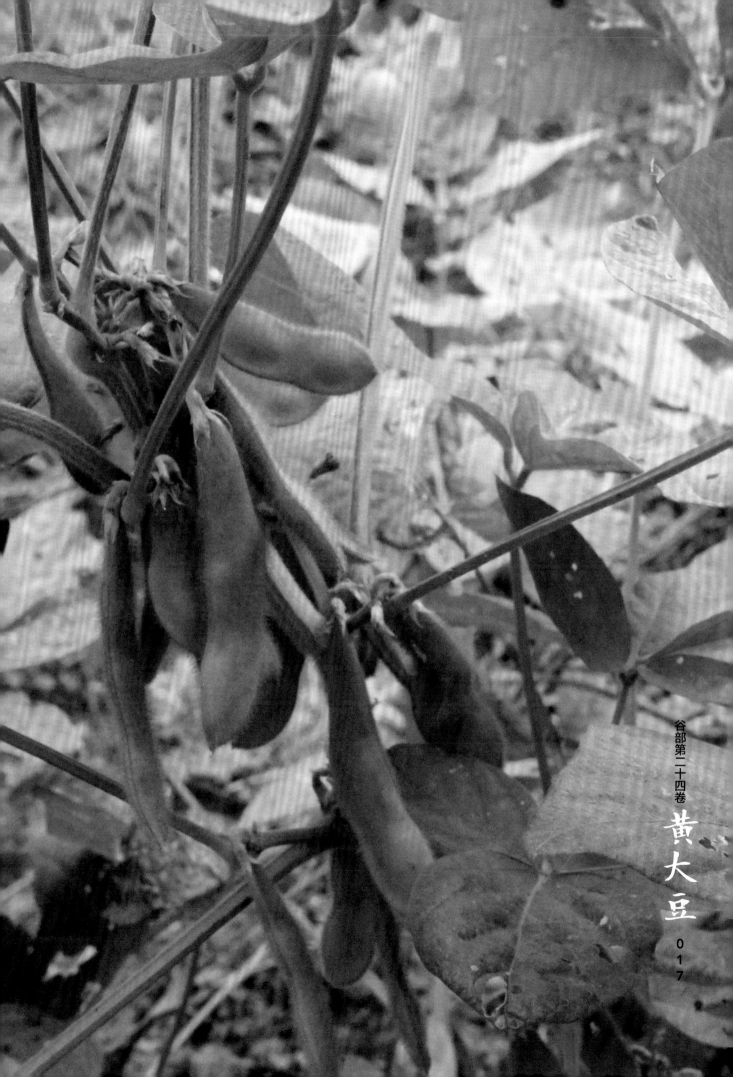

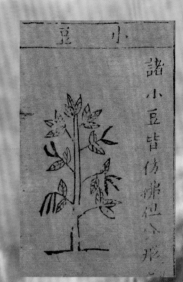

‖ 基原 ‖

据《草药大典》《中华本草》《纲目彩图》《纲目图鉴》等综合分析考证，本品为豆科植物赤小豆 *Vigna umbellata* Ohwi et Ohashi 或赤豆 *V. angularis* Ohwi et Ohashi。前者主要分布于江西、广西、广东等地，后者全国各地均有栽培。《药典》收载赤小豆药材为豆科植物赤小豆或赤豆的干燥成熟种子；秋季果实成熟而未开裂时拔取全株，晒干，打下种子，除去杂质，再晒干。

赤小豆

《本经》中品

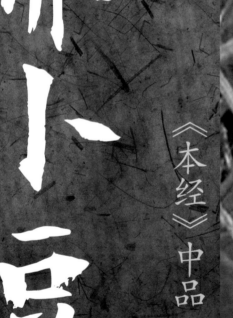

赤小豆 *Vigna umbellata* ITS2 条形码主导单倍型序列：

```
1   CACATCGTCA TCCCCATGCA AACGCGCATC GGGGCGAAAG CTGGCCTCCC GCGAGACAAC CATCGTGGTT GGTCGAAAAA
81  CAAGGTAACG TCGGGGTCCC CCCGCGATAA ACGGTGGATG AGCAAACGCT CGAGACCAAT CGCGGAGGCT CGGCAATCCA
161 ATCAATGGGC CCTATTGCGT TCTTGGCAGA AAGCAAAGAC GCTCTTAACG
```

赤豆 *Vigna angularis* ITS2 条形码主导单倍型序列：

```
1   CACATCGTCA TCCCCATGCA AACGCGCATC GGGGCGAAAG CTGGCCTCCC GCGAGACAAC CATCGTGGTT GGTCGAAAAC
81  CAAGGTAATG TCGGGGTCCC CCCGCGAGAA ACGGTGGATG AGCAAACGCT CGAGACCAAT CGTGGAGACT TGGCAATCCA
161 ATTGATCGGC CCTATTGCGT TCTTGGCAGA AAGCAAAGAC GCTCTTAACG
```

△赤小豆（*Vigna umbellata*）

校正：自大豆分出。

‖ **释名** ‖
赤豆恭**红豆**俗**荅**广雅**叶名藿**。[时珍曰] 案诗云：黍稷稻粱，禾麻菽麦。此即八谷也。董仲舒注云：菽是大豆，有两种。小豆名荅，有三四种。王祯云：今之赤豆、白豆、绿豆、䈽豆，皆小豆也。此则入药用赤小者也。

‖ **集解** ‖
[颂曰] 赤小豆，今江淮间多种之。[宗奭曰] 关西、河北、汴洛多食之。[时珍曰] 此豆以紧小而赤黯色者入药，其稍大而鲜红、淡红色者，并不治病。俱于夏至后下种，苗科高尺许，枝叶似豇豆，叶微圆峭而小。至秋开花，似豇豆花而小淡，银褐色，有腐气。结荚长二三寸，比绿豆荚稍大，皮色微白带红。三青二黄时即收之，可煮可炒，可作粥、饭、馄饨馅并良也。

‖ **气味** ‖
甘、酸，平，无毒。[思邈曰] 甘、咸，冷。合鱼鲊食成消渴，作酱同饭食成口疮。[藏器曰] 驴食足轻，人食身重。

‖ **主治** ‖
下水肿，排痈肿脓血。本经。疗寒热热中消渴，止泄痢，利小便，下腹胀满，吐逆卒澼。别录。治热毒，散恶血，除烦满，通气，健脾胃，令人美食。捣末同鸡子白，涂一切热毒痈肿。煮汁，洗小儿黄烂疮，不过三度。权。缩气行风，坚筋骨，抽肌肉。久食瘦人。士良。散气，去关节烦热，令人心孔开。暴痢后，气满不能食者，煮食一顿即愈。和鲤鱼煮食，甚治脚气。诜。解小麦热毒。煮汁，解酒病。解衣粘缀。日华。辟瘟疫，治产难，下胞衣，通乳汁。和鲤鱼、蠡鱼、鲫鱼、黄雌鸡煮食，并能利水消肿。时珍。

‖ **发明** ‖
[弘景曰] 小豆逐津液，利小便。久服令人肌肤枯燥。[颂曰] 水气、脚气最为急用。有人患脚气，以袋盛此豆，朝夕践踏展转之，久久遂愈。[好古曰] 治水者惟知治水，而不知补胃，则失之壅滞。赤小豆消水通气而健脾胃，乃其药也。[藏器曰] 赤小豆和桑根白皮煮食，去湿气痹肿；和通草煮食，则下气无限，名脱气丸。[时珍曰] 赤小豆小而色赤，心之谷也。其性下行，通乎小肠，能入阴分，治有形之病。故行津液，利小便，消胀除肿止吐，而治下痢肠澼，解酒

病，除寒热痈肿，排脓散血，而通乳汁，下胞衣产难，皆病之有形者。久服则降令太过，津血渗泄，所以令人肌瘦身重也。其吹鼻瓜蒂散以辟瘟疫用之，亦取其通气除湿散热耳。或言共工氏有不才子，以冬至死为疫鬼，而畏赤豆，故于是日作小豆粥厌之，亦傅会之妄说也。又案陈自明妇人良方云：予妇食素，产后七日，乳脉不行，服药无效。偶得赤小豆一升，煮粥食之，当夜遂行。因阅本草载此，谩记之。又朱氏集验方云：宋仁宗在东宫时，患痄腮，命道士赞宁治之。取小豆七七粒为末，傅之而愈。中贵人任承亮后患恶疮近死，尚书郎傅永授以药立愈。叩其方，赤小豆也。予苦胁疽，既至五脏，医以药治之甚验。承亮曰：得非赤小豆耶？医谢曰：某用此活三十口，愿勿复言。有僧发背如烂瓜，邻家乳婢用此治之如神。此药治一切痈疽疮疥及赤肿，不拘善恶，但水调涂之，无不愈者。但其性粘，干则难揭，入苎根末即不粘，此法尤佳。

‖附方‖

旧十八，新十九。**水气肿胀**[颂曰] 用赤小豆五合，大蒜一颗，生姜五钱，商陆根一条，并碎破，同水煮烂，去药，空心食豆，旋旋啜汁令尽，肿立消也。韦宙独行方：治水肿从脚起，入腹则杀人。赤小豆一斗，煮极烂，取汁五升，温渍足膝。若已入腹，但食小豆，勿杂食，亦愈。梅师：治水肿。以东行花桑枝烧灰一升，淋汁，煮赤小豆一升，以代饭，良。**水蛊腹大**动摇有声，皮肤黑者。用赤小豆三升，白茅根一握，水煮食豆，以消为度。肘后。**辟禳瘟疫**五行书云：正月朔旦及十五日，以赤小豆二七枚，麻子七枚，投井中，辟瘟疫甚效。又正月七日，新布囊盛赤小豆置井中，三日取出，男吞七枚，女吞二七枚，竟年无病也。**辟厌疾病**正月元旦，面东，以齑水吞赤小豆三七枚，一年无诸疾。又七月立秋日，面西，以井华水吞赤小豆七枚，一秋不犯痢疾。**伤寒狐惑**[张仲景曰] 狐惑病，脉数，无热微烦，默默但欲卧，汗出。初得三四日，目赤如鸠；七八日，目四眦黄黑。若能食者，脓已成也。赤豆当归散主之。赤小豆三升，水浸令芽出，当归三两，为末。浆水服方寸匕，日三服。金匮要略。**下部卒痛**如鸟啄之状。用小豆、大豆各一升，蒸熟，作二囊，更互坐之，即止。肘后方。**水谷痢疾**小豆一合，熔蜡三两，顿服取效。必效方。**热毒下血**或因食热物发动。赤小豆末，水服方寸匕。梅师方。**肠**

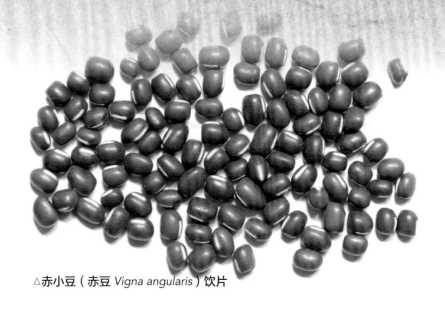

△赤小豆（赤豆 Vigna angularis）饮片

痔有血 小豆二升，苦酒五升，煮熟日干，再浸至酒尽乃止，为末。酒服一钱，日三服。肘后方。**舌上出血** 如簪孔。小豆一升，杵碎，水三升和，绞汁服。肘后方。**热淋血淋** 不拘男女。用赤小豆三合，慢火炒为末，煨葱一茎，擂酒热调二钱服。修真秘旨。**重舌鹅口** 赤小豆末，醋和涂之。普济方。**小儿不语** 四五岁不语者。赤小豆末，酒和，傅舌下。千金。**牙齿疼痛** 红豆末，擦牙吐涎，及吹鼻中。一方入铜青少许。一方入花碱少许。家宝方。**中酒呕逆** 赤小豆煮汁，徐徐饮之。食鉴本草。**频致堕胎** 赤小豆末，酒服方寸匕，日二服。千金。**妊娠行经** 方同上。**妇人难产** 产宝用赤小豆生吞七枚，佳。集验：治难产日久气乏。用赤小豆一升，以水九升，煮取汁，入炙过黄明胶一两，同煎少时。一服五合，不过三四服，即产。**胞衣不下** 用赤小豆，男七枚，女二七枚，东流水吞服之。救急方。**产后目闭心闷** 赤小豆生研，东流水服方寸匕。不瘥更服。肘后方。**产后闷满不能食** 用小豆二七枚，烧研，冷水顿服佳。千金方。**乳汁不通** 赤小豆煮汁饮之。产书。**妇人吹奶** 赤小豆酒研，温服，以滓傅之。熊氏。**妇人乳肿** 小豆、莽草等分，为末，苦酒和傅佳。梅师。**痈疽初作** 赤小豆末，水和涂之，毒即消散，频用有效。小品方。**石痈诸痈** 赤小豆五合，纳苦酒中五宿，炒研，以苦酒和涂即消。加栝楼根等分。范汪方。**痘后痈毒** 赤小豆末，鸡子白调涂傅之。**腮颊热肿** 赤小豆末，和蜜涂之，一夜即消。或加芙蓉叶末尤妙。**丹毒如火** 赤小豆末，和鸡子白，时时涂之不已，逐手即消。小品方。**风瘙瘾疹** 赤小豆、荆芥穗等分，为末，鸡子清调涂之。**金疮烦满** 赤小豆一升，苦酒浸一日，熬燥再浸，满三日，令黑色，为末。每服方寸匕，日三服。千金。**六畜肉毒** 小豆一升，烧研。水服三方寸匕，神良。千金方。

‖主治‖

去烦热，止小便数。别录。煮食，明目。日华。

‖发明‖

[时珍曰] 小豆利小便，而藿止小便，与麻黄发汗而根止汗同意，物理之异如此。

‖附方‖

旧一，新一。**小便频数** 小豆叶一斤，入豉汁中煮，和作羹食之。心镜。**小儿遗尿** 小豆叶捣汁服之。千金。

‖主治‖

妊娠数月，经水时来，名曰漏胎；或因房室，名曰伤胎。用此为末，温酒服方寸匕，日三，得效乃止。时珍。出普济。

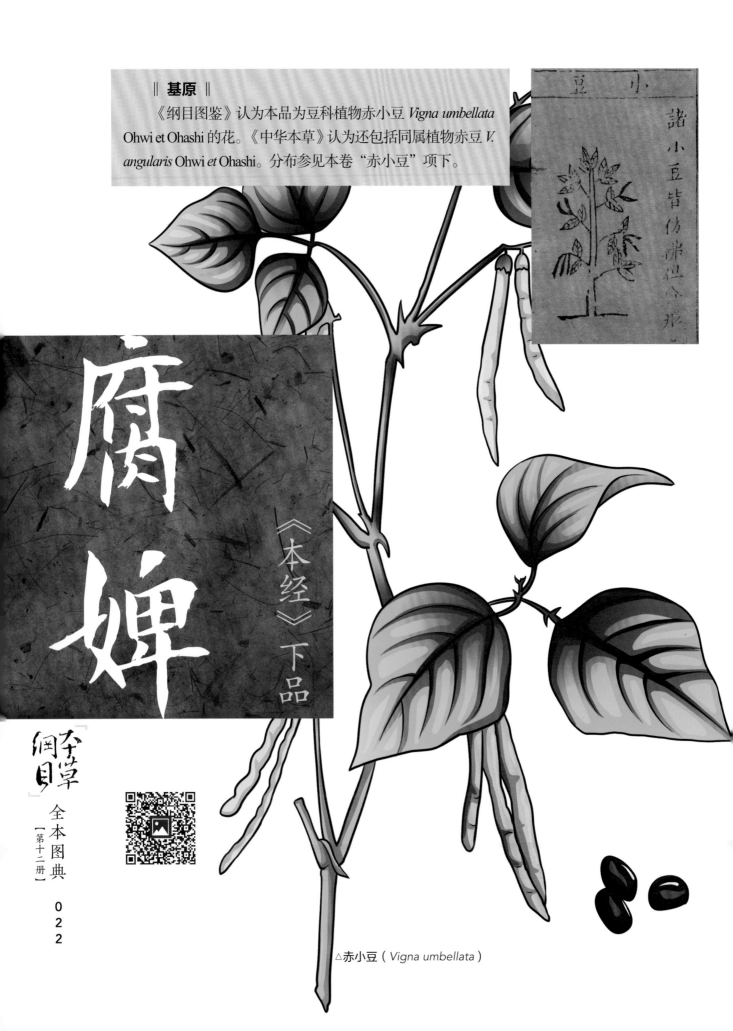

李
纲 草
目

全本图典
【第十二册】

022

腐婢

《本经》下品

‖ **基原** ‖
《纲目图鉴》认为本品为豆科植物赤小豆 *Vigna umbellata* Ohwi et Ohashi 的花。《中华本草》认为还包括同属植物赤豆 *V. angularis* Ohwi *et* Ohashi。分布参见本卷"赤小豆"项下。

豆 小

諸小豆皆傷柴仙公形

△赤小豆（*Vigna umbellata*）

‖集解‖

[别录曰] 腐婢生汉中，小豆花也。七月采之，阴干四十日。[弘景曰] 花与实异用，故不同品。方家不用。未解何故有腐婢之名？本经不言是小豆花，别录乃云，未审是否？今海边有小树，状如栀子，茎叶多曲，气似腐臭。土人呼为腐婢，疗疟有效。以酒渍皮服，疗心腹疾。此当是真，此条应入木部也。[恭曰] 腐婢相承以为葛花。葛花消酒大胜，而小豆全无此效，当以葛花为真。[禹锡曰] 按别本云：小豆花亦有腐气。与葛花同服，饮酒不醉。与本经治酒病相合。陶、苏二说并非。[甄权曰] 腐婢即赤小豆花也。[颂曰] 海边小树、葛花、赤小豆花，三物皆有腐婢之名，名同物异也。[宗奭曰] 腐婢既在谷部，豆花为是，不必多辩。[时珍曰] 葛花已见本条。小豆能利小便，治热中，下气止渴，与腐婢主疗相同，其为豆花无疑。但小豆有数种，甄氏药性论独指为赤小豆，今姑从之。

‖气味‖

辛，平，无毒。

‖主治‖

疟疾，寒热邪气，泄痢，阴不起。止消渴。病酒头痛。本经。心镜云：上证，用花同豉汁五味，煮羹食之。消酒毒，明目，下水气，治小儿丹毒热核，散气满不能食，煮一顿食之。药性。治热中积热，痔瘘下血。时珍。宣明葛花丸中用之。

‖附方‖

新二。饮酒不醉小豆花、叶阴干百日为末，水服方寸匕。或加葛花等分。千金。疗疮恶肿小豆花末，傅之。普济方。

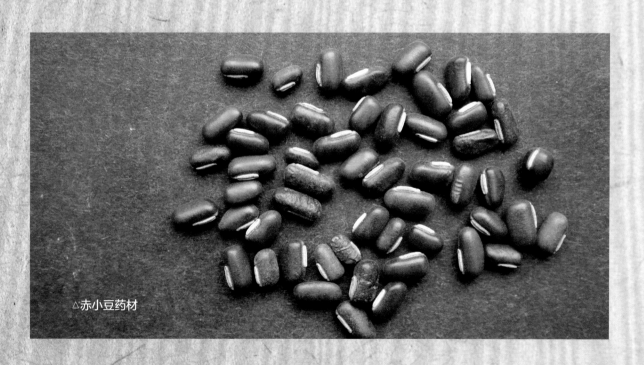
△赤小豆药材

据《汇编》《草药大典》《纲目彩图》《纲目图鉴》
等综合分析考证，本品为豆科植物绿豆 *Phaseolus radiatus* L.。
全国各地均有栽培。《药典》四部收载绿豆药材为豆科植物
绿豆的干燥种子。

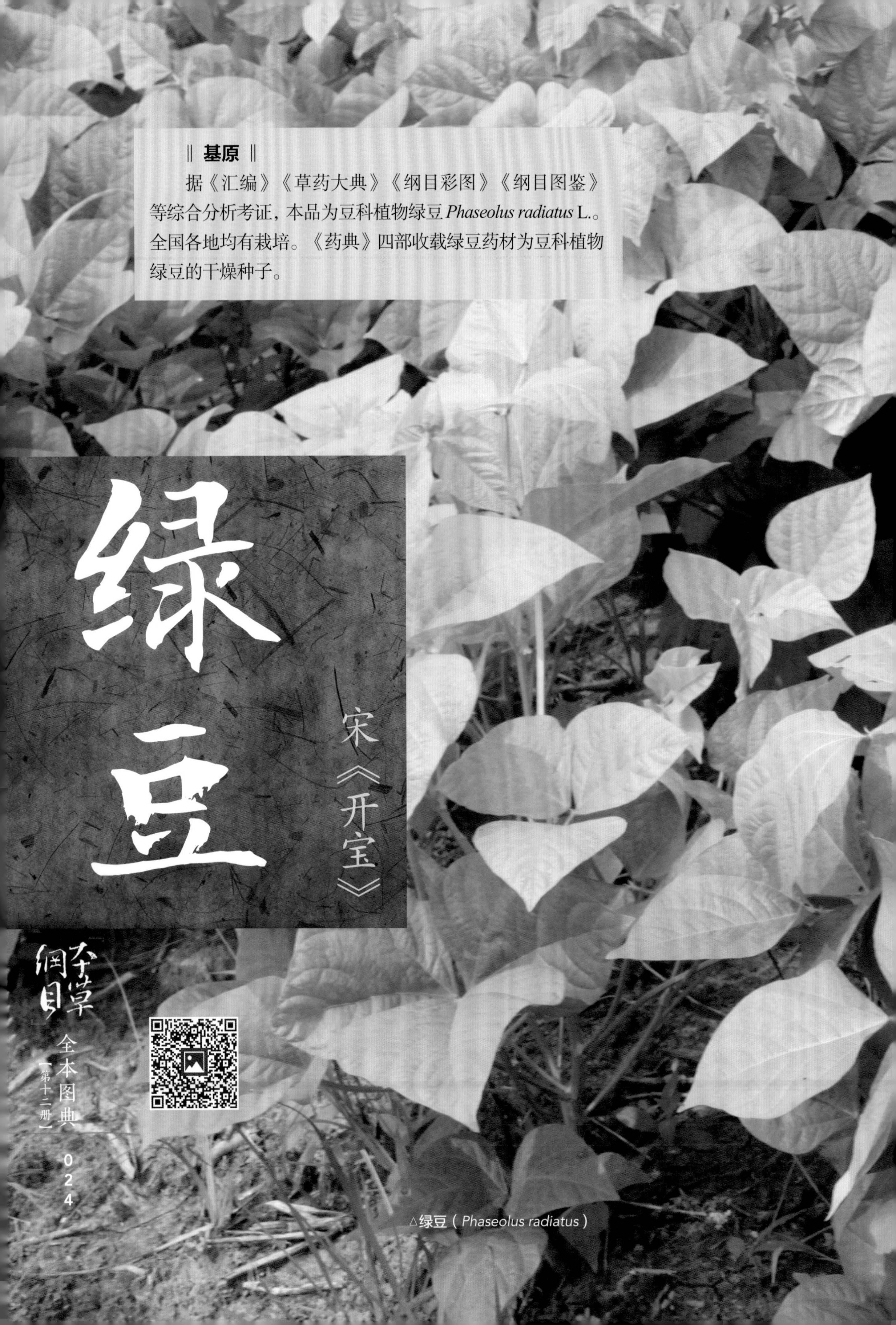

绿豆

宋《开宝》

△绿豆（ *Phaseolus radiatus* ）

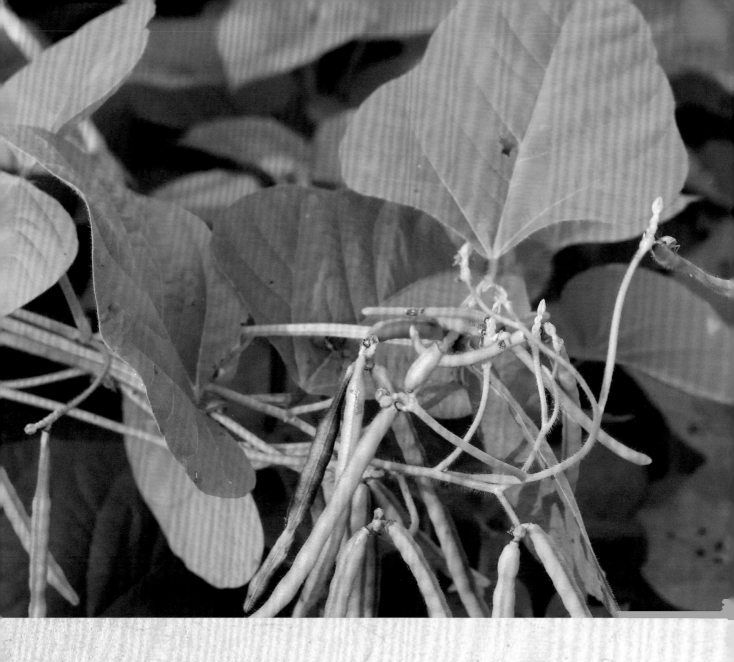

‖释名‖

[时珍曰] 绿以色名也。旧本作菉者，非矣。

‖集解‖

[志曰] 绿豆圆小者佳。粉作饵炙食之良。大者名稙豆，苗、子相似，亦能下气治霍乱也。[瑞曰] 有官绿、油绿，主疗则一。[时珍曰] 绿豆处处种之。三四月下种，苗高尺许，叶小而有毛，至秋开小花，荚如赤豆荚。粒粗而色鲜者为官绿；皮薄而粉多、粒小而色深者为油绿；皮厚而粉少早种者，呼为摘绿，可频摘也；迟种呼为拔绿，一拔而已。北人用之甚广，可作豆粥、豆饭、豆酒、炒食、焖食，磨而为面，澄滤取粉，可以作饵顿糕，荡皮搓索，为食中要物。以水浸湿生白芽，又为菜中佳品。牛马之食亦多赖之。真济世之良谷也。

‖气味‖

甘，寒，无毒。[藏器曰]用之宜连皮，去皮则令人少壅气，盖皮寒而肉平也。反榧子壳，害人。合鲤鱼鲊食，久则令人肝黄成渴病。

‖主治‖

煮食，消肿下气，压热解毒。生研绞汁服，治丹毒烦热风疹，药石发动，热气奔豚。开宝。治寒热热中，止泄痢卒澼，利小便胀满。思邈。厚肠胃。作枕，明目，治头风头痛。除吐逆。日华。补益元气，和调五脏，安精神，行十二经脉，去浮风，润皮肤，宜常食之。煮汁，止消渴。孟诜。解一切药草、牛马、金石诸毒。宁原。治痘毒，利肿胀。时珍。

‖发明‖

[时珍曰]绿豆肉平皮寒，解金石、砒霜、草木一切诸毒，宜连皮生研水服。按夷坚志云：有人服附子酒多，头肿如斗、唇裂血流。急求绿豆、黑豆各数合嚼食，并煎汤饮之，乃解也。

‖附方‖

新十。扁鹊三豆饮治天行痘疮。预服此饮，疏解热毒，纵出亦少。用绿豆、赤小豆、黑大豆各一升，甘草节二两，以水八升，煮极熟。任意食豆饮汁，七日乃止。一方：加黄大豆、白大豆，名五豆饮。痘后痈毒初起，以三豆膏治之神效。绿豆、赤小豆、黑大豆等分，为末。醋调时时扫涂，即消。医学正传。防痘入眼用绿豆七粒，令儿自投井中，频视七遍，乃还。小儿丹肿绿豆五钱，大黄二钱，为末，用生薄荷汁入蜜调涂。全幼心鉴。赤痢不止以大麻子，水研滤汁，煮绿豆食之，极效。粥食亦可。必效方。老人淋痛青豆二升，橘皮二两，煮豆粥，下麻子汁一升。空心渐食之，并饮其汁，甚验。养老书。消渴饮水绿豆煮汁，并作粥食。普济方。心气疼痛绿豆廿一粒，胡椒十四粒，同研，白汤调服即止。多食易饥绿豆、黄麦、糯米各一升，炒熟磨粉。每以白汤服一杯，三五日见效。十种水气用绿豆二合半，大附子一只，去皮脐，切作两片，水三碗，煮熟，空心卧时食豆。次日将附子两片作四片，再以绿豆二合半，如前煮食。第三日别以绿豆、附子如前煮食。第四日如第二日法煮食。水从小便下，肿自消。未消再服。忌生冷、毒物、盐、酒六十日，无不效者。朱氏集验方。

绿豆粉

‖气味‖

甘，凉、平；无毒。[原曰]其胶粘者，脾胃虚人不可多食。[瑞曰]勿近杏仁，则烂不能作索。

‖主治‖

解诸热，益气，解酒食诸毒，治发背痈疽疮肿，及汤火伤灼。吴瑞。痘疮湿烂不结痂疕者，干扑之良。宁原。新水调服，治霍乱转筋，解诸药毒死，心头尚温者。时珍。解菰菌、砒毒。汪颖。

‖ 发明 ‖

[时珍曰] 绿豆色绿，小豆之属木者也，通于厥阴、阳明。其性稍平，消肿治痘之功虽同赤豆，而压热解毒之力过之。且益气，厚肠胃，通经脉，无久服枯人之忌。但以作凉粉，造豆酒，或偏于冷，或偏于热，能致人病，皆人所为，非豆之咎也。豆粉须以绿色粘腻者为真。外科治痈疽有内托护心散，极言其神效，丹溪朱氏有论发挥。[震亨曰] 外科精要谓内托散，一日至三日进十数服，可免毒气内攻脏腑。窃详绿豆解丹毒，治石毒，味甘，入阳明，性寒能补为君。以乳香去恶肿，入少阴，性温善窜为佐。甘草性缓，解五金、八石、百药毒为使。想此方专为服丹石发疽者设也。若夫年老者、病深者、证备者、体虚者，绿豆虽补，将有不胜其任之患。五香连翘汤亦非必用之剂。必当助气壮胃，使根本坚固，而行经活血为佐，参以经络时令，使毒气外发，此则内托之本意，治施之早，可以内消也。

‖ 附方 ‖

新十二。**护心散**又名内托散、乳香万全散。凡有疽疾，一日至三日之内，宜连进十余服，方免变证，使毒气出外。服之稍迟，毒气内攻，渐生呕吐，或鼻生疮菌，不食即

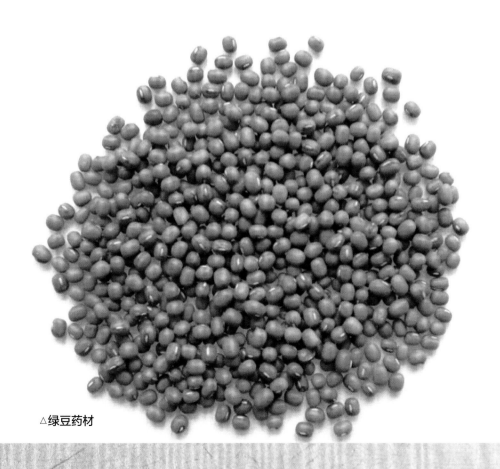

△绿豆药材

危矣。四五日后，亦宜间服之。用真绿豆粉一两，乳香半两，灯心同研和匀，以生甘草浓煎汤调下一钱，时时呷之。若毒气冲心，有呕逆之证，大宜服此。盖绿豆压热下气，消肿解毒。乳香消诸痈肿毒。服至一两，则香彻疮孔中，真圣药也。李嗣立外科方。**疮气呕吐**绿豆粉三钱，干胭脂半钱，研匀。新汲水调下，一服立止。普济。**霍乱吐利**绿豆粉、白糖各二两，新汲水调服，即愈。生生编。**解烧酒毒**绿豆粉荡皮，多食之即解。**解鸩酒毒**绿豆粉三合，水调服。**解砒石毒**绿豆粉、寒水石等分，以蓝根汁调服三五钱。卫生易简。**解诸药毒**已死，但心头温者。用绿豆粉调水服。卫生易简方。**打扑损伤**用绿豆粉新铫炒紫，新汲井水调傅，以杉木皮缚定，其效如神。此汀人陈氏梦传之方。澹寮方。**杖疮疼痛**绿豆粉炒研，以鸡子白和涂之，妙。生生编。**外肾生疮**绿豆粉、蚯蚓粪等分，研涂之。**暑月痱疮**绿豆粉二两，滑石一两，和匀扑之。一加蛤粉二两。简易方。**一切肿毒**初起。用绿豆粉炒黄黑色，猪牙皂荚一两，为末，用米醋调敷之。皮破者油调之。邵真人经验方。

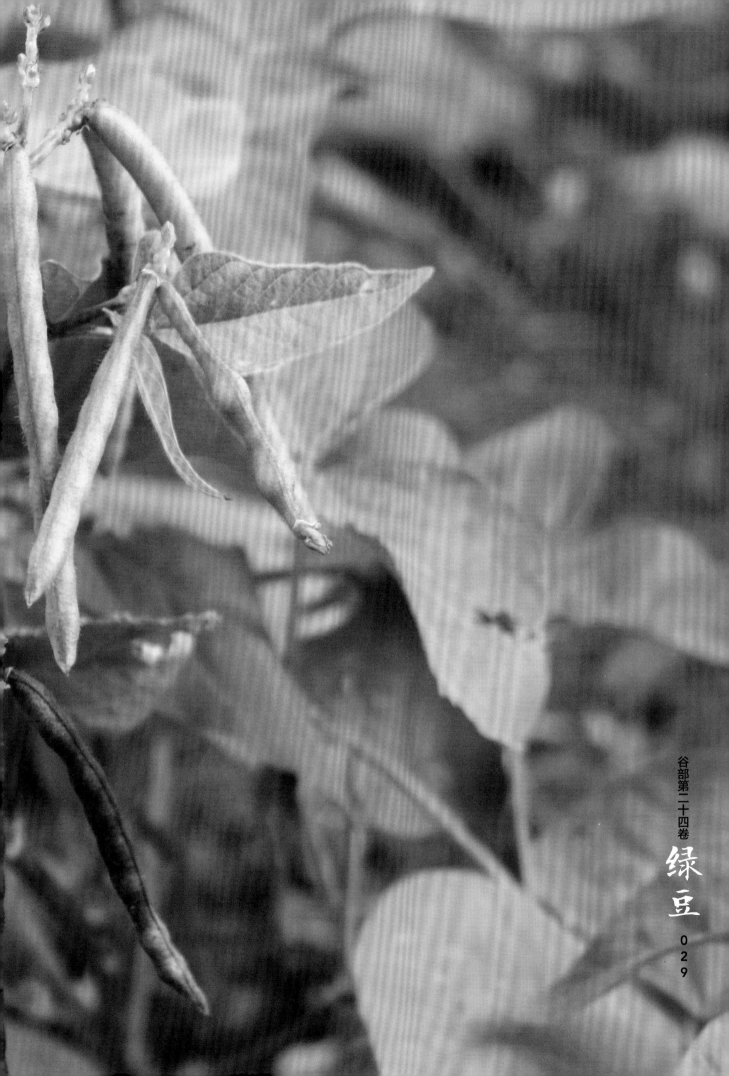

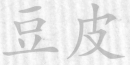

豆皮

‖气味‖

甘，寒，无毒。

‖主治‖

解热毒，退目翳。时珍。

‖附方‖

新一。**通神散**治瘝痘目生翳。绿豆皮、白菊花、谷精草等分，为末。每用一钱，以干柿饼一枚，粟米泔一盏，同煮干。食柿，日三服。浅者五七日见效，远者半月见效。直指方。

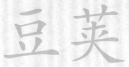

豆荚

‖主治‖

赤痢经年不愈，蒸熟，随意食之良。时珍。出普济。

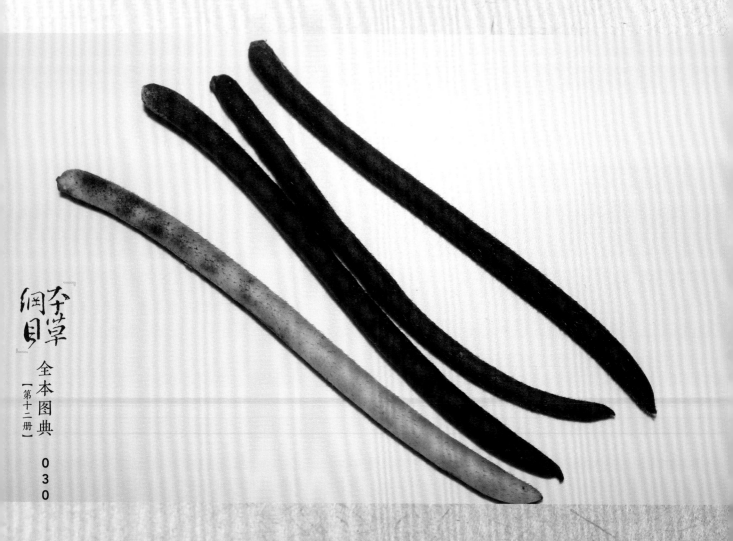

豆花

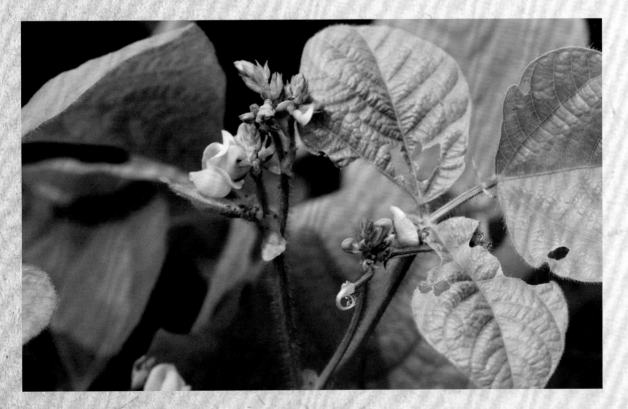

‖主治‖

解酒毒。时珍。

豆芽

‖气味‖

甘，平，无毒。

‖主治‖

解酒毒热毒，利三焦。时珍。

‖发明‖

[时珍曰] 诸豆生芽皆腥韧不堪，惟此豆之芽白美独异。今人视为寻常，而古人未知者也。但受湿热郁浥之气，故颇发疮动气，与绿豆之性稍有不同。

豆叶

‖主治‖

霍乱吐下，绞汁和醋少许，温服。开宝。

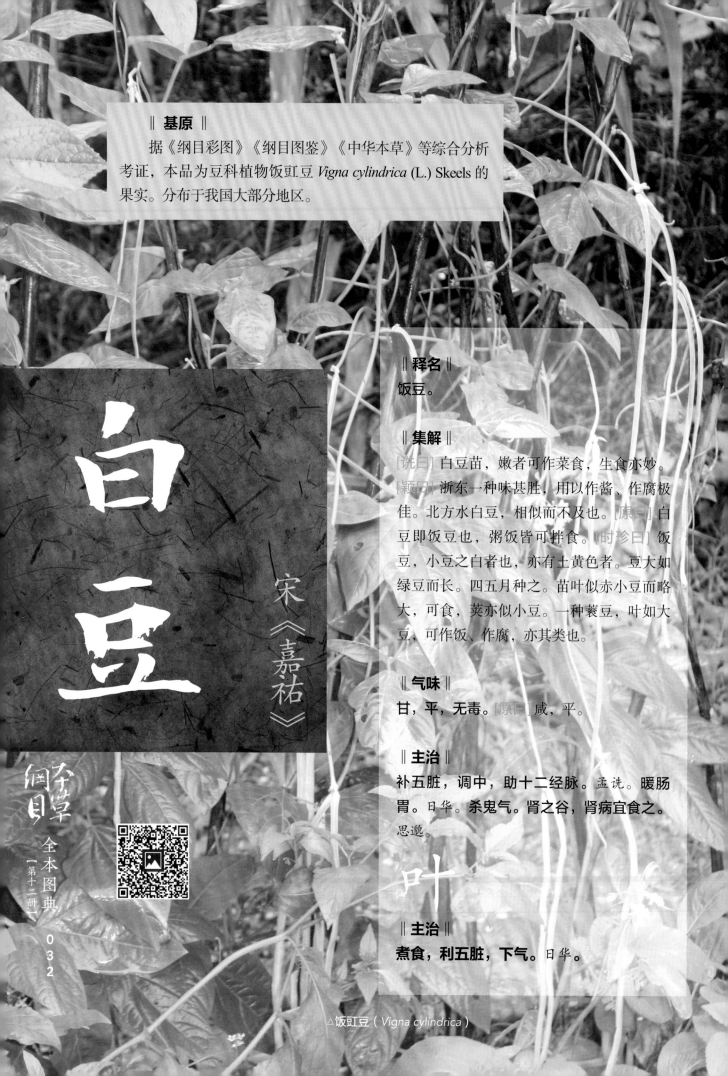

‖ 基原 ‖
据《纲目彩图》《纲目图鉴》《中华本草》等综合分析
考证，本品为豆科植物饭豇豆 *Vigna cylindrica* (L.) Skeels 的
果实。分布于我国大部分地区。

白豆

宋《嘉祐》

‖ 释名 ‖
饭豆。

‖ 集解 ‖
[诜曰] 白豆苗，嫩者可作菜食，生食亦妙。
[颖曰] 浙东一种味甚胜，用以作酱、作腐极
佳。北方水白豆，相似而不及也。[康曰] 白
豆即饭豆也，粥饭皆可拌食。[时珍曰] 饭
豆，小豆之白者也，亦有土黄色者。豆大如
绿豆而长。四五月种之。苗叶似赤小豆而略
大，可食，荚亦似小豆。一种蓑豆，叶如大
豆，可作饭、作腐，亦其类也。

‖ 气味 ‖
甘，平，无毒。[原曰] 咸，平。

‖ 主治 ‖
补五脏，调中，助十二经脉。孟诜。暖肠
胃。日华。杀鬼气。肾之谷，肾病宜食之。
思邈。

叶

‖ 主治 ‖
煮食，利五脏，下气。日华。

△饭豇豆（*Vigna cylindrica*）

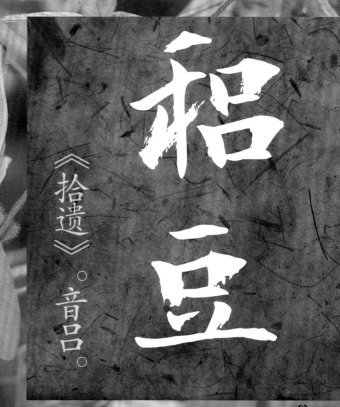

稉豆

《拾遗》。音吕。

‖ 基原 ‖

据《纲目彩图》《纲目图鉴》综合分析考证，本品为豆科植物稉豆（野大豆）*Glycine soja* Sieb. et Zucc.。分布于我国东北、华东及河北、湖北、湖南等地。

‖ 释名 ‖

[时珍曰] 稉乃自生稻名也。此豆原是野生，故名。今人亦种之于下地矣。

‖ 集解 ‖

[藏器曰] 稉豆生田野，小而黑，堪作酱。尔雅戎菽一名驴豆，古名壹豆，是也。[瑞曰] 稉豆即黑豆中最细者。[时珍曰] 此即黑小豆也。小科细粒，霜后乃熟。陈氏指为戎菽，误矣。尔雅亦无此文。戎菽乃胡豆。壹豆乃鹿豆，见菜部。并四月熟。

‖ 气味 ‖

甘，温，无毒。

‖ 主治 ‖

去贼风风痹，妇人产后冷血，炒令焦黑，及热投酒中，渐渐饮之。藏器。

△稉豆（野大豆）（*Glycine soja*）

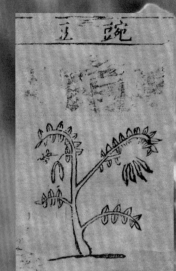

‖ **基原** ‖
　　据《纲目彩图》《纲目图鉴》《大辞典》等综合分析考证，
本品为豆科植物豌豆 *Pisum sativum* L.。全国各地均有栽培。
本品项下所载"野豌豆"参见第二十七卷"翘摇"项下。

豌豆

《拾遗》

李时珍
纲目

全本图典
【第十二册】

△豌豆（*Pisum sativum*）

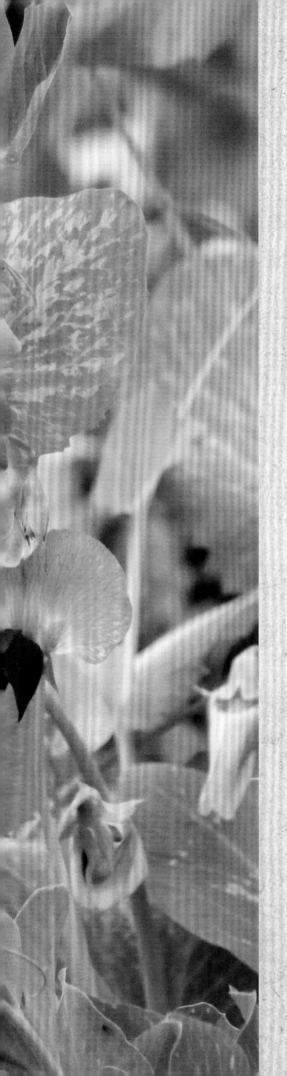

‖释名‖

胡豆拾遗**戎菽**尔雅**回鹘豆**辽志。饮膳正要作回回豆。回回,即回鹘国也。**毕豆**唐史。崔寔月令作豍豆。**青小豆**千金**青斑豆**别录**麻累**。[时珍曰] 胡豆,豌豆也。其苗柔弱宛宛,故得豌名。种出胡戎,嫩时青色,老则斑麻,故有胡、戎、青斑、麻累诸名。陈藏器拾遗虽有胡豆,但云苗似豆,生田野间,米中往往有之。然豌豆、蚕豆皆有胡豆之名。陈氏所云,盖豌豆也。豌豆之粒小,故米中有之。尔雅:戎菽谓之荏菽。管子:山戎出荏菽,布之天下。并注云:即胡豆也。唐史:毕豆出自西戎回鹘地面。张揖广雅:毕豆、豌豆,留豆也。别录序例云:丸药如胡豆大者,即青斑豆也。孙思邈千金方云:青小豆一名胡豆,一名麻累。邺中记云:石虎讳胡,改胡豆为国豆。此数说,皆指豌豆也。盖古昔呼豌豆为胡豆,今则蜀人专呼蚕豆为胡豆,而豌豆名胡豆,人不知矣。又乡人亦呼豌豆大者为淮豆,盖回鹘音相近也。

‖集解‖

[时珍曰] 豌豆种出西胡,今北土甚多。八九月下种,苗生柔弱如蔓,有须。叶似蒺藜叶,两两对生,嫩时可食。三四月开小花如蛾形,淡紫色。结荚长寸许,子圆如药丸,亦似甘草子。出胡地者大如杏仁。煮、炒皆佳,磨粉面甚白细腻。百谷之中,最为先登。又有野豌豆,粒小不堪,惟苗可茹,名翘摇,见菜部。

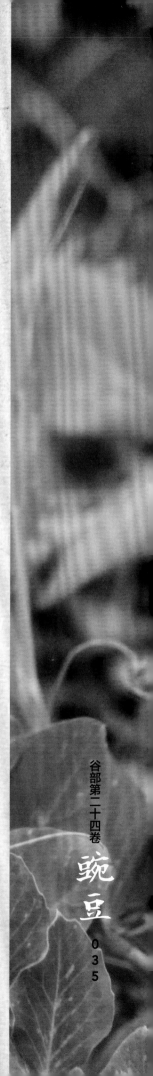

‖气味‖

甘，平，无毒。[思邈曰]甘、咸，温、平，涩。[瑞曰]多食发气病。

‖主治‖

消渴，淡煮食之，良。藏器。治寒热热中，除吐逆，止泄痢澼下，利小便、腹胀满。思邈。调营卫，益中平气。煮食，下乳汁。可作酱用。瑞。煮饮，杀鬼毒心病，解乳石毒发。研末，涂痈肿痘疮。作澡豆，去𪏭䵟，令人面光泽。时珍。

‖发明‖

[时珍曰]豌豆属土，故其所主病多系脾胃。元时饮膳，每用此豆捣去皮，同羊肉治食，云补中益气。今为日用之物，而唐、宋本草见遗，可谓缺典矣。千金、外台洗面澡豆方，盛用毕豆面，亦取其白腻耳。

‖附方‖

新三。**四圣丹**治小儿痘中有疔，或紫黑而大，或黑坏而臭，或中有黑线，此症十死八九，惟牛都御史得秘传此方点之最妙。用豌豆四十九粒烧存性，头发灰三分，真珠十四粒炒研为末，以油燕脂同杵成膏。先以簪挑疔破，咂去恶血，以少许点之，即时变红活色。**服石毒发**胡豆半升捣研，以水八合绞汁饮之，即愈。外台。**霍乱吐利**豌豆三合，香菜三两，为末，水三盏，煎一盏，分二服。圣惠。

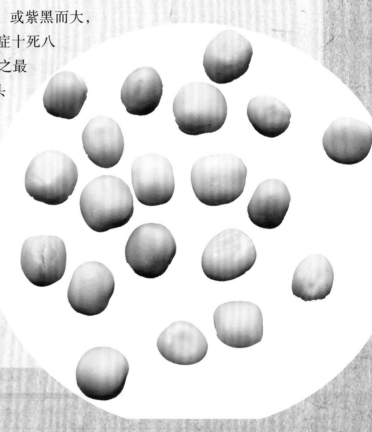

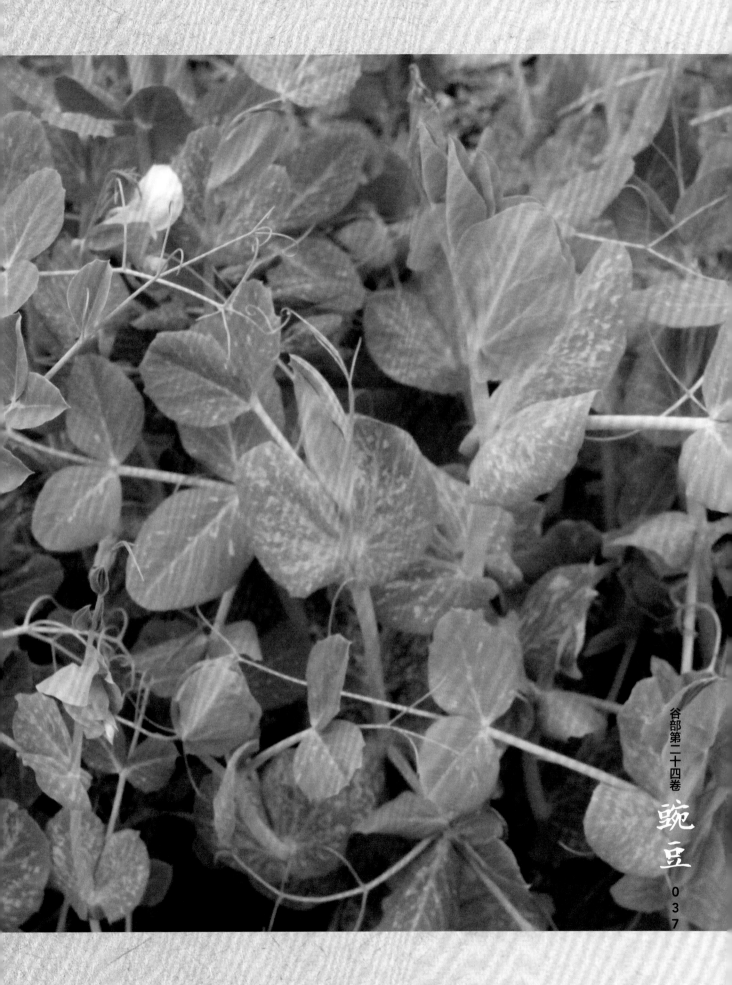

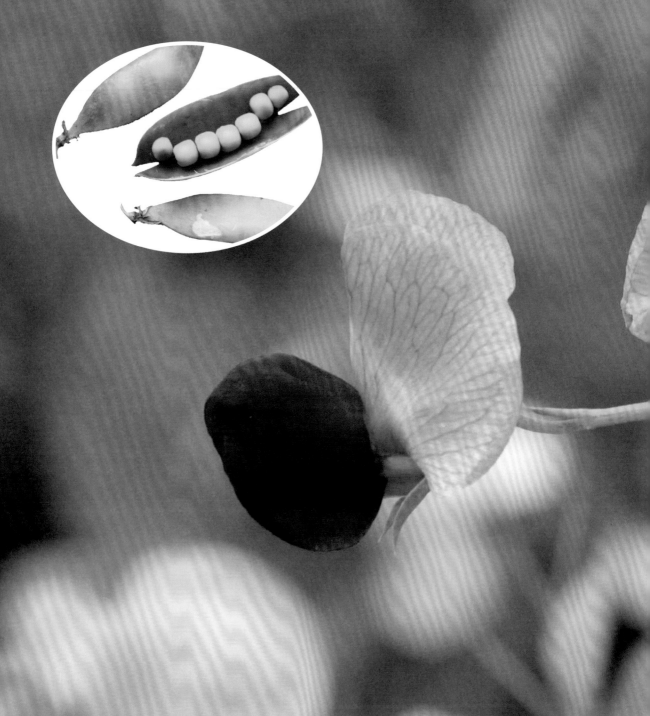

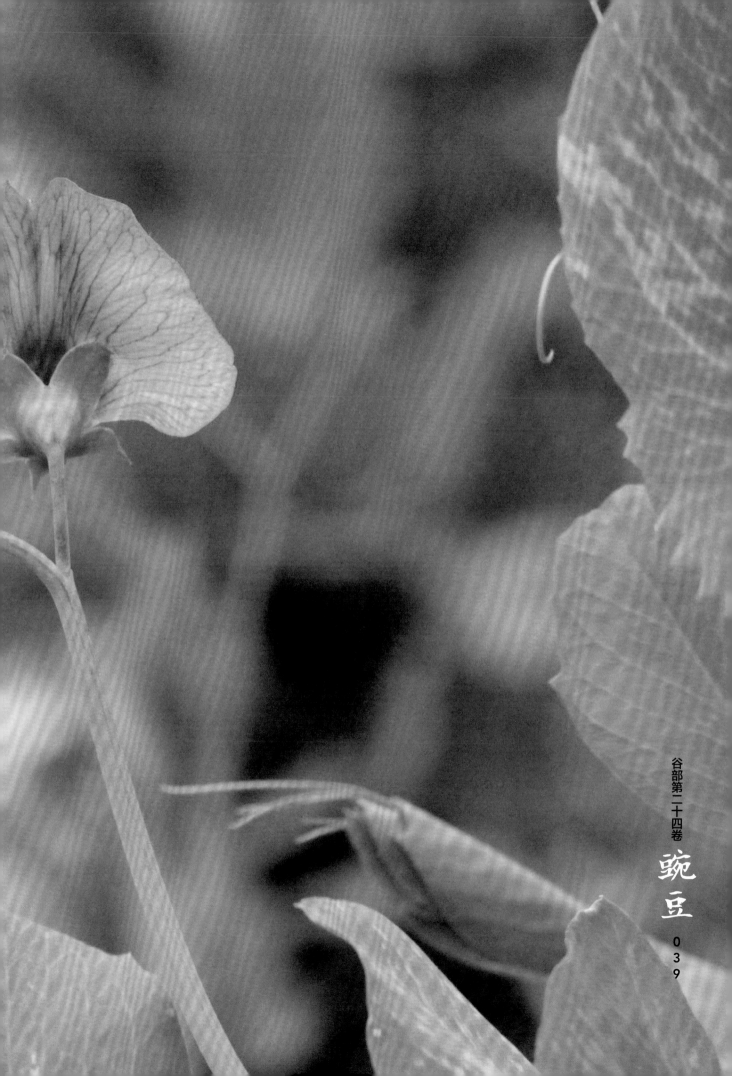

‖ 基原 ‖

据《中华本草》《纲目彩图》《纲目图鉴》《大辞典》等综合分析考证，本品为豆科植物蚕豆 *Vicia faba* L.。分布于我国大部分地区。

蚕豆

《食物》

△蚕豆（*Vicia faba*）

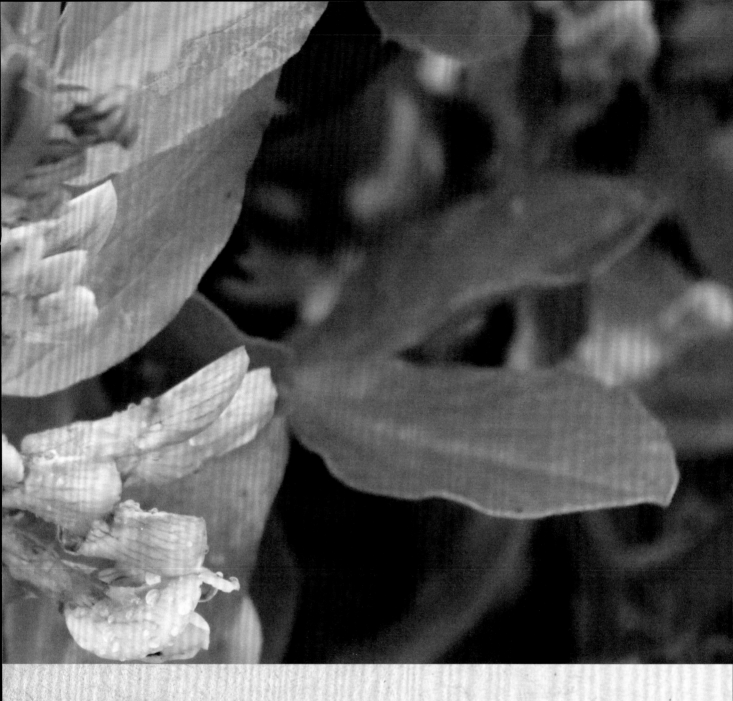

‖释名‖

胡豆。[时珍曰] 豆荚状如老蚕，故名。王祯农书谓其蚕时始熟故名，亦通。吴瑞本草以此为豌豆，误矣。此豆种亦自西胡来，虽与豌豆同名、同时种，而形性迥别。太平御览云：张骞使外国，得胡豆种归。指此也。今蜀人呼此为胡豆，而豌豆不复名胡豆矣。

‖集解‖

[时珍曰] 蚕豆南土种之，蜀中尤多。八月下种，冬生嫩苗可茹。方茎中空。叶状如匙头，本圆末尖，面绿背白，柔厚，一枝三叶。二月开花如蛾状，紫白色，又如豇豆花。结角连缀如大豆，颇似蚕形。蜀人收其子以备荒歉。

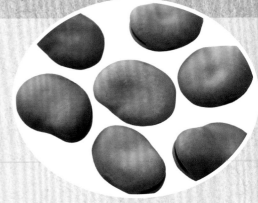
△蚕豆药材

‖气味‖

甘、微辛，平，无毒。

‖主治‖

快胃，和脏腑。汪颖。

‖发明‖

[时珍曰] 蚕豆本草失载。万表积善堂方言：一女子误吞针入腹。诸医不能治。一人教令煮蚕豆同韭菜食之，针自大便同出。此亦可验其性之利脏腑也。

苗

‖气味‖

苦、微甘，温。

‖主治‖

酒醉不省，油盐炒熟，煮汤灌之，效。颖。

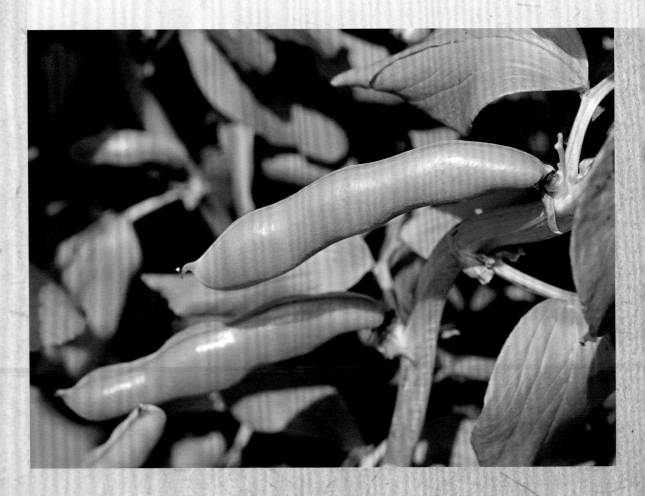

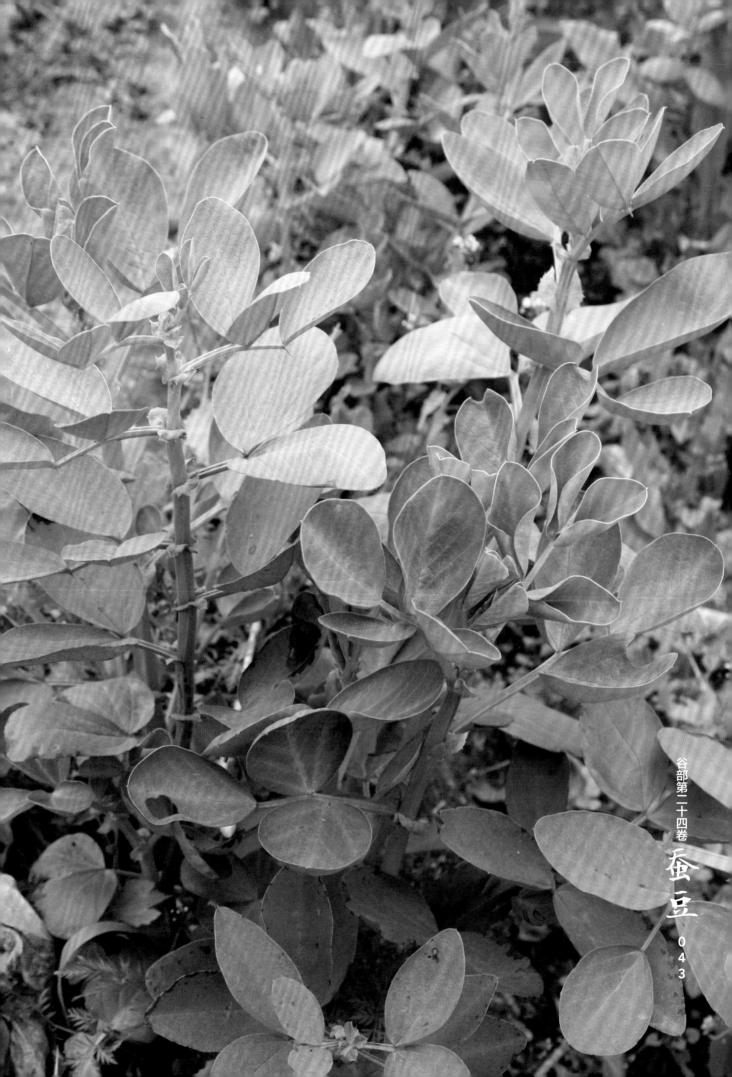

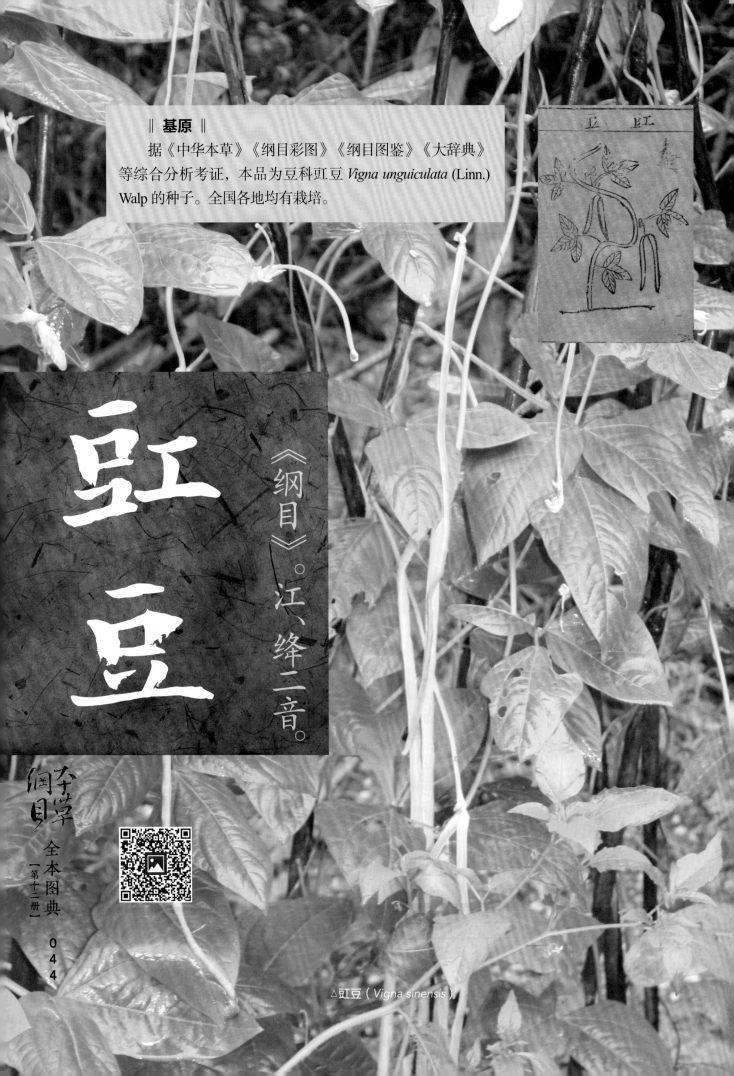

‖ 基原 ‖

据《中华本草》《纲目彩图》《纲目图鉴》《大辞典》等综合分析考证，本品为豆科豇豆 *Vigna unguiculata* (Linn.) Walp 的种子。全国各地均有栽培。

豇豆

《纲目》。江、绛二音。

本草纲目 全本图典 [第十二册]

△豇豆（*Vigna sinensis*）

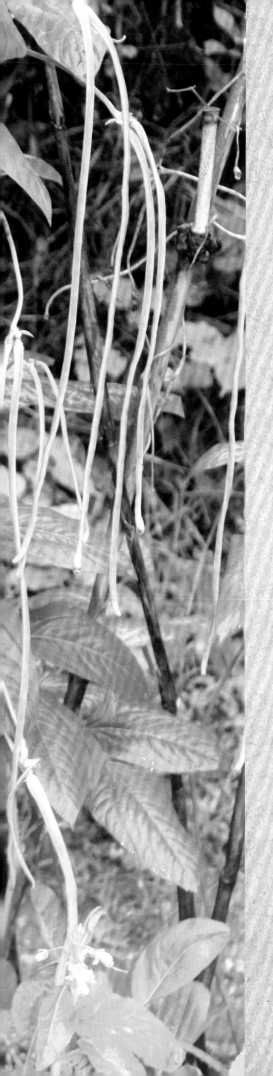

‖释名‖

䍲䍲音绛双。[时珍曰]此豆红色居多，荚必双生，故有豇、䍲䍲之名。广雅指为胡豆，误矣。

‖集解‖

[时珍曰]豇豆处处三四月种之。一种蔓长丈余，一种蔓短。其叶俱本大末尖，嫩时可茹。其花有红、白二色。荚有白、红、紫、赤、斑驳数色，长者至二尺，嫩时充菜，老则收子。此豆可菜、可果、可谷，备用最多，乃豆中之上品，而本草失收，何哉？

‖气味‖

甘、咸，平，无毒。

‖主治‖

理中益气，补肾健胃，和五脏，调营卫，生精髓，止消渴，吐逆泄痢，小便数，解鼠莽毒。时珍。

‖发明‖

[时珍曰]豇豆开花结荚，必两两并垂，有习坎之义。豆子微曲，如人肾形，所谓豆为肾谷者，宜以此当之。昔卢廉夫教人补肾气，每日空心煮豇豆，入少盐食之，盖得此理。与诸疾无禁，但水肿忌补肾，不宜多食耳。又袖珍方云：中鼠莽毒者，以豇豆煮汁饮即解。欲试者，先刈鼠莽苗，以汁泼之，便根烂不生。此则物理然也。

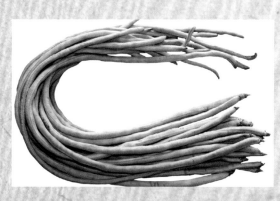

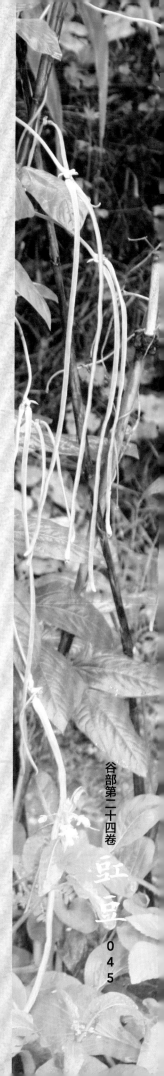

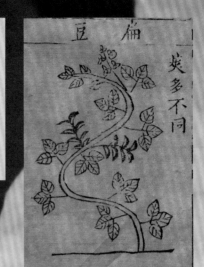

‖ 基原 ‖

据《纲目彩图》《纲目图鉴》《大辞典》《药典图鉴》等综合分析考证，本品为豆科植物扁豆 *Dolichos lablab* L.。全国各地均有栽培。《药典》收载白扁豆药材为豆科植物扁豆的干燥成熟种子；秋、冬二季采收成熟果实，晒干，取出种子，再晒干。

藊豆

音扁。《别录》中品

△扁豆（*Dolichos lablab*）

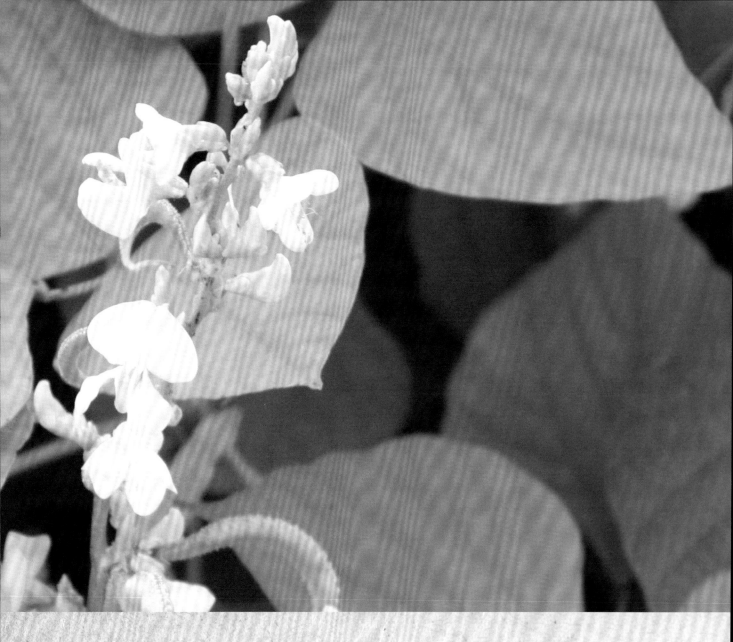

‖ **释名** ‖

沿篱豆俗蛾眉豆。 [时珍曰] 藊本作扁，荚形扁也。沿篱，蔓延也。蛾眉，象豆脊白路之形也。

‖ **集解** ‖

[弘景曰] 藊豆人家种之于篱垣，其荚蒸食甚美。[颂曰] 蔓延而上，大叶细花，花有紫、白二色，荚生花下。其实有黑、白二种，白者温而黑者小冷，入药用白者。黑者名鹊豆，盖以其黑间有白道，如鹊羽也。[时珍曰] 扁豆二月下种，蔓生延缠。叶大如杯，团而有尖。其花状如小蛾，有翅尾形。其荚凡十余样，或长或团，或如龙爪、虎爪，或如猪耳、刀镰，种种不同，皆累累成枝。白露后实更繁衍，嫩时可充蔬食茶料，老则收子煮食。子有黑、白、赤、斑四色。一种荚硬不堪食。惟豆子粗圆而色白者可入药，本草不分别，亦缺文也。

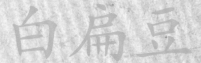

白扁豆

‖修治‖

[时珍曰] 凡用取硬壳扁豆子，连皮炒熟，入药。亦有水浸去皮及生用者，从本方。

‖气味‖

甘，微温，无毒。[诜曰] 微寒，患冷人勿食。[弘景曰] 患寒热者不可食。

‖主治‖

和中，下气。别录。补五脏，主呕逆。久服头不白。孟诜。疗霍乱吐利不止，研末和醋服之。苏恭。行风气，治女子带下，解酒毒、河豚鱼毒。苏颂。解一切草木毒，生嚼及煮汁饮，取效。甄权。止泄痢，消暑，暖脾胃，除湿热，止消渴。时珍。

‖发明‖

[时珍曰] 硬壳白扁豆，其子充实，白而微黄，其气腥香，其性温平，得乎中和，脾之谷也。入太阴气分，通利三焦，能化清降浊，故专治中宫之病，消暑除湿而解毒也。其软壳及黑鹊色者，其性微凉，但可供食，亦调脾胃。

‖附方‖

新九。**霍乱吐利**扁豆、香薷各一升，水六升，煮二升，分服。千金。**霍乱转筋**白扁豆为末，醋和服。普济方。**消渴饮水**金豆丸：用白扁豆浸去皮，为末，以天花粉汁同蜜和，丸梧子大，金箔为衣。每服二三十丸，天花粉汁下，日二服。忌炙煿酒色。次服滋肾药。仁存堂方。**赤白带下**白扁豆炒为末，用米饮每服二钱。**毒药堕胎**女人服草药堕胎腹痛者。生白扁豆去皮，为末，米饮服方寸匕。浓煎汁饮。亦可丸服。若胎气已伤未堕者，或口噤手强，自汗头低，似乎中风，九死一生。医多不识，作风治，必死无疑。**中砒霜毒**白扁豆生研，水绞汁饮。并永类方。**六畜肉毒**白扁豆烧存性研，冷水服之，良。事林广记。**诸鸟肉毒**生扁豆末，冷水服之。同上。**恶疮痂痒**作痛。以扁豆捣封，痂落即愈。肘后。

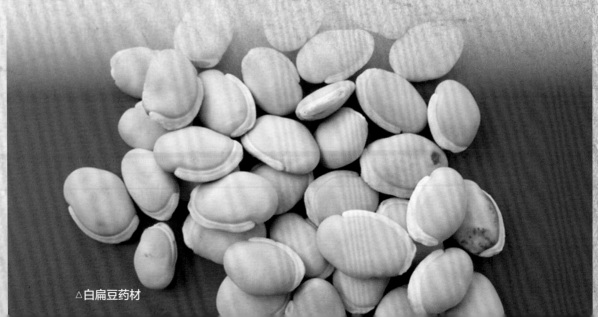

△白扁豆药材

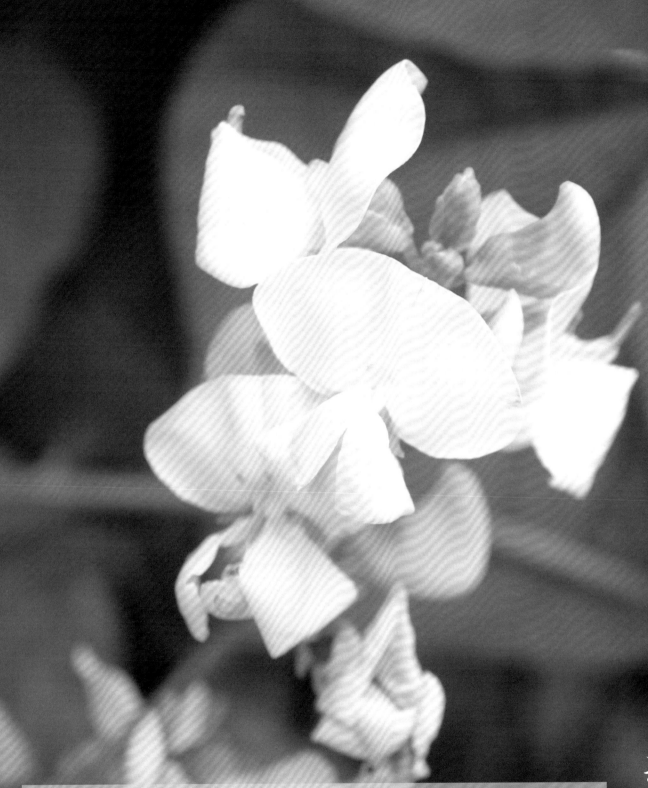

扁豆 *Dolichos lablab* ITS2 条形码主导单倍型序列：

1　CACATCGTCA CCCCCCCACG TACATGTACA TTGGGGAGTG AAAGTTGACT TCCCACGAGC TTGTTCTCGT GGTTGGTTGA
81　AAATTAAGTT CAAAGTGGAG TTTGCCACGT AAAATGGTGG ATGAGTGATG CTCGAGACCA ATTGCGTGTG CATGACTTTG
161 GCATATTGGA CTAGTTGACC CTATGCGTCT TTGGTGAAAA TTGAAGGCGT TCTTAGCG

花

‖ **主治** ‖

女子赤白带下，干末，米饮服之。苏颂。焙研服，治崩带。作馄饨食，治泄痢。擂水饮，解中
一切药毒垂死。功同扁豆。时珍。

‖ **附方** ‖

新二。**血崩不止** 白扁豆花焙干，为末。每服二钱，空心炒米煮饮，入盐少许，调下即效。奇效
良方。**一切泄痢** 白扁豆花正开者，择净勿洗，以滚汤瀹过，和小猪脊胴肉一条，葱一根，胡椒
七粒，酱汁拌匀，就以瀹豆花汁和面，包作小馄饨，炙熟食之。必用食治方。

叶

‖ **主治** ‖

霍乱吐下不止。别录。吐利后转筋，生捣一把，入少酢绞汁服，立瘥。苏恭。醋炙研服，治瘕
疾。孟诜。杵傅蛇咬。大明。

藤

‖ **主治** ‖

霍乱，同芦藤、人参、仓米等分，煎服。时珍。

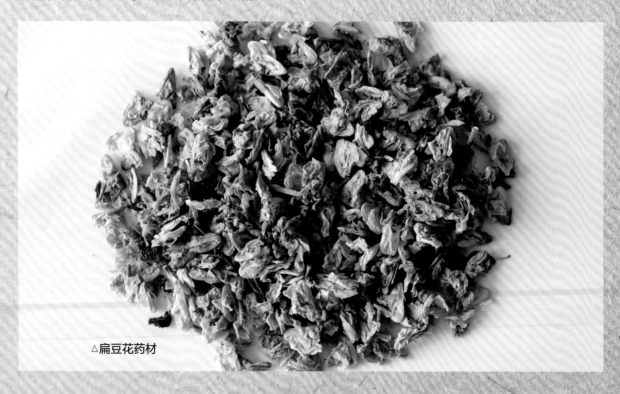

△扁豆花药材

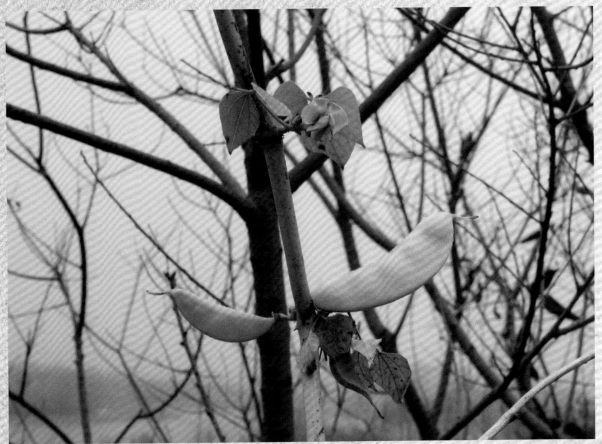

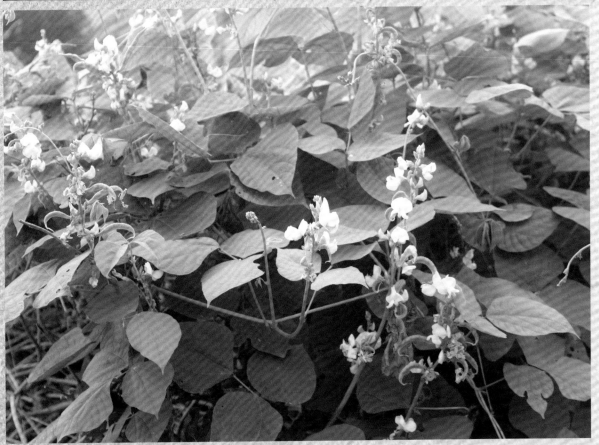

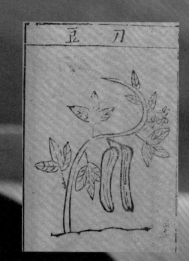

‖ 基原 ‖

　　据《中华本草》《纲目彩图》《药典图鉴》《中药图鉴》等综合分析考证，本品为豆科植物刀豆 *Canavalia gladiata* (Jacq.) DC.。我国热带地区有野生，长江以南也有栽培。《大辞典》认为还包括同属植物洋刀豆 *C. ensiformis* (L.) DC.。分布于广东、广西、海南、四川、云南等地。《药典》收载刀豆药材为豆科植物刀豆的干燥成熟种子。秋季采收成熟果实，剥取种子，晒干。

刀豆

《纲目》

△刀豆（*Canavalia gladiata*）

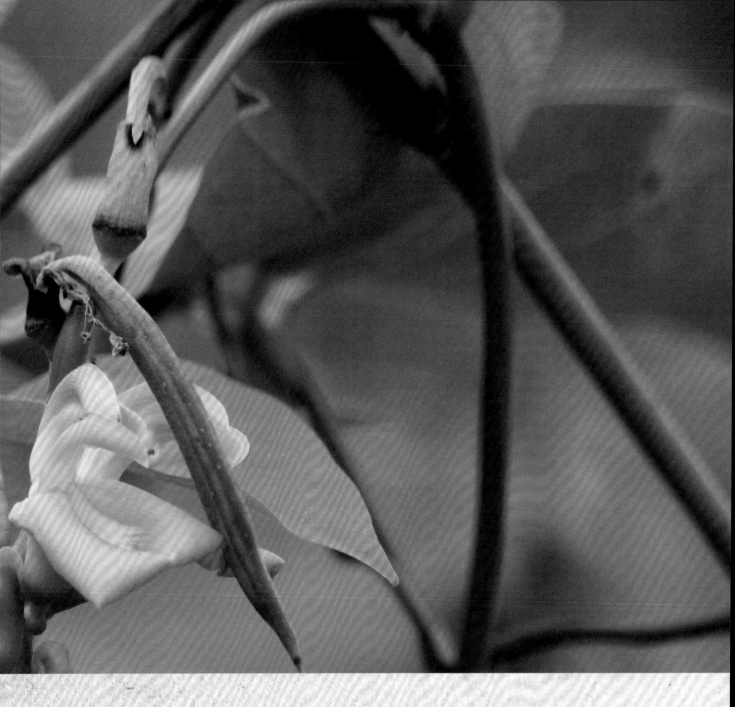

‖释名‖

挟剑豆。[时珍曰] 以荚形命名也。案段成式酉阳杂俎云：乐浪有挟剑豆，荚生横斜，如人挟剑。即此豆也。

‖集解‖

[颖曰] 刀豆长尺许，可入酱用。[时珍曰] 刀豆人多种之。三月下种，蔓生引一二丈，叶如豇豆叶而稍长大，五六七月开紫花如蛾形。结荚，长者近尺，微似皂荚，扁而剑脊，三棱宛然。嫩时煮食、酱食、蜜煎皆佳。老则收子，子大如拇指头，淡红色。同猪肉、鸡肉煮食，尤美。

‖气味‖

甘，平，无毒。

‖主治‖

温中下气，利肠胃，止呃逆，益肾补元。
时珍。

‖发明‖

[时珍曰] 刀豆本草失载，惟近时小书载其暖
而补元阳也。又有人病后呃逆不止，声闻邻
家。或令取刀豆子烧存性，白汤调服二钱即
止。此亦取其下气归元，而逆自止也。

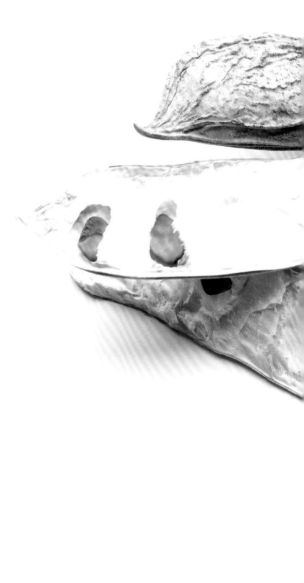

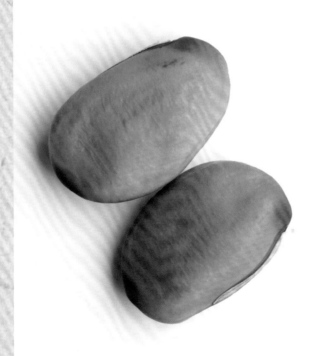

△刀豆药材

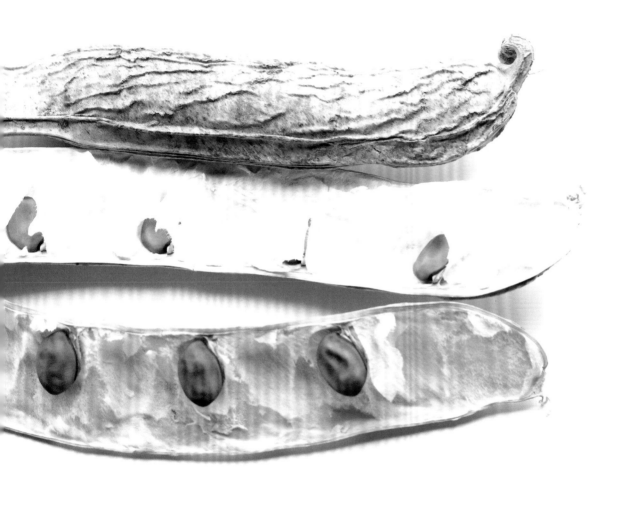

刀豆 *Canavalia gladiata* ITS2 条形码主导单倍型序列：

```
1   CACAATGTTC CCCCTACACC TATGCCTTTT CCAATAAGGT ATTTTGTGGG GTGAAGGTTG GCTTCCCATA AGCATTGCCT
81  TGTGGTTGGT TGAAATATGA GTCCTTGGTG GAATGCCCCA TGATAAATGG TAGTTGAGTG ATCCTCGAGG CCAATCATGC
161 ATGGCTTCCT CTCACATTTG GACCTTGACC CCTTGAGTTT TCTTTAGAAC ACTCATAATG
```

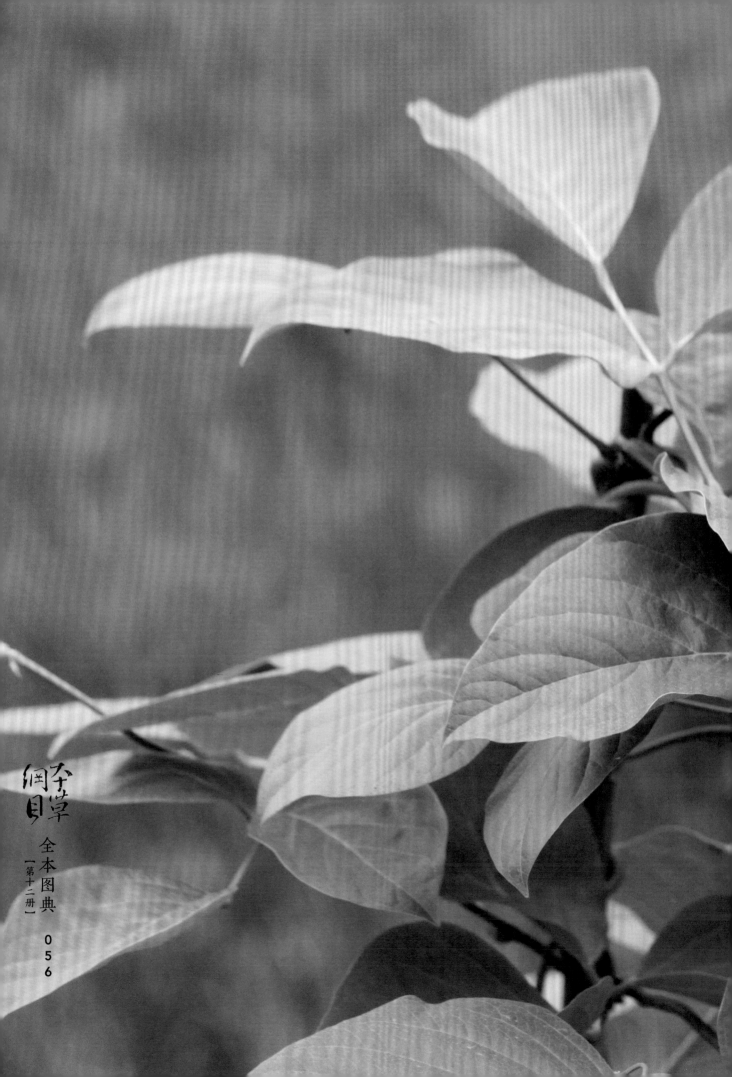

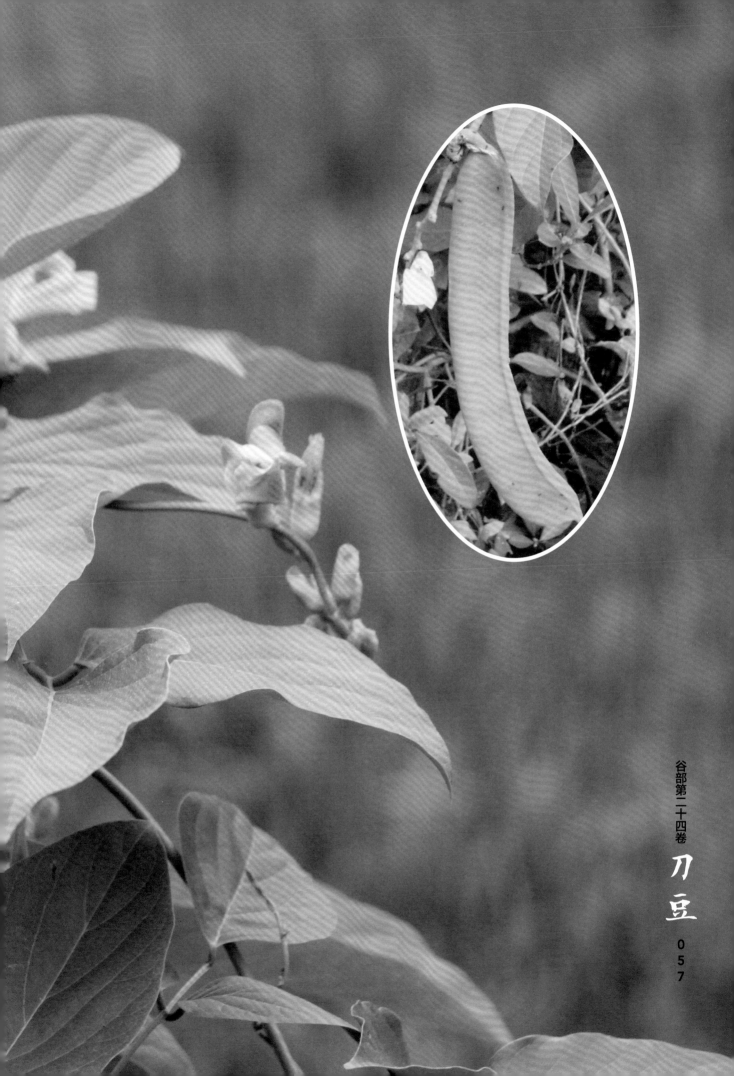

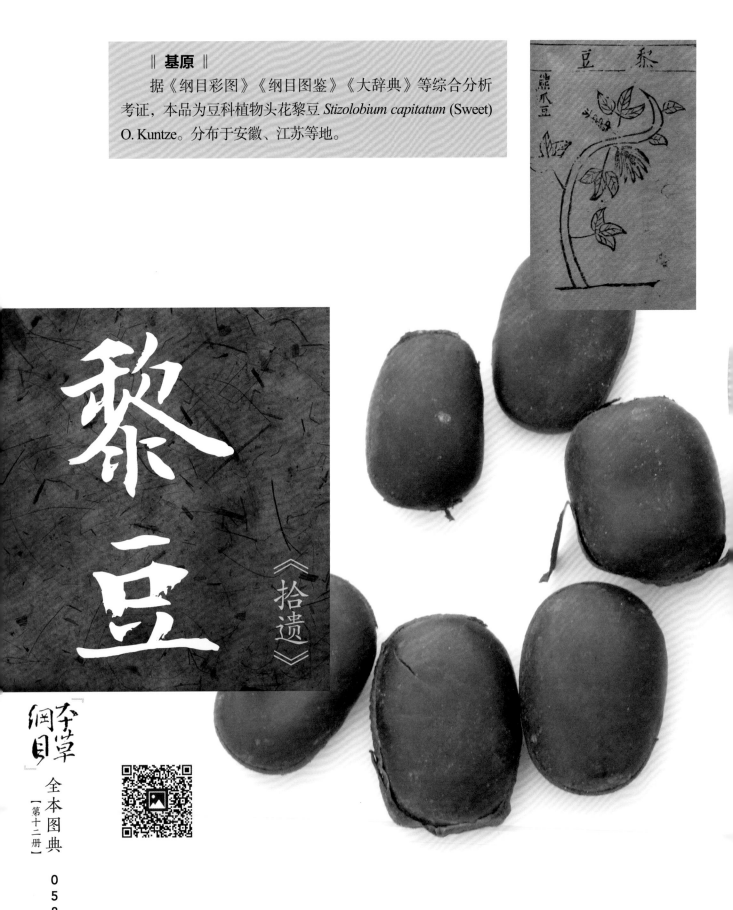

‖ 基原 ‖

据《纲目彩图》《纲目图鉴》《大辞典》等综合分析考证，本品为豆科植物头花黎豆 *Stizolobium capitatum* (Sweet) O. Kuntze。分布于安徽、江苏等地。

豆 黎

熊爪豆

头花豆

黎豆

《拾遗》

本草
纲目
全本图典
【第十二册】

058

△黎豆（头花黎豆 *Stizolobium capitatum*）药材

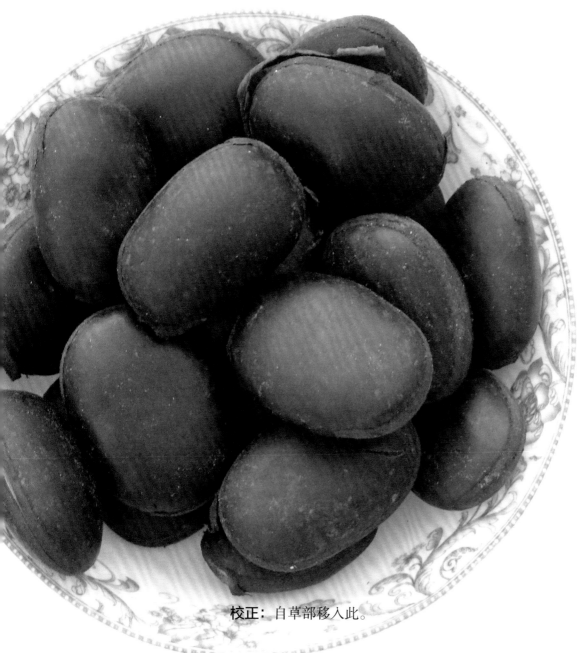

校正：自草部移入此。

‖释名‖

狸豆纲目**虎豆**。[藏器曰] 豆子作狸首文，故名。[时珍曰] 黎亦黑色也。此豆荚老则黑色，有毛露筋，如虎、狸指爪，其子亦有点，如虎、狸之斑，煮之汁黑，故有诸名。

‖集解‖

[藏器曰] 黎豆生江南，蔓如葛，子如皂荚子，作狸首文。人炒食之，别无功用。陶氏注蚺蛇胆云如黎豆者，即此也。尔雅云：诸虑一名虎涉。又注櫐根云：苗如豆。尔雅：摄，虎櫐。郭璞注

云：江东呼藟为藤，似葛而粗大。缠蔓林树，荚有毛刺。一名豆搜，今虎豆也，千岁藟是矣。[时珍曰] 尔雅虎藟，即狸豆也。古人谓藤为藟，后人讹藟为狸矣。尔雅山藟、虎藟，原是二种。陈氏合而为一，谓诸虑一名虎涉，又以为千岁藟，并误矣。千岁藟见草部。狸豆野生，山人亦有种之者。三月下种生蔓。其叶如豇豆叶，但文理偏斜。六七月开花成簇，紫色，状如扁豆花。一枝结荚十余，长三四寸，大如拇指，有白茸毛。老则黑而露筋，宛如干熊指爪之状。其子大如刀豆子，淡紫色，有斑点如狸文。煮去黑汁，同猪、鸡肉再煮食，味乃佳。

‖气味‖
甘、微苦，温，有小毒。多食令人闷。

‖主治‖
温中，益气。时珍。

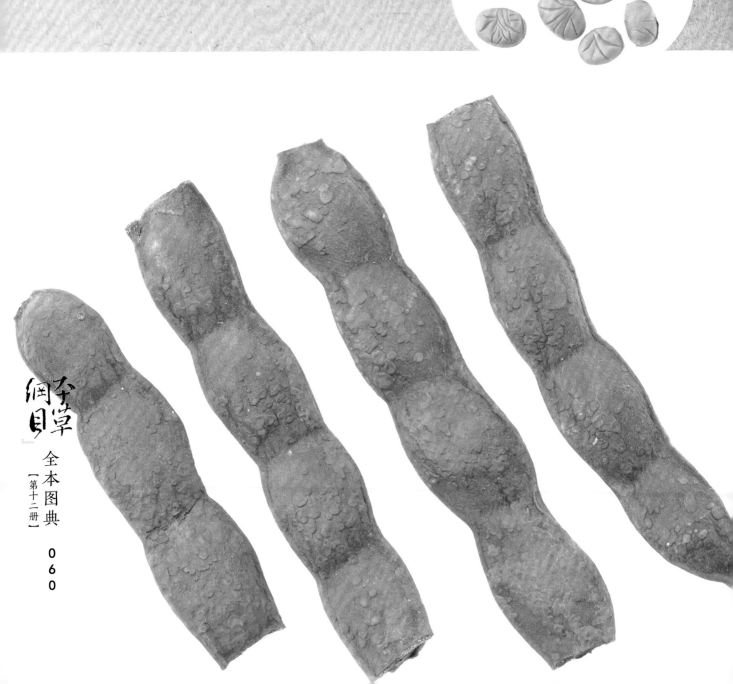

本草纲目

谷部第二十五卷

谷之四造酿类二十九种

‖ 基原 ‖

《中华本草》《大辞典》等认为本品为豆科植物大豆 *Glycine max* (L.) Merr. 的种子经蒸罨加工而成。全国大部分地区均产，主产于东北。大豆参见第二十四卷"大豆"项下。《药典》收载淡豆豉药材为豆科植物大豆的成熟种子的发酵加工品。

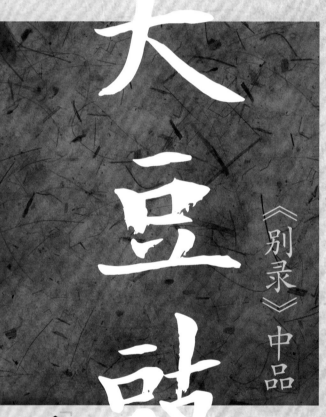

大豆豉

《别录》中品

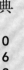

‖ 释名 ‖

[时珍曰] 按刘熙释名云：豉，嗜也。调和五味，可甘嗜也。许慎说文谓豉为配盐幽菽者，乃咸豉也。

‖ 集解 ‖

[弘景曰] 豉出襄阳、钱塘者香美而浓，入药取中心者佳。[藏器曰] 蒲州豉味咸，作法与诸豉不同，其味烈。陕州有豉汁，经十年不败，入药并不如今之豉心，为其无盐故也。[诜曰] 陕府豉汁，甚胜常豉。其法以大豆为黄蒸，每一斗，加盐四升，椒四两，春三日、夏二日即成。半熟加生姜五两，既洁净且精也。[时珍曰] 豉，诸大豆皆可为之，以黑豆者入药。有淡豉、咸豉，治病多用淡豉汁及咸者，当随方法。其豉心乃合豉时取其中心者，非剥皮取心也。此说见外台秘要。

造淡豉法：用黑大豆二三斗，六月内淘净，水浸一宿沥干，蒸熟取出摊席上，候微温蒿覆。每三日一看，候黄衣上遍，不可太过。取晒簸净，以水拌干湿得所，以汁出指间为准。安瓮中，筑实，桑叶盖厚三寸，密封泥，于日中晒七日，取出，曝一时，又以水拌入瓮。如此七次，再蒸过，摊去火气，瓮收筑封即成矣。造咸豉法：用大豆一斗，水浸三日，淘蒸摊署，候上黄取出簸净，水淘晒干。每四斤，入盐一斤，姜丝半斤，椒、橘、苏、茴、杏仁拌匀，入瓮。上面水浸过一寸，以叶盖封口，晒一月乃成也。造豉汁法：十月至正月，用好豉三斗，清麻油熬令烟断，以一升拌豉蒸过，摊冷晒干，拌再蒸，凡三遍。以白盐一斗捣和，以汤淋汁三四斗，入净釜。下椒、葱、橘丝同煎，三分减一，贮于不津器中，香美绝胜也。有麸豉、瓜豉、酱豉诸品皆可为之，但充食品，不入药用也。

淡豉

‖气味‖

苦，寒，无毒。[思邈曰] 苦、甘，寒，涩。得醯良。[杲曰] 阴中之阴也。

‖主治‖

伤寒头痛寒热，瘴气恶毒，烦躁满闷，虚劳喘吸，两脚疼冷。杀六畜胎子诸毒。别录。治时疾热病发汗。熬末，能止盗汗，除烦。生捣为丸服，治寒热风，胸中生疮。煮服，治血痢腹痛。研涂阴茎生疮。药性。治疟疾骨蒸，中毒药蛊气，犬咬。大明。下气调中，治伤寒温毒发癍呕逆。时珍。千金治温毒黑膏用之。

蒲州豉

‖气味‖

咸，寒，无毒。

‖主治‖

解烦热热毒，寒热虚劳，调中发汗，通关节，杀腥气，伤寒鼻塞。陕州豉汁：亦除烦热。藏器。

‖发明‖

[弘景曰] 豉，食中常用。春夏之气不和，蒸炒以酒渍服之至佳。依康伯法，先以醋、酒溲蒸曝燥，麻油和，再蒸曝之，凡三过，末椒、姜治和进食，大胜今时油豉也。患脚人，常将渍酒饮之，以滓傅脚，皆瘥。[颂曰] 古今方书用豉治病最多，江南人善作豉，凡得时气，即先用葱豉汤服之取汗，往往便瘥也。[时珍曰] 陶说康伯豉法，见博物志，云原出外国，中国谓之康伯，乃传此法之姓名耳。其豉调中下气最妙。黑豆性平，作豉则温。既经蒸罯，故能升能散。得葱则发汗，得盐则能吐，得酒则治风，得薤则治痢，得蒜则止血，炒熟则又能止汗，亦麻黄根节之义也。

‖附方‖

旧三十一，新一十八。**伤寒发汗**[颂曰] 葛洪肘后方云：伤寒有数种，庸人卒不能分别者，今取一药兼疗之。凡初觉头痛身热，脉洪，一二日，便以葱豉汤治之。用葱白一虎口，豉一升，绵裹，水三升，煮一升，顿服。不汗更作，加葛根三两；再不汗，加麻黄三两。肘后又法：用葱汤煮米粥，入盐豉食之，取汗。又法：用豉一升，小男溺三升，煎一升，分服取汗。**伤寒不解**

伤寒汗出不解，已三四日，胸中闷恶者。用豉一升，盐一合，水四升，煮一升半，分服取吐，此秘法也。梅师方。**辟除温疫**豉和白术浸酒，常服之。梅师。**伤寒懊憹**吐下后心中懊憹，大下后身热不去，心中痛者，并用栀子豉汤吐之。肥栀子十四枚，水二盏，煮一盏，入豉半两，同煮至七分，去滓服。得吐，止后服。伤寒论。**伤寒余毒**伤寒后毒气攻手足，及身体虚肿。用豉五合微炒，以酒一升半，同煎五七沸，任性饮之。简要济众。**伤寒目翳**烧豉二七枚，研末吹之。肘后。**伤寒暴痢**[药性论曰] 以豉一升，薤白一握，水三升，煮薤熟，纳豉更煮，色黑去豉，分为二服。**血痢不止**用豉、大蒜等分，杵丸梧子大。每服三十丸，盐汤下。王氏博济。**血痢如刺**[药性论曰] 以豉一升，水渍相淹，煎两沸，绞汁顿服。不瘥再作。**赤白重下**葛氏：用豆豉熬小焦，捣服一合，日三。或炒焦，以水浸汁服，亦验。外台：用豉心炒为末一升，分四服，酒下，入口即断也。**脏毒下血**乌犀散：用淡豉十文，大蒜二枚煨，同捣丸梧子大。煎香菜汤服二十丸，日二服，安乃止，永绝根本，无所忌。庐州彭大祥云：此药甚妙，但大蒜九蒸乃佳，仍以冷齑水送下。昔朱元成言其侄及陆子楫提刑皆服此，数十年之疾，更不复作也。究原方。**小便血条**淡豆豉一撮，煎汤空腹饮。或入酒服。危氏得效方。**疟疾寒热**煮豉汤饮数升，得大吐即愈。肘后方。**小儿寒热**恶气中人。以湿豉研丸鸡子大，以摩腮上及手足心六七遍，又摩心、脐上，旋旋咒之了，破豉丸看有细毛，弃道中，即便瘥也。食医心镜。**盗汗不止**[诜曰] 以豉一升微炒香，清酒三升渍三日，取汁冷暖任服。不瘥更作，三两剂即止。**齁喘痰积**凡天雨便发，坐卧不得，饮食不进，乃肺窍久积冷痰，遇阴气触动则发也。用此一服即愈，服至七八次，即出恶痰数升，药性亦随而出，即断根矣。用江西淡豆豉一两，蒸捣如泥，入砒霜末一钱，枯白矾三钱，丸绿豆大。每用冷茶、冷水送下七丸，甚者九丸，小儿五丸，即高枕仰卧。忌食热物等。皆效方。**风毒膝挛**骨节痛。用豉三五升，九蒸九暴，以酒一斗浸经宿，空心随性温饮。食医心镜。**手足不随**豉三升，水九升，煮三升，分三服。又法：豉一升微熬，囊贮渍三升酒中三宿。温服，常令微醉为佳。肘后。**头风疼痛**豉汤洗头，避风取瘥。孙真人方。**卒不得语**煮豉汁，加入美酒服之。肘后。**喉痹不语**煮豉汁一升服，覆取汗；仍着桂末于舌下，咽之。千金。**咽生息肉**盐豉和捣涂之。先刺破出血乃用，神效。圣济总录。**口舌生疮**胸膈疼痛者。用焦豉末，含一宿即瘥。圣惠方。**舌上血出**如针孔者。豉三升，水三升，煮沸。服一升，日三服。葛氏方。**堕胎血下**烦满。用豉一升，水三升，煮三沸，调鹿角末服方寸

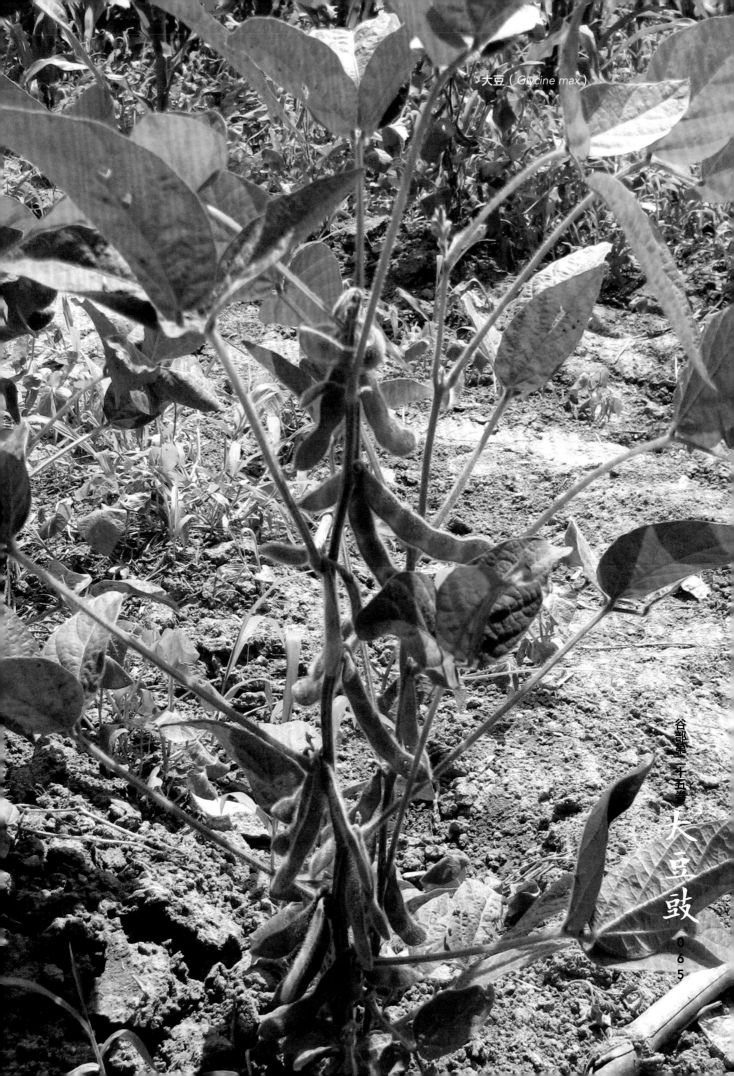

大豆（Glycine max）

匕。子母秘录方。**妊娠动胎**豉汁服妙。华佗方也。同上。**妇人难产**乃儿枕破与败血裹其子也。以胜金散逐其败血，即顺矣。用盐豉一两，以旧青布裹了，烧赤乳细，入麝香一钱，为末。取秤锤烧红淬酒，调服一大盏。郭稽中方。**小儿胎毒**淡豉煎浓汁，与三五口，其毒自下。又能助脾气，消乳食。圣惠。**小儿呬乳**用咸豉七个去皮，腻粉一钱，同研，丸黍米大。每服三五丸，藿香汤下。全幼心鉴。**小儿丹毒**作疮出水。豉炒烟尽为末，油调傅之。姚和众方。**小儿头疮**以黄泥裹煨熟取研，以莼菜油调傅之。胜金。**发背痈肿**已溃未溃。用香豉三升，入少水捣成泥，照肿处大小作饼，厚三分。疮有孔，勿覆孔上。铺豉饼，以艾列于上灸之。但使温温，勿令破肉。如热痛，即急易之，患当减快，一日二次灸之。如先有孔，以汁出为妙。千金方。**一切恶疮**熬豉为末傅之，不过三四次。出杨氏产乳。**阴茎生疮**痛烂者。以豉一分，蚯蚓湿泥二分，水研和涂上，干即易之。禁热食、酒、蒜、芥菜。药性论。**蠼螋尿疮**杵豉傅之。良。千金。**虫刺螫人**豉心嚼敷，少顷见豉中有毛即瘥。不见再傅，昼夜勿绝，见毛为度。外台。**蹉跌破伤**筋骨。用豉三升，水三升，渍浓汁饮之，止心闷。千金。**殴伤瘀聚**腹中闷满。豉一升，水三升，煮三沸，分服。不瘥再作。千金。**解蜀椒毒**豉汁饮之。千金方。**中牛马毒**豉汁和人乳频服之，效。卫生易简。**小蛤蟆毒**小蛤蟆有毒，食之令人小便秘涩，脐下闷痛，有至死者。以生豉一合，投新汲水半碗，浸浓汁，顿饮之，即愈。芶亭客话。**中酒成病**豉、葱白各半升，水二升，煮一升，顿服。千金方。**服药过剂**闷乱者。豉汁饮之。千金。**杂物眯目**不出。用豉三七枚，浸水洗目，视之即出。总录方。**刺在肉中**嚼豉涂之。千金方。**小儿病淋**方见蒸饼发明下。**肿从脚起**豉汁饮之，以滓傅之。肘后方。

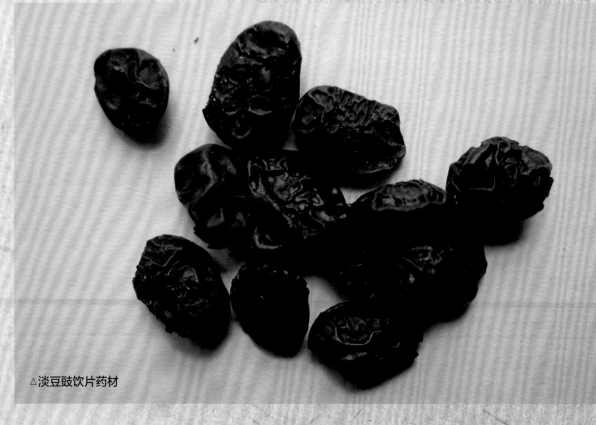

△淡豆豉饮片药材

《中华本草》《大辞典》认为本品为豆科植物大豆
Glycine max (L.) Merr. 的黑色种子（黑大豆）经蒸罨加工而成。

校正：原附大豆下，今分出。

‖ 释名 ‖
[时珍曰] 造法：用黑豆一斗蒸熟，铺席
上，以蒿覆之，如盦酱法，待上黄，取出
晒干，捣末收用。

‖ 气味 ‖
甘，温，无毒。[诜曰] 忌猪肉。

‖ 主治 ‖
湿痹膝痛，五脏不足气，胃气结积，壮气
力，润肌肤，益颜色，填骨髓，补虚损，
能食，肥健人。以炼猪脂和丸，每服百
丸，神验秘方也。肥人勿服。诜。出延年
秘录方。生嚼涂阴痒汗出。时珍。

‖ 附方 ‖
新二。**脾弱不食饵此当食**。大豆黄二升，
大麻子三升熬香，为末。每服一合，饮
下，日四五服任意。千金方。**打击青肿**大
豆黄为末，水和涂之。外台秘要。

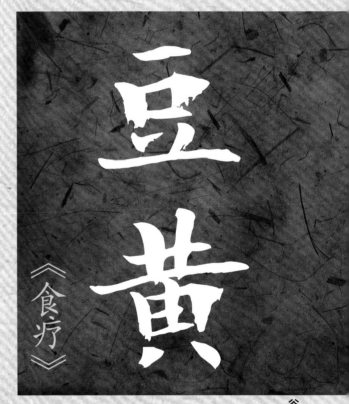

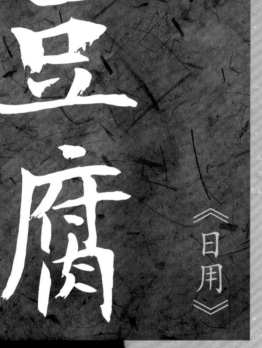

∥ 基原 ∥

据《中华本草》《纲目彩图》《大辞典》等综合分析考证，本品为豆科植物大豆 *Glycine max* (L.) Merr. 种子的加工制成品。

豆腐

《日用》

纲目草子

全本图典

【第十二册】

0
6
8

△豆腐药材

‖集解‖

[时珍曰] 豆腐之法，始于汉淮南王刘安。凡黑豆、黄豆及白豆、泥豆、豌豆、绿豆之类，皆可为之。造法：水浸磑碎，滤去滓，煎成，以盐卤汁或山矾叶或酸浆、醋淀就釜收之。又有入缸内，以石膏末收者。大抵得咸、苦、酸、辛之物，皆可收敛尔。其面上凝结者，揭取晾干，名豆腐皮，入馔甚佳也。

‖气味‖

甘、咸，寒，有小毒。[原曰] 性平。[颂曰] 寒而动气。[瑞曰] 发肾气、疮疥、头风，杏仁可解。[时珍曰] 按延寿书云：有人好食豆腐中毒，医不能治。作腐家言：莱菔入汤中则腐不成。遂以莱菔汤下药而愈。大抵暑月恐有人汗，尤宜慎之。

‖主治‖

宽中益气，和脾胃，消胀满，下大肠浊气。宁原。清热散血。时珍。

‖附方‖

新四。**休息久痢**白豆腐，醋煎食之，即愈。普济方。**赤眼肿痛**有数种，皆肝热血凝也。用消风热药服之。夜用盐收豆腐片贴之，酸浆者勿用。证治要诀。**杖疮青肿**豆腐切片贴之，频易。一法：以烧酒煮贴之，色红即易，不红乃已。拔萃方。**烧酒醉死**心头热者。用热豆腐细切片，遍身贴之，贴冷即换之，苏省乃止。

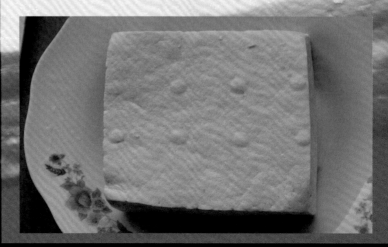

△豆腐

陈廪米

陈廪米

《别录》下品

||释名||

陈仓米古名老米俗名火米。[时珍曰]有屋曰廪，无屋曰仓，皆官积也。方曰仓，圆曰囷，皆私积也。老亦陈也。火米有三：有火蒸治成者，有火烧治成者，又有畬田火米，与此不同。

||集解||

[弘景曰]陈廪米即粳米久入仓陈赤者。以廪军人，故曰廪尔。方中多用之。人以作醋，胜于新粳米也。[藏器曰]廪米，吴人以粟为良，汉地以粳为善。亦犹吴绫郑缟，贵远贱近之意。确论其功，粟当居前。[宗奭曰]诸家注说不言是粳是粟，然二米陈者性皆冷，煎煮亦无膏腻，频食令人自利，与经说稍戾。[时珍曰]廪米北人多用粟，南人多作粳及籼，并水浸蒸晒为之，亦有火烧过治成者。入仓陈久，皆气过色变，故古人谓之红粟红腐，陈陈相因也。

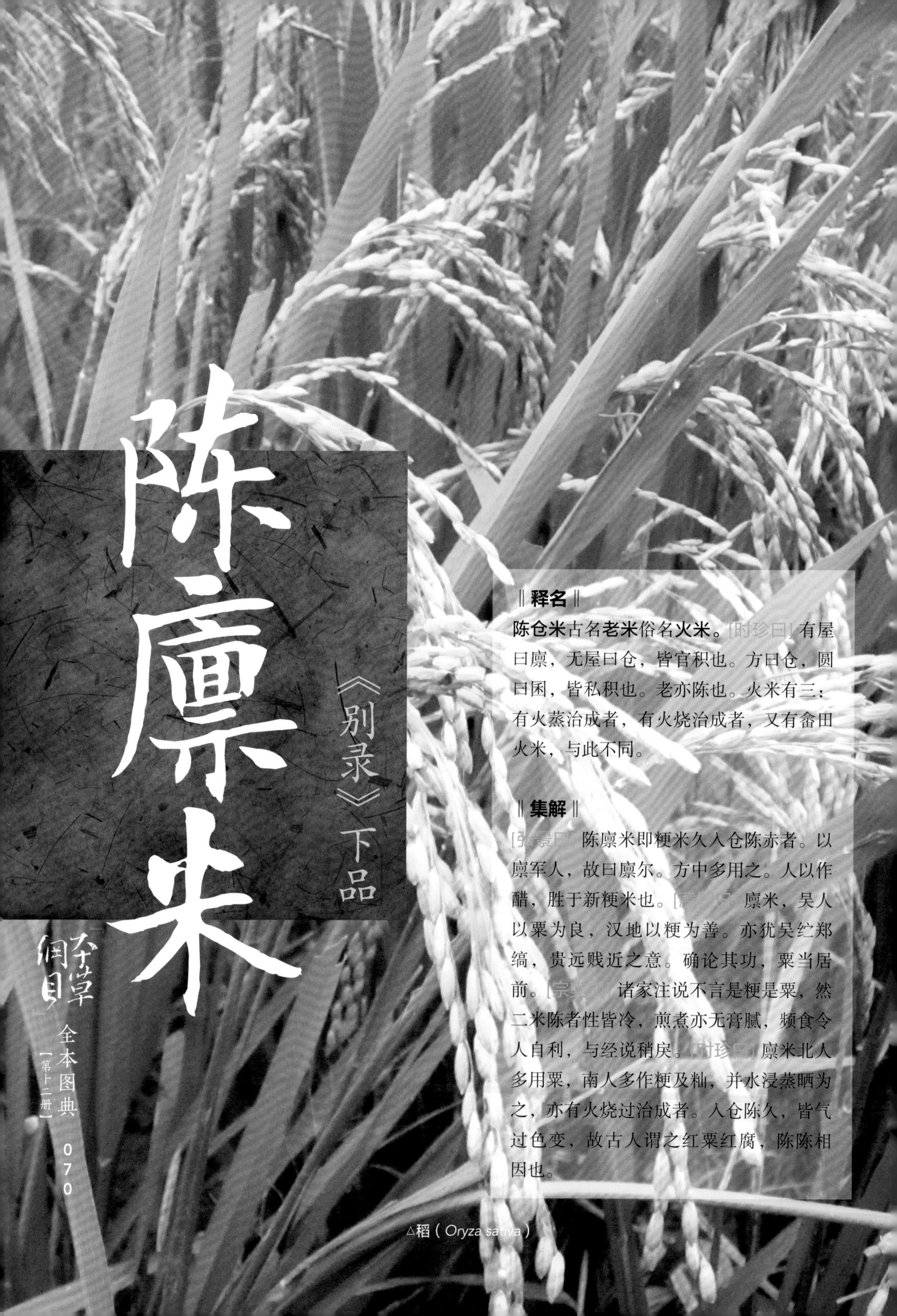

△稻（*Oryza sativa*）

‖气味‖

咸、酸，温，无毒。[藏器曰]廪米热食即热，冷食即冷，假以火气也，体自温平。同马肉飡，发痼疾。[时珍曰]廪米年久，其性多凉，但炒食则温尔，岂有热食即热者乎。

‖主治‖

下气，除烦渴，调胃止泄。别录。补五脏，涩肠胃。日华。暖脾，去惫气，宜作汤食。士良。炊饭食，止痢，补中益气，坚筋骨，通血脉，起阳道。以饭和酢捣封毒肿恶疮，立瘥。北人以饭置瓮中，水浸令酸，食之，暖五脏六腑之气。研米服，去卒心痛。孟诜。宽中消食。多食易饥。宁原。调肠胃，利小便，止渴除热。时珍。

‖发明‖

[时珍曰]陈仓米煮汁不浑，初时气味俱尽，故冲淡可以养胃。古人多以煮汁煎药，亦取其调肠胃、利小便、去湿热之功也。千金方治洞注下利，炒此米研末饮服者，亦取此义。日华子谓其涩肠胃，寇氏谓其冷利，皆非中论。

‖附方‖

新五。**霍乱大渴**能杀人。以黄仓米三升，水一斗，煮汁澄清饮，良。永类钤方。**反胃膈气不下食者**。太仓散：用仓米或白米，日西时以水微拌湿，自想日气如在米中。次日晒干，袋盛挂风处。每以一撮，水煎，和汁饮之，即时便下。又方：陈仓米炊饭焙研。每五两入沉香末半两，和匀。每米饮服二三钱。普济方。**诸般积聚**太仓丸：治脾胃饥饱不时生病，及诸般积聚，百物所伤。陈仓米四两，以巴豆二十一粒去皮同炒，至米香豆黑，勿令米焦，择去豆不用，入去白橘皮四两，为末，糊丸梧子大。每姜汤服五丸，日二服。百一选方。**暑月吐泻**陈仓米二升，麦芽四两，黄连四两切，同蒸熟焙研为末，水丸梧子大。每服百丸，白汤送下。

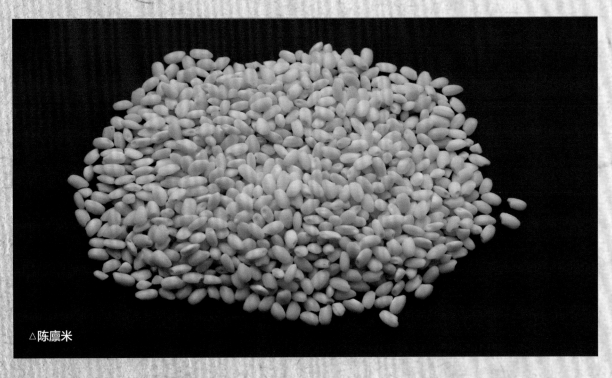

△陈廪米

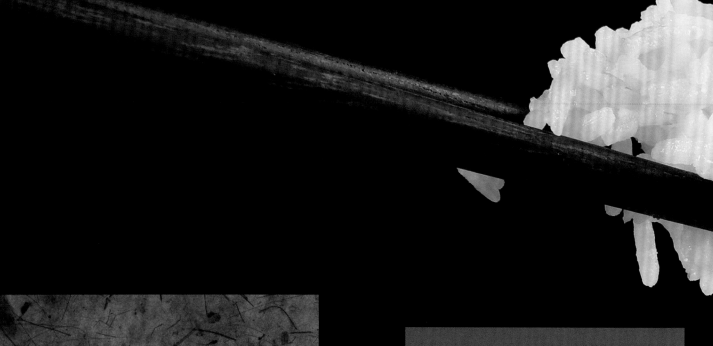

饭

《拾遗》

‖释名‖

‖集解‖

[时珍曰]饭食，诸谷皆可为之，各随米性，详见本条。然有人药诸饭，不可类从者，应当别出。大抵皆取粳、籼、粟米者尔。

新炊饭

‖主治‖

人尿床，以热饭一盏，倾尿床处，拌与食之，勿令病者知。又乘热傅肿毒，良。时珍。

寒食饭

馈饭也。

‖主治‖

灭瘢痕及杂疮，研末傅之。藏器。烧灰酒服，治食本米饮成积，黄瘦腹痛者，甚效。孙思邈。伤寒食复，用此饭烧研，米饮服二三钱，效。时珍。

△米饭

祀灶饭

‖ **主治** ‖

卒噎，取一粒食之，即下。烧研，搽鼻中疮。时珍。

盆边零饭

‖ **主治** ‖

鼻中生疮，烧研傅之。时珍。

齿中残饭

‖ **主治** ‖

蝎咬毒痛，傅之即止。时珍。

飧饭 飧音孙，即水饭也。

‖ **主治** ‖

热食，解渴除烦。时珍。

荷叶烧饭

‖ **主治** ‖

厚脾胃，通三焦，资助生发之气。时珍。

‖ **发明** ‖

[李杲曰] 易水张洁古枳术丸，用荷叶裹烧饭为丸。盖荷之为物，色青中空，象乎震卦风木。在人为足少阳胆同手少阴三焦，为生化万物之根蒂。用此物以成其化，胃气何由不上升乎。更以烧饭和药，与白术协力，滋养谷气，令胃厚不致再伤，其利广矣大矣。[时珍曰] 按韩愗医通云：东南人不识北方炊饭无甑，类呼为烧，如烧菜之意，遂讹以荷叶包饭入灰火烧煨，虽丹溪亦未之辩。但以新荷叶煮汤，入粳米造饭，气味亦全也。凡粳米造饭，用荷叶汤者宽中，芥叶汤者豁痰，紫苏汤者行气解肌，薄荷汤者去热，淡竹叶汤者辟暑，皆可料理。

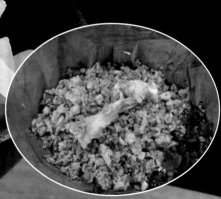

△荷叶饭

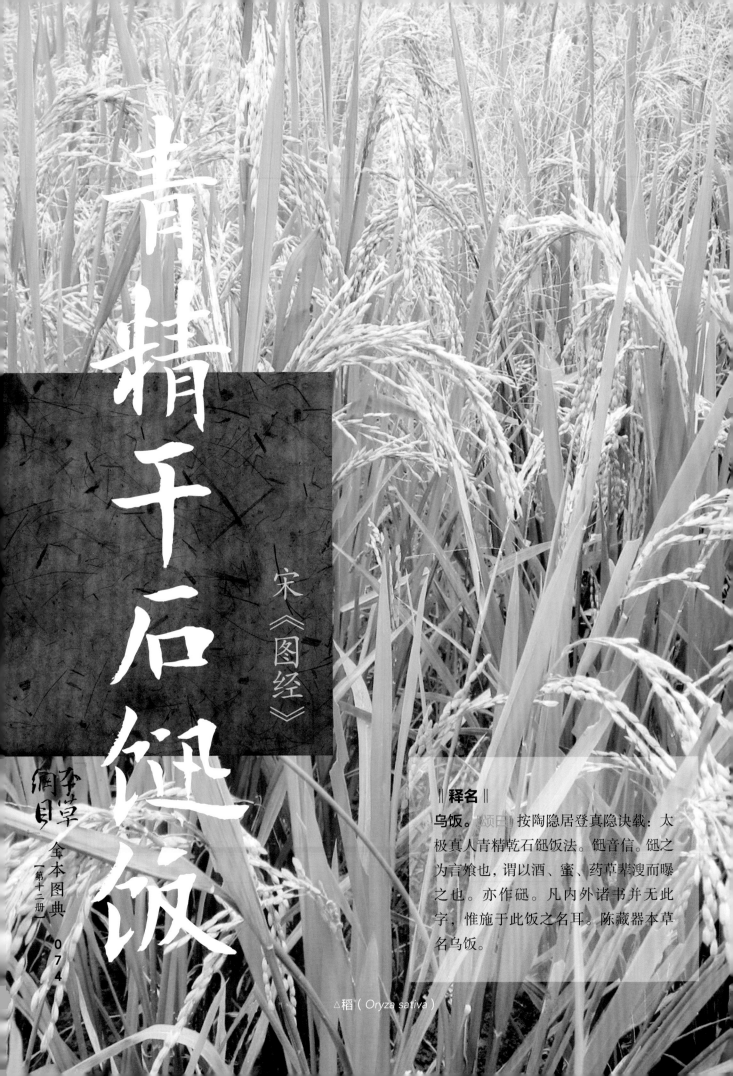

青精干石餲饭

宋《图经》

‖释名‖

乌饭。（颂曰）按陶隐居登真隐诀载：太极真人青精乾石餲饭法。餲音信。餲之为言飧也，谓以酒、蜜、药草辈溲而曝之也。亦作餪。凡内外诸书并无此字，惟施于此饭之名耳。陈藏器本草名乌饭。

△稻（Oryza sativa）

‖集解‖

[颂曰]登真隐诀载南烛草木名状，注见木部本条下。其作饭法：以生白粳米一斛五斗春治，淅取一斛二斗。用南烛木叶五斤，燥者三斤亦可，杂茎皮煮取汁，极令清冷，以溲米，米释炊之。从四月至八月末，用新生叶，色皆深；九月至三月，用宿叶，色皆浅，可随时进退其斤两。又采软枝茎皮，于石臼中捣碎。假令四五月中作，可用十许斤熟春，以斛二斗汤浸染得一斛也。比来只以水渍一二宿，不必用汤。漉而炊之，初米正作绿色，蒸过便如绀色。若色不好，亦可淘去，更以新汁渍之。洒濩皆用此汁，惟令饭作正青色乃止。高格曝干，当三蒸曝，每一蒸辄以叶汁溲令浥浥。每日可服二升，勿复血食。填胃补髓，消灭三虫。上元宝经云：子服草木之王，气与神通；子食青烛之津，命不复殒。此之谓也。今茅山道士亦作此饭，或以寄远。重蒸过食之，甚香甘也。[藏器曰]乌饭法：取南烛茎叶捣碎，渍汁浸粳米，九浸九蒸九曝，米粒紧小，黑如璧珠，袋盛，可以适远方也。[时珍曰]此饭乃仙家服食之法，而今之释家多于四月八日造之，以供佛耳。造者又入柿叶、白杨叶数十枝以助色，或又加生铁一块者，止知取其上色，不知乃服食家所忌也。

‖气味‖

甘，平，无毒。

‖主治‖

日进一合，不饥，益颜色，坚筋骨，能行。藏器。益肠胃，补髓，灭三虫，久服变白却老。苏颂。出太极真人法。

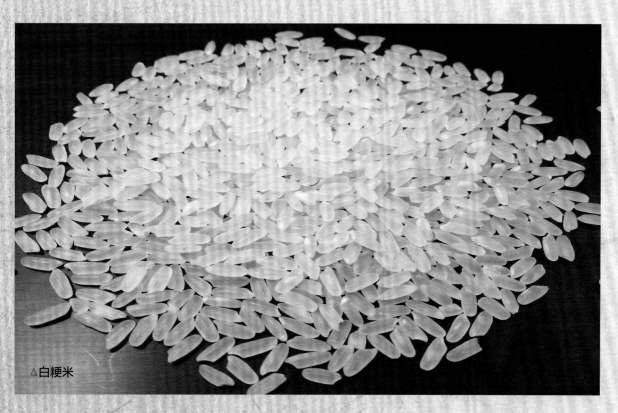

△白粳米

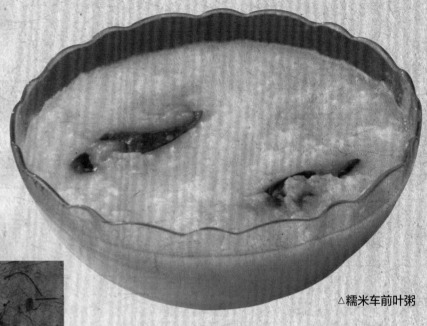

△糯米车前叶粥

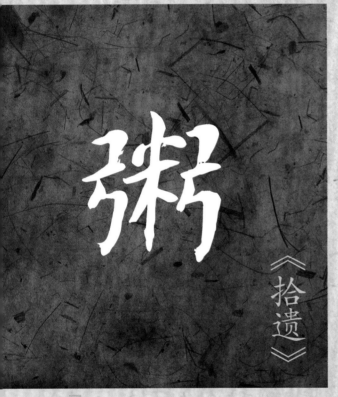

粥

《拾遗》

‖释名‖

糜。[时珍曰]粥字象米在釜中相属之形。释名云：煮米为糜，使糜烂也。粥浊于糜，育育然也。厚曰饘，薄曰酏。

小麦粥

‖主治‖

止消渴烦热。时珍。

寒食粥

用杏仁和诸花作之。

‖主治‖

咳嗽，下血气，调中。藏器。

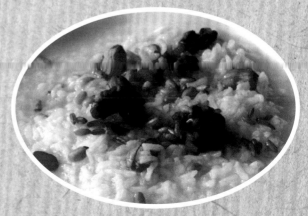

△粥

糯米 秫米 黍米粥

‖气味‖

甘，温，无毒。

‖主治‖

益气，治脾胃虚寒，泄痢吐逆，小儿痘疮白色。时珍。

粳米 籼米 粟米 粱米粥

‖气味‖

甘，温、平，无毒。

‖主治‖

利小便，止烦渴，养脾胃。时珍。

‖发明‖

[时珍曰] 按罗天益宝鉴云：粳、粟米粥，气薄味淡，阳中之阴也。所以淡渗下行，能利小便。韩悉医通云：一人病淋，素不服药。予令专啖粟米粥，绝去他味。旬余减，月余痊。此五谷治病之理也。又张耒粥记云：每晨起，食粥一大碗。空腹胃虚，谷气便作，所补不细。又极柔腻，与肠胃相得，最为饮食之妙诀。齐和尚说：山中僧，每将旦一粥，甚系利害。如不食，则终日觉脏腑燥涸。盖粥能畅胃气，生津液也。大抵养生求安乐，亦无深远难知之事，不过寝食

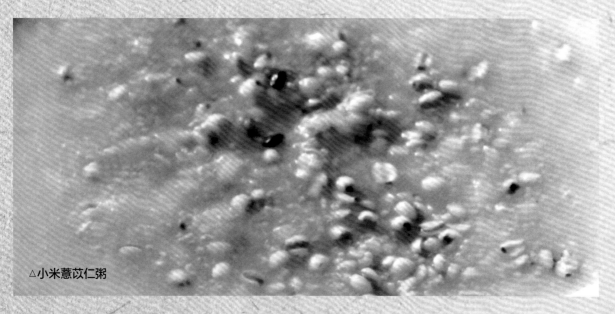

△小米薏苡仁粥

之间尔。故作此劝人每日食粥，勿大笑也。又苏轼帖云：夜饥甚。吴子野劝食白粥，云能推陈致新，利膈益胃。粥既快美，粥后一觉，妙不可言也。此皆著粥之有益如此。诸谷作粥，详见本条。古方有用药物、粳、粟、粱米作粥，治病甚多。今略取其可常食者，集于下方，以备参考云。

赤小豆粥　利小便，消水肿脚气，辟邪疠。

绿豆粥　解热毒，止烦渴。

御米粥　治反胃，利大肠。

薏苡仁粥　除湿热，利肠胃。

莲子粉粥　健脾胃，止泄痢。

芡实粉粥　固精气，明耳目。

菱实粉粥　益肠胃，解内热。

栗子粥　补肾气，益腰脚。

薯蓣粥　补肾精，固肠胃。

芋粥　宽肠胃，令人不饥。

百合粉粥　润肺调中。

萝卜粥　消食利膈。

胡萝卜粥　宽中下气。

马齿苋粥　治痹消肿。

油菜粥　调中下气。

菾菜粥　健胃益脾。

波薐菜粥　和中润燥。

荠菜粥　明目利肝。

芹菜粥　去伏热，利大小肠。

芥菜粥　豁痰辟恶。

葵菜粥　润燥宽肠。

韭菜粥　温中暖下。

葱豉粥　发汗解肌。

茯苓粉粥　清上实下。

松子仁粥　润心肺，调大肠。

酸枣仁粥　治烦热，益胆气。

枸杞子粥　补精血，益肾气。

薤白粥　治老人冷利。

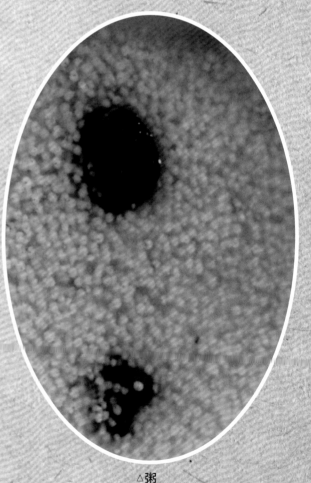

△粥

生姜粥　温中辟恶。

花椒粥　辟瘴御寒。

茴香粥　和胃治疝。

胡椒粥　茱萸粥　辣米粥　并治心腹疼痛。

麻子粥　胡麻粥　郁李仁粥　并润肠治痹。

苏子粥　下气利膈。

竹叶汤粥　止渴清心。

猪肾粥　羊肾粥　鹿肾粥　并补肾虚诸疾。

羊肝粥　鸡肝粥　并补肝虚，明目。

羊汁粥　鸡汁粥　并治劳损。

鸭汁粥　鲤鱼汁粥　并消水肿。

牛乳粥　补虚羸。

酥蜜粥　养心肺。

鹿角胶入粥食，助元阳，治诸虚。

炒面入粥食，止白痢。

烧盐入粥食，止血痢。

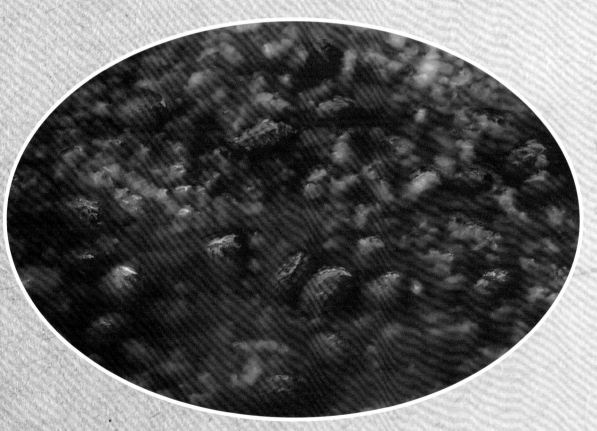

△粥

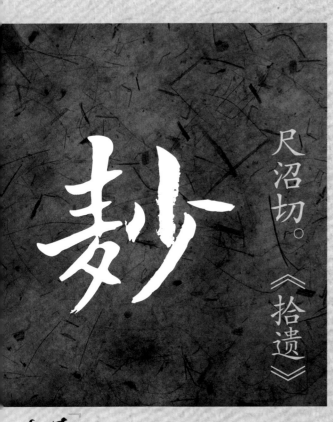

尺沼切。《拾遗》

麨

校正：原附粟下，今分出。

‖释名‖

糗去九切。[时珍曰] 麨以炒成，其臭香。故糗从臭，麨从炒省也。刘熙释名云：糗，齲也。饭而磨之，使齲碎也。

‖集解‖

[恭曰] 麨蒸米、麦熬过，磨作之。[藏器曰] 河东人以麦为之，北人以粟为之，东人以粳米为之，炒干饭磨成也。粗者为干糗粮。

米麦麨

‖气味‖

甘、苦，微寒，无毒。[藏器曰] 酸，寒。

‖主治‖

寒中，除热渴，消石气。苏颂。和水服，解烦热，止泄，实大肠。藏器。炒米汤：止烦渴。时珍。

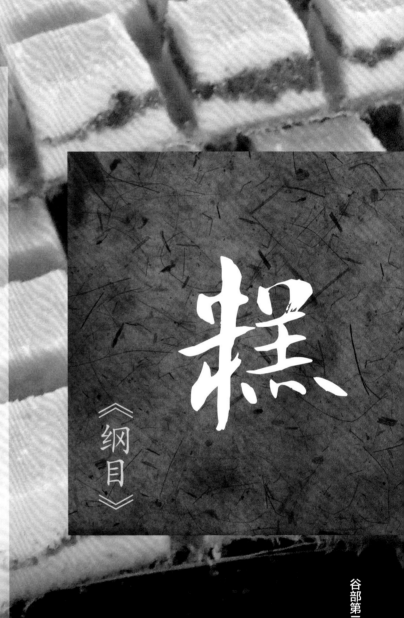

糕

《纲目》

‖释名‖

粢。[时珍曰] 糕以黍、糯合粳米粉蒸成，状如凝膏也。单糯粉作者曰粢。米粉合豆末、糖、蜜蒸成者曰饵。释名云：粢，慈软也。饵，而也，相粘而也。扬雄方言云：饵谓之糕，或谓之粢，或谓之𫗦，音令，或谓之𫗧，音湿。然亦微有分别，不可不知之也。

‖气味‖

甘，温，无毒。粳米糕易消导。粢糕最难克化，损脾成积，小儿尤宜禁之。

‖主治‖

粳糕：养胃厚肠，益气和中。粢糕：益气暖中，缩小便，坚大便，效。时珍。

‖发明‖

晚粳米糕，可代蒸饼，丸脾胃药，取其易化也。糯米粢，可代糯糊，丸丹药，取其相粘也。九日登高米糕，亦可入药。按圣惠方治山瘴疟有糕角饮：九月九日取米糕角阴干半两，寒食饭二百粒，豉一百粒，独蒜一枚，恒山一两，以水二盏，浸一夜，五更煎至一盏，顿服，当下利为度。

‖附方‖

新一。老人泄泻干糕一两，姜汤泡化，代饭。简便方。

△糕

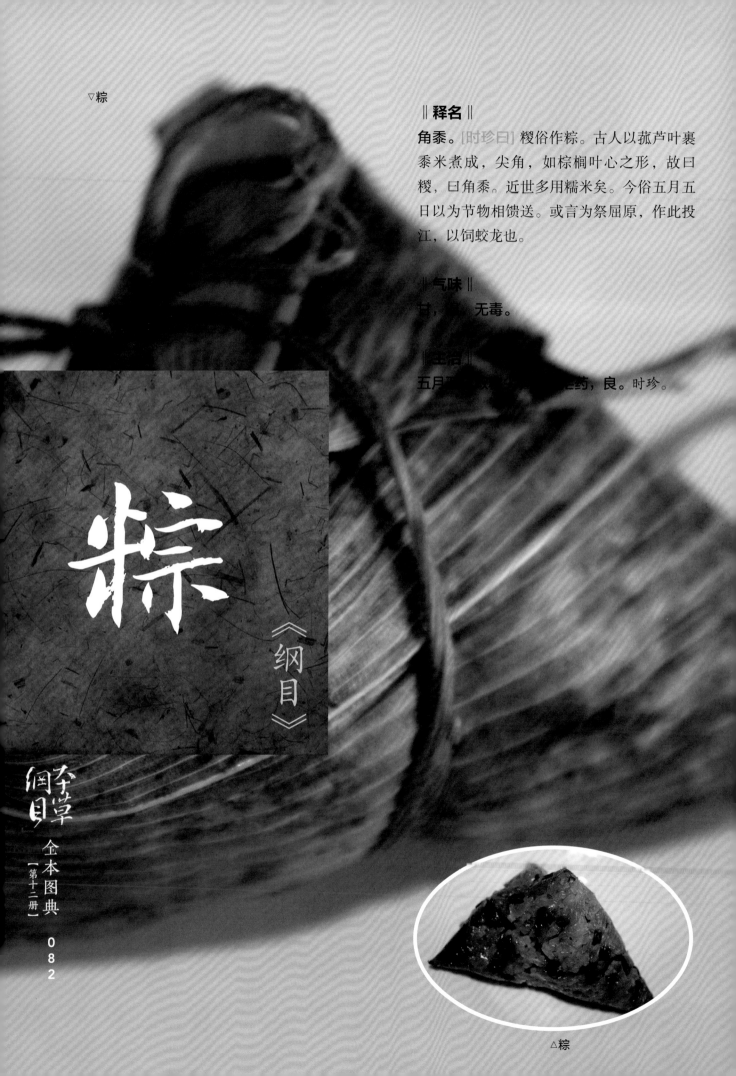

▽粽

粽

《纲目》

‖释名‖

角黍。[时珍曰] 糉俗作粽。古人以菰芦叶裹黍米煮成，尖角，如棕榈叶心之形，故曰糉，曰角黍。近世多用糯米矣。今俗五月五日以为节物相馈送。或言为祭屈原，作此投江，以饲蛟龙也。

‖气味‖

甘，温。无毒。

‖主治‖

五月五日取……白丸约，良。时珍。

本草纲目

全本图典
[第十二册]

082

△粽

‖释名‖

捻头钱乙**环饼**要术**馓**。[时珍曰] 寒具冬春可留数月，及寒食禁烟用之，故名寒具。捻头，捻其头也。环饼，象环钏形也。馓，易消散也。服虔通俗文谓之锡，张揖广雅谓之籽粔，楚辞谓之粔籹，杂字解诂谓之膏环。

‖集解‖

[时珍曰] 钱乙方中有捻头散，葛洪肘后有捻头汤，医书不载。按郑玄注周礼云：寒具，米食也。贾思勰要术云：环饼一名寒具，以水搜，入牛羊脂和作之，入口即碎。林洪清供云：寒具，捻头也。以糯粉和面，麻油煎成，以糖食之。可留月余，宜禁烟用。观此，则寒具即今馓子也。以糯粉和面，入少盐，牵索纽捻成环钏之形，油煎食之。刘禹锡寒具诗云：纤手搓成玉数寻，碧油煎出嫩黄深。夜来春睡无轻重，压扁佳人缠臂金。

‖气味‖

甘、咸，温，无毒。

‖主治‖

利大小便，润肠，温中益气。时珍。

‖附方‖

新二。**钱氏捻头散**治小儿小便不通。用延胡索、苦楝子等分，为末。每服半钱或一钱，以捻头汤食前调下。如无捻头，滴油数点代之。钱氏小儿方。**血痢不止**地榆晒研为末。每服二钱，掺在羊血上，炙热食之，以捻头煎汤送下。或以地榆煮汁，熬如饴状，一服三合，捻头汤化下。

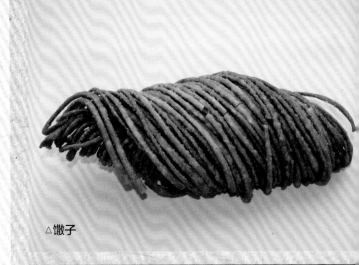

△馓子

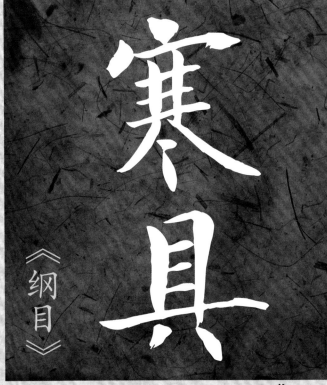

寒具

《纲目》

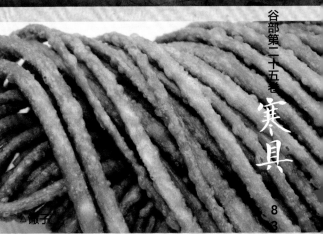

△馓子

谷部第二十五卷 寒具

《大辞典》认为本品为小麦面和以酵糟的加工制成品。

‖ 释名 ‖

[时珍曰] 按刘熙释名云：饼者，并也，溲面使合并也。有蒸饼、汤饼、胡饼、索饼、酥饼之属，皆随形命名也。

‖ 集解 ‖

[时珍曰] 小麦面修治食品甚多，惟蒸饼其来最古，是酵糟发成单面所造，丸药所须，且能治疾，而本草不载，亦一缺也。惟腊月及寒食日蒸之，至皮裂，去皮悬之风干。临时以水浸胀，擂烂滤过，和脾胃及三焦药，甚易消化。且面已过性，不助湿热。其以果菜、油腻诸物为馅者，不堪入药。

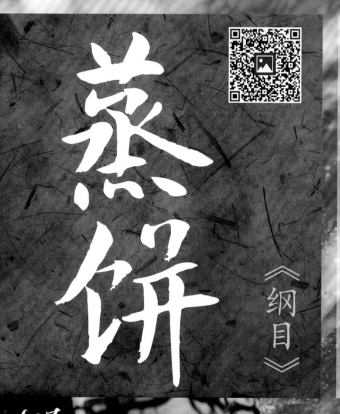

蒸饼 《纲目》

‖ 气味 ‖

甘，平，无毒。

‖ 主治 ‖

消食，养脾胃，温中化滞，益气和血，止汗，利三焦，通水道。时珍。

‖ 发明 ‖

[时珍曰] 按爱竹谈薮云：宋宁宗为郡王时，病淋，日夜凡三百起。国医罔措，或举孙琳治之。琳用蒸饼、大蒜、淡豆豉三物捣丸，今以温水下三十丸。曰：今日进三服，病当减三之一，明日亦然，三日病除。已而果然。赐以千缗。或问其说。琳曰：小儿何缘有淋，只是水道不利，三物皆能通利故尔。若琳者，其可与语医矣。

‖ 附方 ‖

新六。**积年下血**寒食蒸饼、乌龙尾各一两，皂角七挺去皮酥炙，为末，蜜丸。米饮每服二十丸。圣惠方。**下痢赤白**治营卫气虚，风邪袭入肠胃之间，便痢赤白，脐腹疼痛，里急后重，烦渴胀满，不进饮食。用干蒸饼蜜拌炒二两，御米壳蜜炒四两，为末，炼蜜丸芡子大。每服一丸，水一盏，煎化热服。传信适用妙方。**崩中下血**陈年蒸饼，烧存性，米饮服二钱。**盗汗自汗**每夜卧时，带饥吃蒸饼一枚，不过数日即止。医林集要。**一切折伤**寒食蒸饼为末。每服二钱，酒下，甚验。肘后方。**汤火伤灼**馒头饼烧存性，研末，油调涂傅之。肘后方。

△蒸饼

校正：原附小麦下，今分出。

‖释名‖

𪎭子音桓**黄子**。[时珍曰] 此乃女人以完麦罨成黄子，故有诸名。

‖集解‖

[恭曰] 女曲，完小麦为饭，和成罨之，待上黄衣，取晒。

‖气味‖

甘，温，无毒。

‖主治‖

消食下气，止泄痢，下胎，破冷血。苏恭。

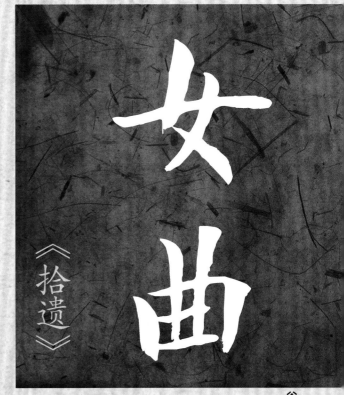

女曲

《拾遗》

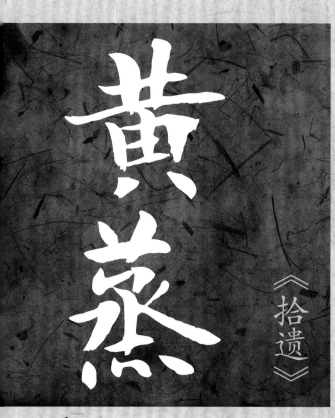

黄蒸 《拾遗》

校正：原附小麦下，今分出。

‖ 释名 ‖
黄衣苏恭麦黄。[时珍曰] 此乃以米、麦粉和罨，待其熏蒸成黄，故有诸名。

‖ 集解 ‖
[恭曰] 黄蒸，磨小麦粉拌水和成饼，麻叶裹，待上黄衣，取晒。[藏器曰] 黄蒸与麸子不殊。北人以小麦，南人以粳米，六七月作之，生绿尘者佳。[时珍曰] 女曲蒸麦饭罨成，黄蒸磨米、麦粉罨成，稍有不同也。

‖ 气味 ‖

‖ 主治 ‖
并同女曲。苏恭。温补，能消诸生物。藏器。温中下气，消食除烦。日华。治食黄、黄汗。时珍。

‖ 附方 ‖
新一。**阴黄疸疾**或黄汗染衣，涕唾皆黄。用好黄蒸二升，每夜以水二升，浸微暖，小铜器中，平旦绞汁半升，极效。必效方。

‖释名‖

酒母。[时珍曰] 麹以米、麦包罨而成，故字从麦、从米、从包省文，会意也。酒非麹不生，故曰酒母。书云：若作酒醴，尔惟麹糵。是矣。刘熙释名云：麹，朽也，郁使生衣败朽也。

‖集解‖

[藏器曰] 麹，六月作者良。入药须陈久者，炒香用。[时珍曰] 麹有麦、面、米造者不一，皆酒醋所须，俱能消导，功不甚远。造大小麦麹法：用大麦米或小麦连皮，井水淘净，晒干。六月六日磨碎，以淘麦水和作块，楮叶包扎，悬风处，七十日可用矣。造面麹法：三伏时，用白面五斤，绿豆五升，以蓼汁煮烂。辣蓼末五两，杏仁泥十两，和踏成饼，楮叶裹悬风处，候生黄收之。造白麹法：用面五斤，糯米粉一斗，水拌微湿，筛过踏饼，楮叶包挂风处，五十日成矣。又米麹法：用糯米粉一斗，自然蓼汁和作圆丸，楮叶包挂风处，七七日晒收。此数十麹皆可入药。其各地有入诸药草及毒药者，皆有毒，惟可造酒，不可入药也。

小麦麹

‖气味‖

甘，温，无毒。[震亨曰] 麸皮麹：凉，入大肠经。

‖主治‖

消谷止痢。别录。平胃气，消食痔，治小儿食痫。苏恭。调中下气，开胃，疗脏腑中风寒。藏器。主霍乱、心膈气、痰逆，除烦，破癥结。孟诜。补虚，去冷气，除肠胃中塞，不下食，令人有颜色。吴瑞。落胎，并下鬼胎。日华。止河鱼之疾。梁简帝劝医文。

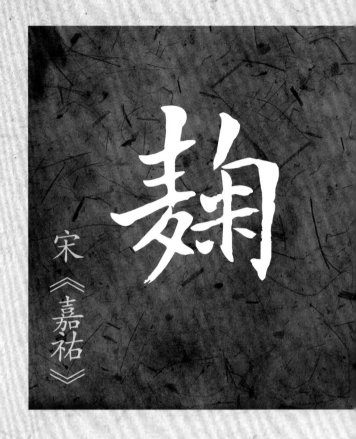

宋《嘉祐》

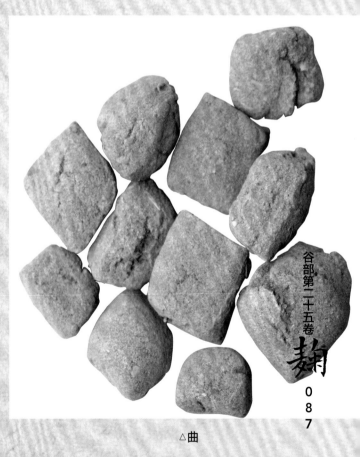

△曲

谷部第二十五卷

麹

大麦麹

‖气味‖

同前。

‖主治‖

消食和中，下生胎，破血。取五升，以水一斗煮三沸，分五服，其子如糜，令母肥盛。时珍。

面麹　米麹

‖气味‖

同前。

‖主治‖

消食积、酒积、糯米积，研末酒服立愈。余功同小麦麹。时珍。出千金。

‖附方‖

旧五，新四。**米谷食积**炒麹末，白汤调服二钱，日三服。**三焦滞气**陈麹炒、莱菔子炒等分。每用三钱，水煎，入麝香少许服。普济。**小腹坚大**如盘，胸满，食不能消化。用麹末，汤服方寸匕，日三。千金。**水痢百起**六月六日麹炒黄、马蔺子等分，为末，米饮服方寸匕。无马蔺子，用牛骨灰代之。普济方。**赤白痢下**水谷不消。以麹熬粟米粥，服方寸匕，日四五服。肘后方。**酒毒便血**麹一块，湿纸包煨，为末。空心米饮服二钱，神效。**伤寒食复**麹一饼，煮汁饮之，良。类要方。**胎动不安**或上抢心，下血者。生麹饼研末，水和绞汁，服三升。肘后。**狐刺尿疮**麹末和独头蒜，杵如麦粒，纳疮孔中，虫出愈。古今录验。

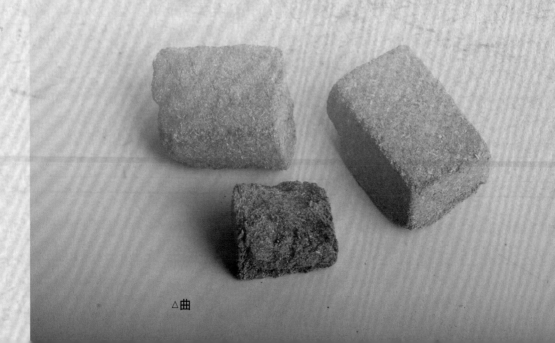

△曲

‖释名、集解‖

[时珍曰]昔人用曲，多是造酒之曲。后医乃造神曲，专以供药，力更胜之。盖取诸神聚会之日造之，故得神名。贾思勰齐民要术虽有造神曲古法，繁琐不便。近时造法，更简易也。叶氏水云录云：五月五日，或六月六日，或三伏日，用白面百斤，青蒿自然汁三升，赤小豆末、杏仁泥各三升，苍耳自然汁、野蓼自然汁各三升，以配白虎、青龙、朱雀、玄武、勾陈、腾蛇六神，用汁和面、豆、杏仁作饼，麻叶或楮叶包罯，如造酱黄法，待生黄衣，晒收之。

‖气味‖

甘、辛，温，无毒。[元素曰]阳中之阳也，入足阳明经。凡用须火炒黄，以助土气。陈久者良。

‖主治‖

化水谷宿食，癥结积滞，健脾暖胃。药性养胃气，治赤白痢。元素。消食下气，除痰逆霍乱，泄痢胀满诸疾，其功与曲同。闪挫腰痛者，煅过淬酒温服有效。妇人产后欲回乳者，炒研，酒服二钱，日二即止，甚验。时珍。

‖发明‖

[时珍曰]按倪维德启微集云：神曲治目病，生用能发其生气，熟用能敛其暴气也。

‖附方‖

旧一，新六。**胃虚不克**神曲半斤，麦芽五升，杏仁一升，各炒为末，炼蜜丸弹子大。每食后嚼化一丸。普济方。**壮脾进食**疗痞满暑泄。曲术丸：用神曲炒，苍术泔制炒，等分为末，糊丸梧子大。每米饮服五十丸。冷者加干姜或吴茱萸。肘后百一方。**健胃思食**消食丸：治脾胃俱虚，不能消化水谷，胸膈痞闷，腹胁膨胀，连年累月，食减嗜卧，口苦无味。神曲六两，麦糵炒三两，干姜炮四两，乌梅肉焙四两，为末，蜜丸梧子大。每米饮服五十丸，日三服。和剂局方。**虚寒反胃**方同上。**暴泄不止**神曲炒二两，茱萸汤泡炒半两，为末，醋糊丸梧子大。每服五十丸，米饮下。百一选方。**产后运绝**神曲炒为末，水服方寸匕。千金方。**食积心痛**陈神曲一块烧红，淬酒二大碗服之。摘玄方。

‖基原‖

据《纲目彩图》《中华本草》《大辞典》等综合分析考证，本品为辣蓼、青蒿、杏仁等药加入面粉或麸皮混和后，经发酵而成的曲剂。《药典》四部收载六神曲药材为辣蓼、青蒿、杏仁等药加入面粉混合后经发酵而成的曲剂。收载广东神曲药材为前胡、甘草、大黄等六十二味药经加工制成的长方形块状物。

神曲

《药性论》

△神曲药材

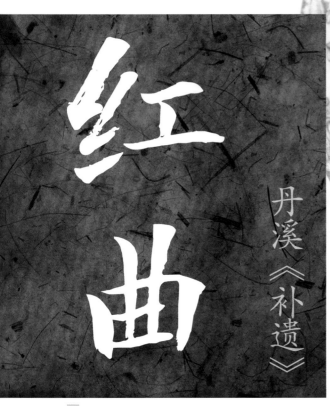

‖ 基原 ‖

据《纲目彩图》《中华本草》《大辞典》等综合分析考证，本品为曲霉科真菌紫色红曲霉 *Monascus purpureus* Went 的菌丝体寄生在粳米上而成的红曲米。主产于长江以南各地，包括江西、浙江、福建、广东、台湾等。《药典》四部收载红曲药材为曲霉科真菌紫色红曲霉的菌丝体及孢子，经人工培养，使菌丝在粳米内部生长，使整个米粒变为红色。

红曲

丹溪《补遗》

‖ 集解 ‖

[时珍曰] 红曲本草不载，法出近世，亦奇术也。其法：白粳米一石五斗，水淘浸一宿，作饭。分作十五处，入曲母三斤，搓揉令匀，并作一处，以帛密覆。热即去帛摊开，觉温急堆起，又密覆。次日日中又作三堆，过一时分作五堆，再一时合作一堆，又过一时分作十五堆，稍温又作一堆，如此数次。第三日，用大桶盛新汲水，以竹箩盛曲作五六分，蘸湿完又作一堆，如前法作一次。第四日，如前又蘸。若曲半沉半浮，再依前法作一次，又蘸。若尽浮则成矣，取出日干收之。其米过心者谓之生黄，入酒及鲊醢中，鲜红可爱。未过心者不甚佳。入药以陈久者良。

‖气味‖

甘，温，无毒。[瑞曰]酿酒则辛热，有小毒，发肠风痔瘘、脚气、哮喘痰嗽诸疾。

‖主治‖

消食活血，健脾燥胃，治赤白痢下水谷。震亨。酿酒，破血行药势，杀山岚瘴气，治打扑伤损。吴瑞。治女人血气痛，及产后恶血不尽，擂酒饮之，良。时珍。

‖发明‖

[时珍曰]人之水谷入于胃，受中焦湿热熏蒸，游溢精气，日化为红，散布脏腑经络，是为营血，此造化自然之微妙也。造红曲者，以白米饭受湿热郁蒸变而为红，即成真色，久亦不渝，此亦人窥造化之巧者也。故红曲有治脾胃营血之功，得同气相求之理。

‖附方‖

湿热泄痢丹溪青六丸：用六一散，加炒红曲五钱，为末，蒸饼和丸梧子大。每服五七十丸，白汤下，日三服。丹溪心法。小儿吐逆频并，不进乳食，手足心热。用红曲年久者三钱，白术麸炒一钱半，甘草炙一钱，为末。每服半钱，煎枣子、米汤下。经济。小儿头疮因伤湿入水成毒，浓汁不止。用红曲嚼罨之，甚效。百一选方。心腹作痛赤曲、香附、乳香等分为末，酒服。活玄方。

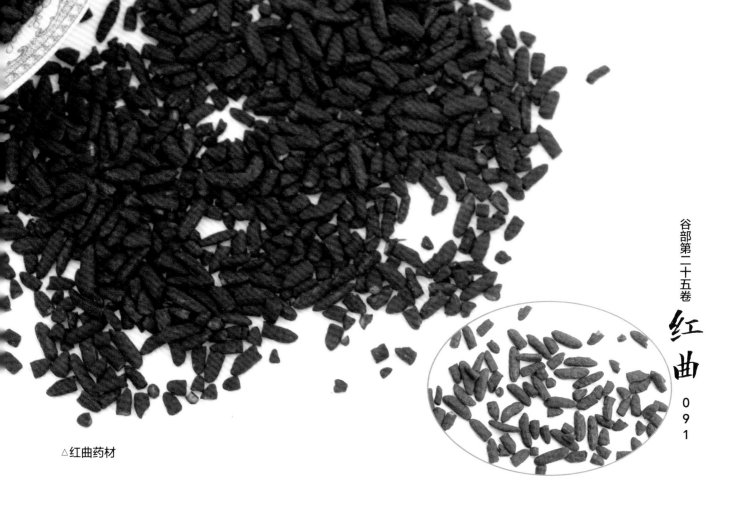

△红曲药材

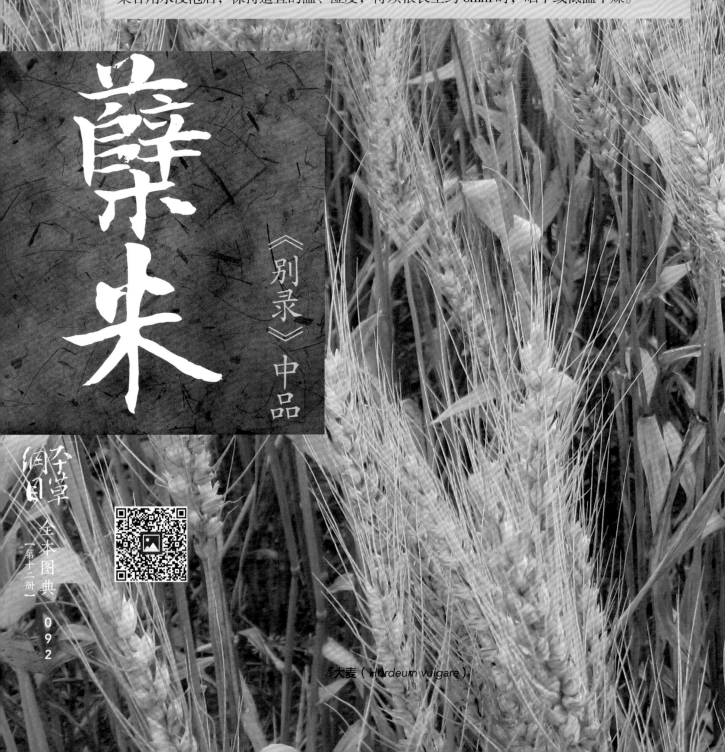

‖ **基原** ‖

　　《药典图鉴》《中药图鉴》《中药志》认为麦芽为禾本科植物大麦 *Hordeum vulgare* L. 的发芽颖果。我国各地普遍栽培。《药典图鉴》《中药志》认为谷芽为禾本科植物粟 *Setaria italica* (L.) Beauv. 的成熟果实经发芽干燥而得。我国北方各地普遍栽培。但《中华本草》认为谷芽以禾本科植物粟、稻 *Oryza sativa* L. 等数种植物的颖果经发芽而成，其中以稻为主。我国南北各地均有水稻的栽培区。《药典》收载麦芽药材为禾本科植物大麦的成熟果实经发芽干燥的炮制加工品；将麦粒用水浸泡后，保持适宜温、湿度，待幼芽长至约 5mm 时，晒干或低温干燥。收载谷芽药材为禾本科植物粟的成熟果实经发芽干燥的炮制加工品；将粟谷用水浸泡后，保持适宜的温、湿度，待须根长至约 6mm 时，晒干或低温干燥。

蘖米

《别录》中品

△ 大麦（*Hordeum vulgare*）

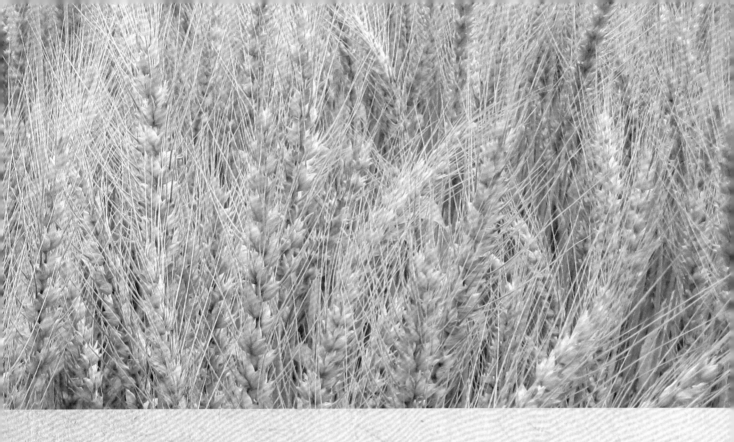

‖释名‖

[弘景曰] 此是以米作蘖，非别米名也。[恭曰] 蘖犹孽也，生不以理之名也。皆当以可生之物生之，取其蘖中之米入药。按食经用稻蘖，稻即秔谷之总名。陶谓以米作蘖，非矣。米岂能更生乎。

‖集解‖

[宗奭曰] 蘖米，粟蘖也。[时珍曰] 别录止云蘖米，不云粟作也。苏恭言凡谷皆可生者，是矣。有粟、黍、谷、麦、豆诸蘖，皆水浸胀，候生芽曝干去须，取其中米，炒研面用。其功皆主消导。今并集于左方。日华子谓蘖米为作醋黄子者，亦误矣。

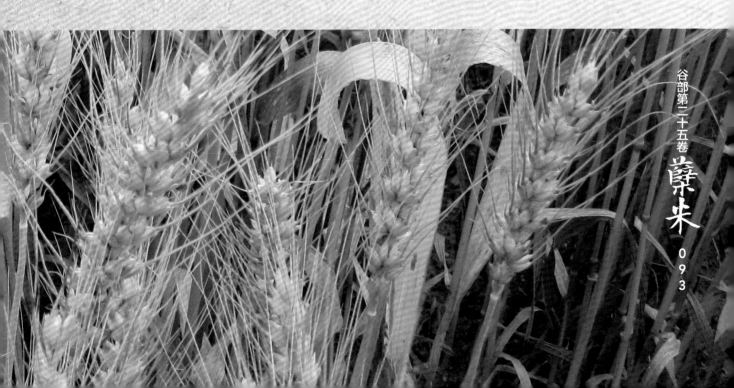

粟蘖一名粟芽

‖气味‖

苦，温，无毒。[宗奭曰] 今谷神散中用之，性温于麦蘖。

‖主治‖

寒中，下气，除热。别录。除烦，消宿食，开胃。日华。为末和脂傅面，令皮肤悦泽。陶弘景。

稻蘖一名谷芽

‖气味‖

甘，温，无毒。

‖主治‖

快脾开胃，下气和中，消食化积。时珍。

‖附方‖

新一。**启脾进食谷神丸**：用谷蘖四两为末，入姜汁、盐少许，和作饼，焙干，入炙甘草、砂仁、白术麸炒各一两，为末。白汤点服之，或丸服。澹寮方。

矿麦蘖一名麦芽

‖气味‖

咸，温，无毒。

‖主治‖

消食和中。别录。破冷气，去心腹胀满。药性。开胃，止霍乱，除烦闷，消痰饮，破癥结，能催生落胎。日华。补脾胃虚，宽肠下气，腹鸣者用之。元素。消化一切米、面、诸果食积。时珍。

‖发明‖

[好古曰] 麦芽、神曲二药，胃气虚人宜服之，以代戊己腐熟水谷。豆蔻、缩砂、乌梅、木瓜、芍药、五味子为之使。[时珍曰] 麦蘖、谷芽、粟蘖，皆能消导米、面、诸果食积。观造饧者用

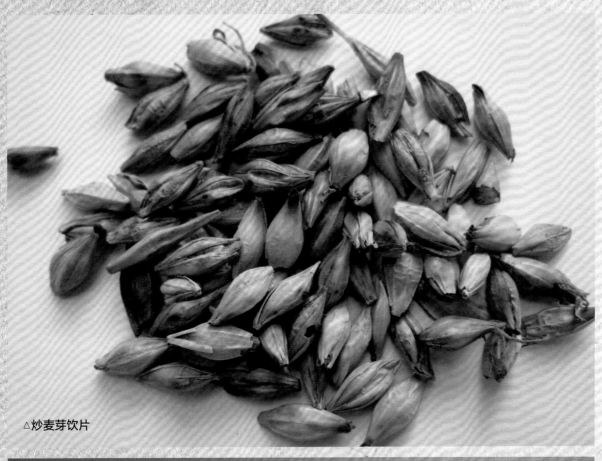

△炒麦芽饮片

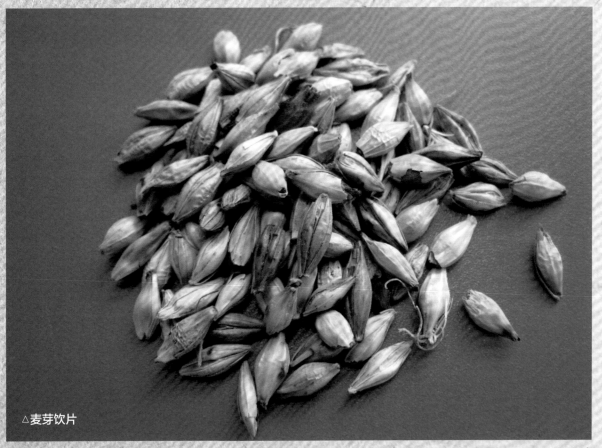

△麦芽饮片

之，可以类推矣。但有积者能消化，无积而久服，则消人元气也，不可不知。若久服者，须同白术诸药兼用，则无害也矣。

‖ 附方 ‖

旧三，新五。**快膈进食**麦蘗四两，神曲二两，白术、橘皮各一两，为末，蒸饼丸梧子大。每人参汤下三五十丸，效。**谷劳嗜卧**饱食便卧，得谷劳病，令人四肢烦重，嘿嘿欲卧，食毕辄甚。用大麦蘗一升，椒一两，并炒，干姜三两，捣末。每服方寸匕，白汤下，日三。肘后。**腹中虚冷**食辄不消，羸瘦弱乏，因生百疾。大麦蘗五升，小麦面半斤，豉五合，杏仁二升，皆熬黄香，捣筛糊丸弹子大。每服一丸，白汤下。肘后方。**产后腹胀**不通，转气急，坐卧不安。以麦蘗一合，为末。和酒服，良久通转，神验。此乃供奉辅太初传与崔郎中方也。李绛兵部手集方。**产后青肿**乃血水积也。干漆、大麦蘗等分，为末。新瓦中铺漆一层，蘗一层，重重令满，盐泥固济，煅赤研末。热酒调服二钱。产后诸疾并宜。妇人经验方。**产后秘塞**五七日不通。不宜妄服药丸。宜用大麦芽炒黄为末，每服三钱，沸汤调下，与粥间服。妇人良方。**妊娠去胎**外台：治妊娠欲去胎。麦蘗一升，蜜一升，服之即下。小品用大麦芽一升，水三升，煮二升，分三服，神效。**产后回乳**产妇无子食乳，乳不消，令人发热恶寒。用大麦蘗二两，炒为末。每服五钱，白汤下，甚良。丹溪纂要方。

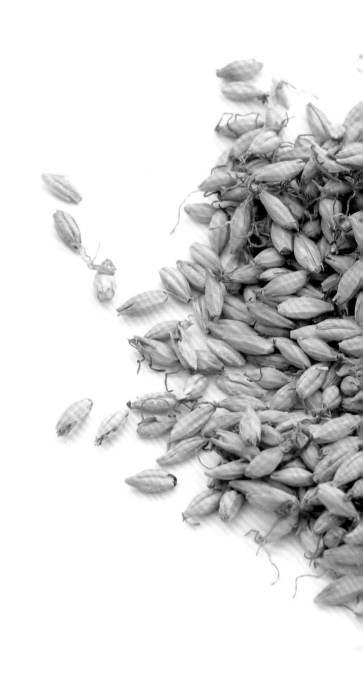

△麦芽药材

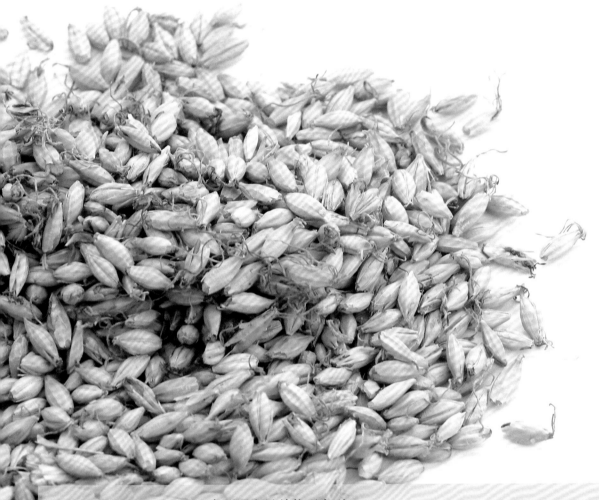

大麦 *Hordeum vulgare* ITS2 条形码主导单倍型序列：

```
1    CGCCAAAACA CGCTCCCAAC CACCCTCTTC GGGAATTGGG ATGCGGCATA TGGTCCCTCG TCCTGCAAGG GGCGGTGGGC
81   CGAAGATCGG GCTGCCGGCG TACCGCGTCG GACACAGCGC ATGGTGGGCG TCCTTGCTTT ATCAATGCAG TGCATCCGAC
161  GCGTAGACGG CATCATGGCC TCGAAACGAC CCATCGAACG AAGTGCACGT CGCTTCGACC G
```

粟 *Setaria italica* ITS2 条形码主导单倍型序列：

```
1    CGCCAAAAGA CACTCCCAAC CCAAACCTGG GGAAGGACGT GGTGTTTGGC TCCCCGTGCT GCAAGGCGCG GTGGGCCGAA
81   GTTTGGGCTG CCGGCATAAC TTGTCGGGCA CCGCACGTGG TGGGCGACAT CTAGTTGTTC TCGGTGCAGT GTCCTGGCAT
161  GCAGCTGGCT TATTGGCCTC AAGGACCCAT ACACGACCGA AGCGTTTAGG CGCTTCGGACC G
```

稻 *Oryza sativa* ITS2 条形码主导单倍型序列：

```
1    CGCCAAAAGA CGCTCCACGC GCACCCCCCT ATCCGGGAGG GCGCGGGGAC GCGGTGTCTG GCCTCCCGTG CCTCGCGCG
81   CGGTGGGCCG AAGCTCGGGC TGCCGGCGAA GCGTGCCGGG CACAGCGCAT GGTGGACAGC TCACGCTGGC TCTAGGCCGC
161  AGTGCACCCC GGCGCGGGGC CGGCGCGATG GCCCCTCAGG ACCCAAACGC ACCGAGAGCG AACGCCTCGG ACCG
```

‖基原‖

据《纲目彩图》《中华本草》《大辞典》等综合分析考证，本品是米、大麦、小麦、粟等粮食经发酵糖化制成。

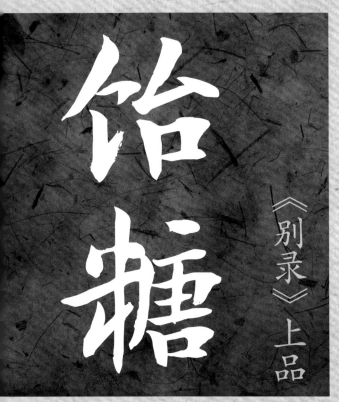

饴糖

《别录》上品

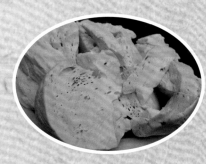

△饴糖药材

‖释名‖

饧音徐盈切。[时珍曰]按刘熙释名云：糖之清者曰饴，形怡怡然也。稠者曰饧，强硬如饧也。如饧而浊者曰铺，方言谓之饤饾，音长皇。楚辞云：粔籹蜜饵用饤饾是也。[嘉谟曰]因色紫类琥珀，方中谓之胶饴，干枯者名饧。

‖集解‖

[弘景曰]方家用饴，乃云胶饴，是湿糖如厚蜜者。其宁结及牵白者饧糖，不入药用。[韩保升曰]饴，即软糖也。北人谓之饧。糯米、粳米、秫粟米、蜀秫米、大麻子、枳椇子、黄精、白术并堪熬造。惟以糯米作者入药，粟米者次之，余但可食耳。[时珍曰]饴饧用麦蘖或谷芽同诸米熬煎而成，古人寒食多食饧，故医方亦收用之。

‖气味‖

甘，大温，无毒。入太阴经。[宗奭曰]多食动脾气。[震亨曰]饴糖属土而成于火，大发湿中之热。寇氏谓其动脾风，言末而遗本矣。[时珍曰]凡中满吐逆、秘结牙蛋、赤目疳病者，切宜忌之，生痰动火最甚。甘属土，肾病毋多食甘，甘伤肾，骨痛而齿落，皆指此类也。

‖主治‖

补虚乏，止渴去血。别录。补虚冷，益气力，止肠鸣咽痛，治唾血，消痰润肺止嗽。思邈。健脾胃，补中，治吐血。打损瘀血者，熬焦酒服，能下恶血。又伤寒大毒嗽，于蔓菁、薤汁中煮一沸，顿服之，良。孟诜。脾弱不思食人少用，能和胃气。亦用和药。寇宗奭。解附子、草乌头毒。时珍。

‖发明‖

[弘景曰] 古方建中汤多用之。糖与酒皆用米蘖，而糖居上品，酒居中品。是糖以和润为优，酒以醺乱为劣也。[成无己曰] 脾欲缓，急食甘以缓之。胶饴之甘以缓中也。[好古曰] 饴乃脾经气分药也。甘能补脾之不足。[时珍曰] 集异记云：刑曹进，河朔健将也。为飞矢中目，拔矢而镞留于中，钳之不动，痛困俟死。忽梦胡僧令以米汁注之必愈。广询于人，无悟者。一日一僧丐食，肖所梦者。叩之。僧云：但以寒食饧点之。如法用之，清凉，顿减酸楚。至夜疮痒，用力一钳而出。旬日而瘥。

‖附方‖

旧二，新九。**老人烦渴** 寒食大麦一升，水七升，煎五升，入赤饧二合，渴即饮之。奉亲书。**蛟龙癥病** 凡人正二月食芹菜，误食蛟龙精者，为蛟龙病，发则似痫，面色青黄。每服寒食饧五合，日三服。吐出蛟龙，有两头可验。吐蛔者勿用。金匮要略。**鱼脐疗疮** 寒食饧涂之，良。干者烧灰。千金方。**瘰疽毒疮** 腊月饴糖，昼夜涂之，数日则愈。千金方。**误吞稻芒** 白饧频食。简便方。**鱼骨鲠咽** 不能出。用饴糖丸鸡子黄大吞之。不下再吞。肘后。**误吞钱钗** 及竹木。取饴糖一斤，渐渐食尽，便出。外台。**箭镞不出** 见发明。**服药过剂** 闷乱者。饴糖食之。千金。**草乌头毒** 及天雄、附子毒。并食饴糖即解。总录。**手足病疮** 炒腊月糖，薄之。千金方。**火烧成疮** 白糖烧灰，粉之即燥，易瘥。小品方。

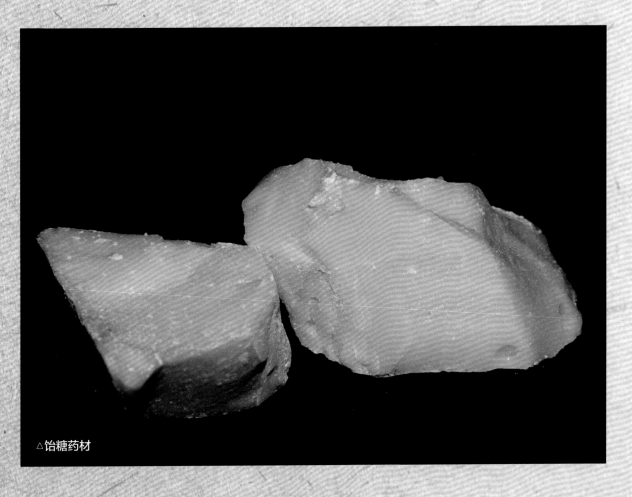

△饴糖药材

《大辞典》《中华本草》等认为本品为用大豆、蚕豆、面粉等作原料，经蒸罨发酵，并加入盐水制成的糊状食品。

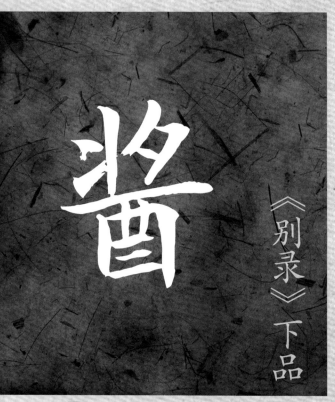

酱 《别录》下品

‖ 释名 ‖

[时珍曰] 按刘熙释名云：酱者，将也。能制食物之毒，如将之平暴恶也。

‖ 集解 ‖

[时珍曰] 面酱有大麦、小麦、甜酱、麸酱之属，豆酱有大豆、小豆、豌豆及豆油之属。豆油法：用大豆三斗，水煮糜，以面二十四斤，拌罨成黄。每十斤，入盐八斤，井水四十斤，搅晒成油收取之。大豆酱法：用豆炒磨成粉，一斗入面三斗和匀，切片罨黄，晒之。每十斤入盐五斤，井水淹过，晒成收之。小豆酱法：用豆磨净，和面罨黄，次年再磨。每十斤入盐五斤，以腊水淹过，晒成收之。豌豆酱法：用豆水浸，蒸软晒干去皮。每一斗入小麦一斗，磨面和切，蒸过盦黄，晒干。每十斤入盐五升，水二十斤，晒成收之。麸酱法：用小麦麸蒸熟罨黄，晒干磨碎。每十斤入盐三斤，熟汤二十斤，晒成收之。甜面酱：用小麦面和剂，切片蒸熟，盦黄晒簸。每十斤入盐三斤，熟水二十斤，晒成收之。小麦面酱：用生面水和，布包踏饼，罨黄晒松。每十斤入盐五斤，水二十斤，晒成收之。大麦酱用黑豆一斗炒熟，水浸半日，同煮烂，以大麦面二十斤拌匀，筛下面，用煮豆汁和剂，切片蒸熟，罨黄晒捣。每一斗入盐二斤，井水八斤，晒成黑甜而汁清。又有麻滓酱：用麻枯饼捣蒸，以面和匀罨黄如常，用盐水晒成，色味甘美也。

‖ 气味 ‖

咸，冷利，无毒。[时珍曰] 面酱：咸。豆酱、甜酱、豆油、大麦酱、麸酱：皆咸、甘。[诜曰] 多食发小儿无辜，生痰动气。妊娠合雀肉食之，令儿面黑。[颂曰] 麦酱和鲤鱼食，生口疮。

‖ 主治 ‖

除热，止烦满，杀百药及热汤火毒。别录。杀一切鱼、肉、菜蔬、蕈毒，并治蛇、虫、蜂、虿等毒。日华。酱汁灌入下部，治大便不通。灌耳中，治飞蛾、虫、蚁入耳。涂猘犬咬及汤、火伤灼未成疮者，有效。又中砒毒，调水服即解。出时珍方。

‖ 发明 ‖

[弘景曰]酱多以豆作，纯麦者少。入药当以豆酱，陈久者弥好也。又有鱼酱、肉酱，皆呼为醢，不入药用。[诜曰]小麦酱杀药力，不如豆酱。又有獐、鹿、兔、雉及鳢鱼酱，皆不可久食也。[宗奭曰]圣人不得酱不食，意欲五味和，五脏悦而受之，此亦安乐之一端也。[时珍曰]不得酱不食，亦兼取其杀饮食百药之毒也。

‖ 附方 ‖

旧六。**手指掣痛**酱清和蜜，温热浸之，愈乃止。千金方。**疬疡风驳**酱清和石硫黄细末，日日揩之。外台秘要。**妊娠下血**豆酱二升，去汁取豆，炒研。酒服方寸匕，日三。古今录验。**妊娠尿血**豆酱一大盏熬干，生地黄二两，为末。每服一钱，米饮下。普济方。**浸淫疮癣**酱瓣和人尿，涂之。千金翼。**解轻粉毒**服轻粉口破者。以三年陈酱化水，频漱之。濒湖集简方。

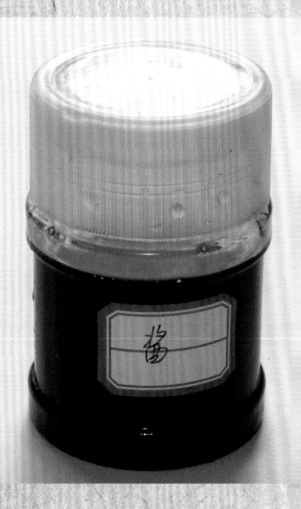

▷ 酱

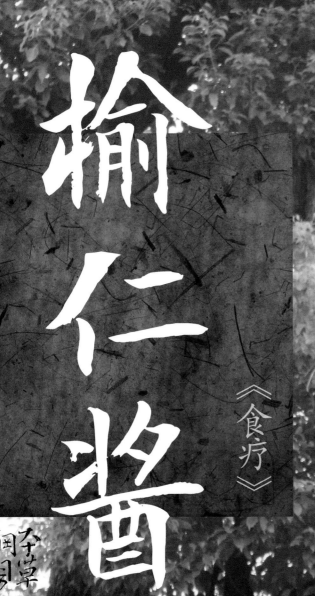

榆仁酱

《食疗》

校正：原附酱下，今分出。

‖ 集解 ‖

造法：取榆仁水浸一伏时，袋盛，揉洗去涎，以蓼汁拌晒，如此七次，同发过面曲，如造酱法下盐晒之。每一升，曲四斤，盐一斤，水五斤。崔寔月令谓之酱酴，是也。音牟偷。

‖ 气味 ‖

辛美，温，无毒。

‖ 主治 ‖

利大小便、心腹恶气，杀诸虫。不宜多食。

孟诜。

△榆树

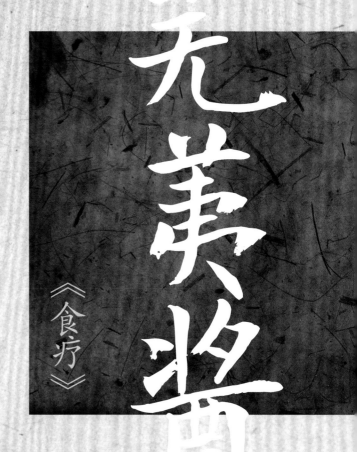

芜荑酱

《食疗》

‖基原‖

据《汇编》《大辞典》《中华本草》等综合分析考证，本品为榆科植物大果榆 *Ulmus macrocarpa* Hance 的果实与面曲等加工制成的酱。芜荑指大果榆果实的加工品，大果榆分布于东北、华北及甘肃、陕西、青海、江苏、河南等地。

校正：原附酱下，今分出。

‖集解‖

[时珍曰] 造法与榆仁酱同。

‖气味‖

辛美微臭，温，无毒。多食落发。

‖主治‖

杀三虫，功力强于榆仁酱。孟诜。

‖发明‖

[张从正曰] 北人亦多食乳酪酥脯甘美之物，皆生虫之萌也。而不生虫者，盖食中多胡荽、芜荑、卤汁，杀九虫之物也。

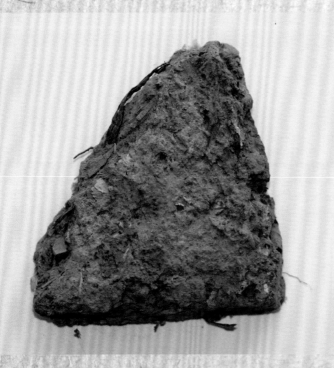

▷芜荑

‖ 释名 ‖

酢音醋醯音兮苦酒。[弘景曰] 醋酒为用，无所不入，愈久愈良，亦谓之醯。以有苦味，俗呼苦酒。丹家又加余物，谓为华池左味。[时珍曰] 刘熙释名云：醋，措也。能措置食毒也。古方多用酢字也。

‖ 集解 ‖

[恭曰] 醋有数种：有米醋、麦醋、曲醋、糠醋、糟醋、饧醋、桃醋、葡萄、大枣、蘡薁等诸杂果醋，会意者亦极酸烈。惟米醋二三年者入药。余止可啖，不可入药也。[诜曰] 北人多为糟醋，江河人多为米醋，小麦醋不及。糟醋为多妨忌也。大麦醋良。[藏器曰] 苏言葡萄、大枣诸果堪作醋，缘渠是荆楚人，土地俭啬，果败则以酿酒也。糟醋犹不入药，况于果乎？[时珍曰]
米醋：三伏时用仓米一斗，淘净蒸饭，摊冷盦黄，晒簸，水淋净。别以仓米二斗蒸饭，和匀入瓮，以水淹过，密封暖处，三七日成矣。糯米醋：秋社日，用糯米一斗淘蒸，用六月六日造成

‖ 基原 ‖

据《纲目彩图》《中华本草》《大辞典》等综合分析考证，本品是以米麦、高粱等谷物为主要原料酿制而成的含有乙酸的液体。

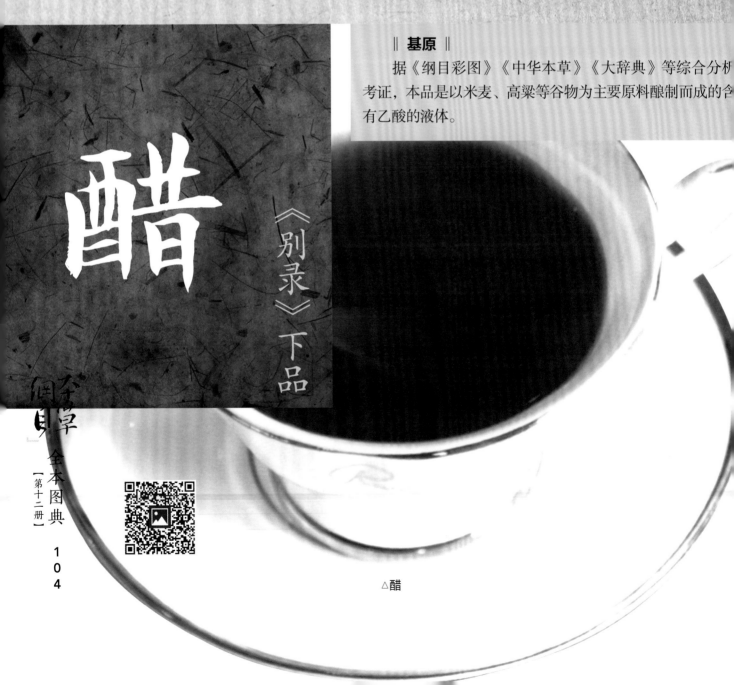

醋

《别录》下品

△醋

小麦大曲和匀，用水二斗，入瓮封酿，三七日成矣。粟米醋：用陈粟米一斗，淘浸七日，再蒸淘熟，入瓮密封，日夕搅之，七日成矣。小麦醋：用小麦水浸三日，蒸熟盦黄，入瓮水淹，七七日成矣。大麦醋：用大麦米一斗，水浸蒸饭，盦黄晒干，水淋过，再以麦饭二斗和匀，入水封闭，三七日成矣。饧醋：用饧一斤，水三升煎化，入白曲末二两，瓶封晒成。其余糟、糠等醋，皆不入药，不能尽纪也。

米醋

‖气味‖

酸、苦，温，无毒。[诜曰] 大麦醋：微寒。余醋并同。[弘景曰] 多食损人肌脏。[藏器曰] 多食损筋骨，亦损胃。不益男子，损人颜色。醋发诸药，不可同食。[时珍曰] 酸属木，脾病毋多食酸。酸伤脾，肉胝而唇揭。服茯苓、丹参人，不可食醋。镜源曰：米醋煮制四黄、丹砂、胆矾、常山诸药也。

‖主治‖

消痈肿，散水气，杀邪毒。别录。理诸药，消毒。扁鹊。治产后血运，除癥块坚积，消食，杀恶毒，破结气、心中酸水痰饮。藏器。下气除烦，治妇人心痛血气，并产后及伤损金疮出血昏

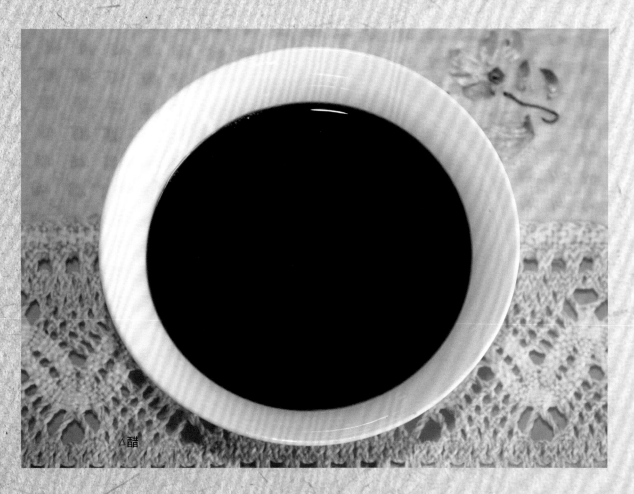

△醋

运，杀一切鱼、肉、菜毒。日华。醋磨青木香，止卒心痛、血气痛。浸黄檗含之，治口疮。调大黄末，涂肿毒。煎生大黄服，治疟癖甚良。孟诜。散瘀血，治黄疸、黄汗。[好古曰]张仲景治黄汗，有黄芪芍药桂枝苦酒汤；治黄疸，有麻黄醇酒汤，用苦酒、清酒。方见金匮要略。

‖发明‖

[宗奭曰]米醋比诸醋最酽，入药多用之，谷气全也，故胜糟醋。产妇房中，常以火炭沃醋气为佳，酸益血也。以磨雄黄，涂蜂虿毒，亦取其收而不散之义。今人食酸则齿软，谓其水生木，水气弱，木气强故如是。造靴皮者，须得醋而纹皱，故知其性收敛，不负酸收之意。[时珍曰]按孙光宪北梦琐言云：一婢抱儿落炭火上烧灼，以醋泥傅之，旋愈无痕。又一少年，眼中常见一镜。赵卿谓之曰：来晨以鱼鲙奉候。及期延至，从容久之。少年饥甚，见台上一瓯芥醋，旋旋啜之，遂觉胸中豁然，眼花不见。卿云：君吃鱼鲙太多，鱼畏芥醋，故权诳而愈其疾也。观此二事，可证别录治痈肿、杀邪毒之验也。大抵醋治诸疮肿积块，心腹疼痛，痰水血病，杀鱼、肉、菜及诸虫毒气，无非取其酸收之义，而又有散瘀解毒之功。李鹏飞云：醋能少饮，辟寒胜酒。王戬自幼不食醋，年逾八十，犹能传神也。

‖附方‖

旧二十，新十三。**身体卒肿**醋和蚯蚓屎傅之。千金。**白虎风毒**以三年酽醋五升，煎五沸，切葱白三升，煎一沸漉出，以布染乘热裹之，痛止乃已。外台秘要。**霍乱吐利**盐、醋煎服甚良。如宜方。**霍乱烦胀**未得吐下。以好苦酒三升饮之。千金方。**足上转筋**以故绵浸醋中，甑蒸热裹之，冷即易，勿停，取瘥止。外台。**出汗不滴**瘦却腰脚，并耳聋者。米醋浸荆三棱，夏四日，冬六日，为末。醋汤调下二钱，即瘥。经验后方。**腋下胡臭**三年酽醋和石灰傅之。外台。**瘑癣风病**酢和硫黄末傅之。外台秘要。**痈疽不溃**苦酒和雀屎如小豆大，傅疮头上，即穿也。肘后方。**舌肿不消**以酢和釜底墨，厚傅舌之上下，脱则更傅，须臾即消。千金方。**木舌肿强**糟醋时时含漱。普济方。**牙齿疼痛**米醋，煮枸杞白皮一升，取半升，含漱即瘥。肘后方。**鼻中出血**酢和胡粉半枣许服。又法：用醋和土，涂阴囊，干即易。千金方。**塞耳治聋**以醇酢微火炙附子，削尖塞之。千金方。**面皯雀卵**苦酒渍术常常拭之。肘后方。**中砒石毒**饮酽醋，得吐即愈。不可饮水。广记。**服硫发痈**酢和豉研膏傅之，燥则易。千金方。**食鸡子毒**饮醋少许即消。广记。**浑身虱出**方见石部食盐。**毒蜂伤螫**清醋急饮一二碗，令毒气不散，然后用药。济急方。**蝎刺螫人**酢磨附子汁傅之。医学心镜。**蜈蚣咬毒**醋磨生铁傅之。箧中方。**蜘蛛咬毒**同上方。**蠼螋尿疮**以醋和胡粉傅之。千金方。**诸虫入耳**凡百节、蚰蜒、蚁入耳，以苦酒注入，起行即出。钱相公箧中方。**汤火伤灼**即以酸醋淋洗，并以醋泥涂之甚妙，亦无瘢痕也。**狼烟入口**以醋少许饮之。秘方。**足上冻疮**以醋洗足，研藕傅之。**胎死不下**月未足者。大豆煮醋服三升，立便分解。未下再服。子母秘录。**胞衣不下**腹满则杀人。以水入醋少许，噀面，神效。圣惠方。**鬼击卒死**吹醋少许入鼻中。千金。**乳痈坚硬**以罐盛醋，烧热石投之二次，温溃之。冷则更烧石投之，不过三次即愈。千金。**疔肿初起**用面围住，以针乱刺疮上。铜器煎醋沸，倾入围中，令容一盏。冷即易，三度根即出也。

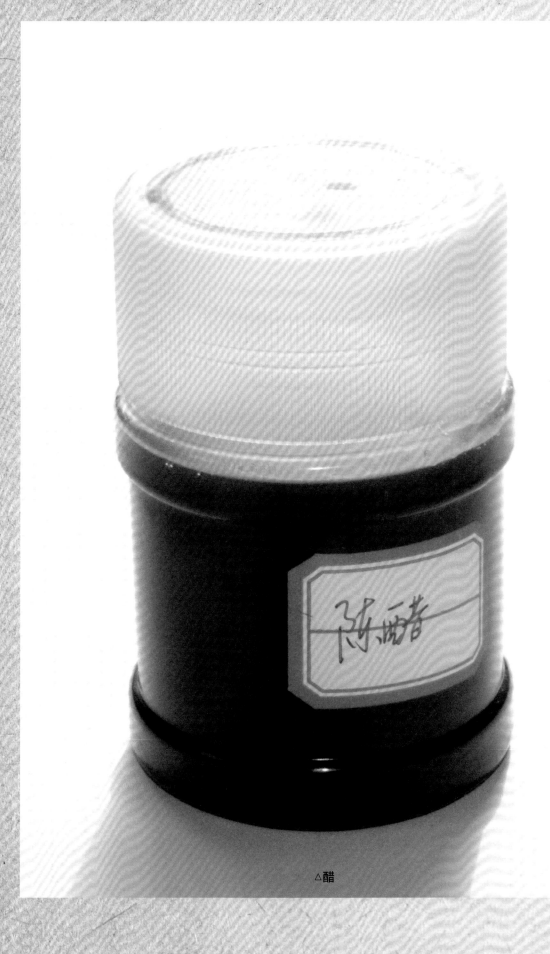

△醋

‖ 基原 ‖

据《纲目彩图》《中华本草》《大辞典》等综合分析考证，本品是以米等谷物为主要原料酿制而成的饮料。

校正：拾遗糟笋酒、社酒，今并为一。

‖ 释名 ‖

[时珍曰] 按许氏说文云：酒，就也。所以就人之善恶也。一说：酒字篆文，象酒在卣中之状。饮膳标题云：酒之清者曰酿，浊者曰盎；厚曰醇，薄曰醨；重酿曰酎，一宿曰醴；美曰醑，未榨曰醅；红曰醍，绿曰醽，白曰醝。

‖ 集解 ‖

[恭曰] 酒有秫、黍、粳、糯、粟、曲、蜜、葡萄等色。凡作酒醴须曲，而葡萄、蜜等酒独不用曲。诸酒醇醨不同，惟米酒入药用。[藏器曰] 凡好酒欲熟时，皆能候风潮而转，此是合阴阳也。[诜曰] 酒有紫酒、姜酒、桑椹酒、葱豉酒、葡萄酒、蜜酒，及地黄、牛膝、虎骨、牛蒡、大豆、枸杞、通草、仙灵脾、狗肉等，皆可和酿作酒，俱各有方。[宗奭曰] 战国策云：帝女仪狄造酒，进之于禹。说文云，少康造酒，即杜康也。然本草已著酒名，素问亦有酒浆，则酒自黄帝始，非仪狄矣。古方用酒，有醇酒、春酒、白酒、清酒、美酒、糟下酒、粳酒、秫黍酒、葡萄酒、地黄酒、蜜酒、有灰酒、新熟无灰

酒 《别录》中品

△白酒

酒、社坛余胙酒。今人所用，有糯酒、煮酒、小豆曲酒、香药曲酒、鹿头酒、羔儿等酒。江浙、湖南北又以糯粉入众药，和为曲，曰饼子酒。至于官务中，亦有四夷酒，中国不可取以为法。今医家所用，正宜斟酌。但饮家惟取其味，不顾入药何如尔，然久之未见不作疾者。盖此物损益兼行，可不慎欤？汉赐丞相上尊酒，糯为上，稷为中，粟为下。今入药佐使，专用糯米，以清水白面曲所造为正。古人造曲未见入诸药，所以功力和厚，皆胜余酒。今人又以蘖造者，盖止是醴，非酒也。书云：若作酒醴，尔惟曲蘖。酒则用曲，醴则用蘖，气味甚相辽，治疗岂不殊也。[颖曰] 入药用东阳酒最佳，其酒自古擅名。事林广记所载酿法，其曲亦用药。今则绝无，惟用麸面、蓼汁拌造，假其辛辣之力，蓼亦解毒，清香远达，色复金黄，饮之至醉，不头痛，不口干，不作泻。其水秤之重于他水，邻邑所造俱不然，皆水土之美也。处州金盆露，水和姜汁造曲，以浮饭造酿，醇美可尚，而色香劣于东阳，以其水不及也。江西麻姑酒，以泉得名，而曲有群药。金陵瓶酒，曲米无嫌，而水有碱，且用灰，味太甘，多能聚痰。山东秋露白，色纯味烈。苏州小瓶酒，曲有葱及红豆、川乌之类，饮之头痛口渴。淮南绿豆酒，曲有绿豆，能解毒，然亦有灰不美。[时珍曰] 东阳酒即金华酒，古兰陵也，李太白诗所谓"兰陵美酒郁金香"即此，常饮入药俱良。山西襄陵酒、蓟州薏苡酒皆清烈，但曲中亦有药物。黄酒有灰。秦、蜀有咂嘛酒，用稻、麦、黍、秫、药曲，小罂封酿而成，以筒吸饮。谷气既杂，酒不清美，并不可入药。

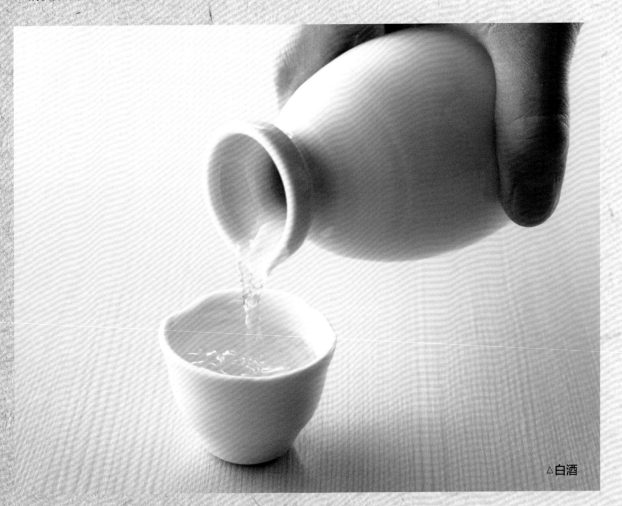

△白酒

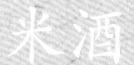

米酒

‖气味‖

苦、甘、辛，大热，有毒。[诜曰]久饮伤神损寿，软筋骨，动气痢。醉卧当风，则成癜风。醉浴冷水成痛痹。服丹砂人饮之，头痛吐热。[士良曰]凡服丹砂、北庭、石亭脂、钟乳、诸石、生姜，并不可长用酒下，能引石药气入四肢，滞血化为痈疽。[藏器曰]凡酒忌诸甜物。酒浆照人无影，不可饮。祭酒自耗，不可饮。酒合乳饮，令人气结。同牛肉食，令人生虫。酒后卧黍穰，食猪肉，患大风。[时珍曰]酒后食芥及辣物，缓人筋骨。酒后饮茶，伤肾脏，腰脚重坠，膀胱冷痛，兼患痰饮水肿、消渴挛痛之疾。一切毒药，因酒得者难治。又酒得咸而解者，水制火也，酒性上而咸润下也。又畏枳椇、葛花、赤豆花、绿豆粉者，寒胜热也。

‖主治‖

行药势，杀百邪恶毒气。别录。通血脉，厚肠胃，润皮肤，散湿气，消忧发怒，宣言畅意。藏器。养脾气，扶肝，除风下气。孟诜。解马肉、桐油毒，丹石发动诸病，热饮之甚良。时珍。

糟底酒三年腊糟下取之。开胃下食，暖水脏，温肠胃，消宿食，御风寒，杀一切蔬菜毒。日华。止呕哕，摩风瘙、腰膝疼痛。孙思邈。

老酒腊月酿造者，可经数十年不坏。和血养气，暖胃辟寒，发痰动火。时珍。

春酒清明酿造者，亦可经久。常服令人肥白。孟诜。蠼螋尿疮，饮之至醉，须臾虫出如米也。

△米酒

李绛兵部手集。

社坛余胙酒拾遗 治小儿语迟，纳口中佳。又以喷屋四角，辟蚊子。藏器。饮之治聋。[时珍曰] 按海录碎事云：俗传社酒治聋，故李涛有"社翁今日没心情，为寄治聋酒一瓶"之句。

糟笋节中酒

‖气味‖
咸，平，无毒。

‖主治‖
饮之，主哕气呕逆，或加小儿乳及牛乳同服。又摩疬疡风。藏器。

东阳酒

‖气味‖
甘、辛，无毒。

‖主治‖
用制诸药良。

‖发明‖
[弘景曰] 大寒凝海，惟酒不冰，明其性热，独冠群物。药家多用以行其势，人饮多则体弊神昏，是其有毒故也。博物志云：王肃、张衡、马均三人，冒雾晨行。一人饮酒，一人饱食，一人空腹。空腹者死，饱食者病，饮酒者健。此酒势辟恶，胜于作食之效也。[好古曰] 酒能引诸经不止，与附子相同。味之辛者能散，苦者能下，甘者能居中而缓。用为导引，可以通行一身之表，至极高分。味淡者则利小便而速下也。古人惟以麦造曲酿黍，已为辛热有毒。今之酝者加以乌头、巴豆、砒霜、姜、桂、石灰、灶灰之类大毒大热之

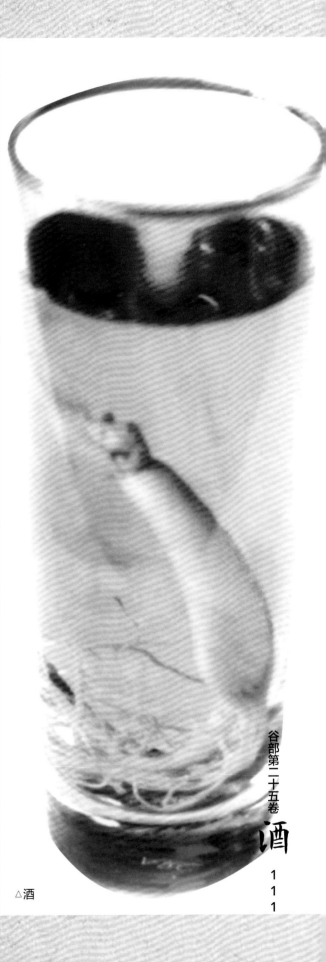
△酒

药，以增其气味。岂不伤冲和，损精神，涸荣卫，竭天癸，而夭夫人寿耶？[震亨曰] 本草止言酒热而有毒，不言其湿中发热，近于相火，醉后振寒战栗可见矣。又性喜升，气必随之，痰郁于上，溺涩于下，恣饮寒凉，其热内郁，肺气大伤。其始也病浅，或呕吐，或自汗，或疮疥，或鼻齄，或泄利，或心脾痛，尚可散而去之。其久也病深，或消渴，或内疽，或肺痿，或鼓胀，或失明，或哮喘，或劳瘵，或癫痫，或痔漏，为难名之病，非具眼未易处也。夫醇酒性大热，饮者适口，不自觉也。理宜冷饮，有三益焉。过于肺，入于胃，然后微温。肺得温中之意，可以补气。次得寒中之温，可以养胃。冷酒行迟，传化以渐，人不得恣饮也。今则不然，图取快喉舌焉尔。[颖曰] 人知戒早饮，而不知夜饮更甚。既醉既饱，睡而就枕，热拥伤心伤目。夜气收敛，酒以发之，乱其清明，劳其脾胃，停湿生疮，动火助欲，因而致病者多矣。朱子云：以醉为节可也。[机曰] 按扁鹊云：过饮腐肠烂胃，溃髓蒸筋，伤神损寿。昔有客访周顗，出美酒二石。顗饮一石二斗，客饮八斗。次明，顗无所苦，客已胁穿而死矣。岂非犯扁鹊之戒乎？[时珍曰] 酒，天之美禄也。面曲之酒，少饮则和血行气，壮神御寒，消愁遣兴；痛饮则伤神耗血，损胃亡精，生痰动火。邵尧夫诗云：美酒饮教微醉后。此得饮酒之妙，所谓醉中趣、壶中天者也。若夫沉湎无度，醉以为常者，轻则致疾败行，甚则丧邦亡家而陨躯命，其害可胜言哉？此大禹所以疏仪狄，周公所以著酒诰，为世范戒也。

‖附方‖

旧十一，新六。**惊怖卒死**温酒灌之即醒。**鬼击诸病**卒然着人，如刀刺状，胸胁腹内切痛，不可抑按，或吐血、鼻血、下血，一名鬼排。以醇酒吹两鼻内，良。肘后。**马气入疮**或马汗、马毛入疮，皆致肿痛烦热，入腹则杀人。多饮醇酒，至醉即愈，妙。肘后方。**虎伤人疮**但饮酒，常令大醉，当吐毛出。梅师。**蛇咬成疮**暖酒淋洗疮上，日三次。广利方。**蜘蛛疮毒**同上方。**毒蜂螫人**方同上。**咽伤声破**酒一合，酥一匕，干姜末二匕，和服，日二次。十便良方。**卅年耳聋**酒三升，渍牡荆子一升，七日去滓，任性饮之。千金方。**天行余毒**手足肿痛欲断。作坑深三尺，烧热灌酒，着屐踞坑上，以衣壅之，勿令泄气。类要方。**下部痔䘌**掘地作小坑，烧赤，以酒沃之，纳吴茱萸在内坐之。不过三度良。外台。**产后血闷**清酒一升，和生地黄汁煎服。梅师。**身面疣目**盗酸酒浮。洗而咒之曰：疣疣，不知羞。酸酒浮，洗你头。急急如律令。咒七遍，自愈。外台。**断酒不饮**酒七升，朱砂半两，瓶浸紧封，安猪圈内，任猪摇动，七日取出，顿饮。又方：正月一日酒五升，淋碓头杵下，取饮之。千金方。**丈夫脚冷**不随，不能行者。用淳酒三斗，水三斗，入瓮，灰火温之，渍脚至膝。常着灰火，勿令冷，三日止。千金方。**海水伤裂**凡人为海水咸物所伤，及风吹裂，痛不可忍。用蜜半斤，水酒三十斤，防风、当归、羌活、荆芥各二两为末，煎汤浴之。一夕即愈。使琉球录。

‖附诸药酒方‖

[时珍曰] 本草及诸书，并有治病酿酒诸方。今辑其简要者，以备参考。药品多者，不能尽录。**愈疟酒** 治诸疟疾，频频温饮之。四月八日，水一石，曲一斤为末，俱酘水中。待酢煎之，一石取七斗。待冷，入曲四斤。一宿，上生白沫起。炊秫一石冷酘，三日酒成。贾思勰齐民

要术。

屠苏酒 陈延之小品方云：此华佗方也。元旦饮之，辟疫疠一切不正之气。造法：用赤木桂心七钱五分，防风一两，菝葜五钱，蜀椒、桔梗、大黄五钱七分，乌头二钱五分，赤小豆十四枚，以三角绛囊盛之，除夜悬井底，元旦取出置酒中，煎数沸。举家东向，从少至长，次第饮之。药滓还投井中，岁饮此水，一世无病。[时珍曰] 苏魅，鬼名。此药屠割鬼爽，故名。或云，草庵名也。

逡巡酒 补虚益气，去一切风痹湿气。久服益寿耐老，好颜色。造法：三月三日收桃花三两三钱，五月五日收马蔺花五两五钱，六月六日收脂麻花六两六钱，九月九日收黄甘菊花九两九钱，阴干。十二月八日取腊水三斗。待春分，取桃仁四十九枚好者，去皮尖，白面十斤正，同前花和作曲，纸包四十九日。用时，白水一瓶，曲一丸，面一块，封良久成矣。如淡，再加一丸。

五加皮酒 去一切风湿痿痹，壮筋骨，填精髓。用五加皮洗刮去骨煎汁，和曲、米酿成，饮之。或切碎袋盛，浸酒煮饮。或加当归、牛膝、地榆诸药。

白杨皮酒 治风毒脚气，腹中痰癖如石。以白杨皮切片，浸酒起饮。

女贞皮酒 治风虚，补腰膝。女贞皮切片，浸酒煮饮之。

仙灵脾酒 治偏风不遂，强筋坚骨。仙灵脾一斤，袋盛，浸无灰酒二斗，密封三日，饮之。圣惠方。

薏苡仁酒 去风湿，强筋骨，健脾胃。用绝好薏苡仁粉，同曲、米酿酒，或袋盛煮酒饮。

天门冬酒 润五脏，和血脉。久服除五劳七伤，癫痫恶疾。常令酒气相接，勿令大醉，忌生冷。十日当出风疹毒气，三十日乃已，五十日不知风吹也。冬月用天门冬去心煮汁，同曲、米酿成。初熟微酸，久乃味佳。千金。

百灵藤酒 治诸风。百灵藤十斤，水一石，煎汁三斗，入糯米三斗，神曲九两，如常酿成。三五日，更炊糯饭投之，即熟。澄清日饮，以汗出为效。圣惠方。

白石英酒 治风湿周痹，肢节湿痛，及肾虚耳聋。用白石英、磁石煅醋淬七次各五两，绢袋盛，浸酒中，五六日，温饮。酒少更添之。圣济总录。

地黄酒 补虚弱，壮筋骨，通血脉，治腹痛，变白发。用生肥地黄绞汁，同曲、米封密器中。五七日启之，中有绿汁，真精英也，宜先饮之，乃滤汁藏贮。加牛膝汁效更速，亦有加群药者。

牛膝酒 壮筋骨，治痿痹，补虚损，除久疟。用牛膝煎汁，和曲、米酿酒。或切碎袋盛浸酒，煮饮。

当归酒 和血脉，坚筋骨，止诸痛，调经水。当归煎汁，或酿或浸，并如上法。

菖蒲酒 治三十六风，一十二痹，通血脉，治骨痿，久服耳目聪明。石菖蒲煎汁，或酿或浸，并如上法。

枸杞酒 补虚弱，益精气，去冷风，壮阳道，止目泪，健腰脚。用甘州枸杞子煮烂捣汁，和曲、米酿酒。或以子同生地黄袋盛，浸酒煮饮。

人参酒 补中益气，通治诸虚。用人参末同曲、米酿酒。或袋盛浸酒煮饮。

薯蓣酒 治诸风眩运，益精髓，壮脾胃。用薯蓣粉同曲、米酿酒。或同山茱萸、五味子、人参诸药浸酒煮饮。

茯苓酒 治头风眩，暖腰膝，主五劳七伤。用茯苓粉同曲、米酿酒，饮之。

菊花酒 治头风，明耳目，去痿痹，消百病。用甘菊花煎汁，同曲、米酿酒。或加地黄、当归、枸杞诸药亦佳。

黄精酒 壮筋骨，益精髓，变白发，治百病。用黄精、苍术各四斤，枸杞根、柏叶各五斤，天门冬三斤，煮汁一石，同曲十斤，糯米一石，如常酿酒饮。

桑椹酒 补五脏，明耳目。治水肿，不下则满，下之则虚，入腹则十无一活。用桑椹捣汁煎过，同曲、米如常酿酒饮。

术酒 治一切风湿筋骨诸病，驻颜色，耐寒暑。用术三十斤，去皮捣，以东流水三石，渍三十日，取汁，露一夜，浸曲、米酿成饮。

蜜酒 [孙真人曰] 治风疹风癣。用沙蜜一斤，糯饭一升，面曲五两，熟水五升，同入瓶内，封七日成酒。寻常以蜜入酒代之，亦良。

蓼酒 久服聪明耳目，脾胃健壮。以蓼煎汁，和曲、米酿酒饮。

姜酒 [诜曰] 治偏风，中恶痊忤，心腹冷痛。以姜浸酒，暖服一碗即止。一法：用姜汁和曲，造酒如常，服之佳。

葱豉酒 [诜曰] 解烦热，补虚劳，治伤寒头痛寒热，及冷痢肠痛，解肌发汗。并以葱根、豆豉浸酒煮饮。

茴香酒 治卒肾气痛，偏坠牵引，及心腹痛。茴香浸酒，煮饮之。舶茴尤妙。

缩砂酒 消食和中，下气，止心腹痛。砂仁炒研，袋盛浸酒，煮饮。

莎根酒 治心中客热，膀胱胁下气郁，常忧不乐。以莎根一斤切，熬香，袋盛浸酒。日夜服之，常令酒气相续。

茵陈酒 治风疾，筋骨挛急。用茵陈蒿炙黄一斤，秫米一石，曲三斤，如常酿酒饮。

青蒿酒 治虚劳久疟。青蒿捣汁，煎过，如常酿酒饮。

百部酒 治一切久近咳嗽。百部根切炒，袋盛浸酒，频频饮之。

海藻酒 治瘿气。海藻一斤，洗净浸酒，日夜细饮。

黄药酒 治诸瘿气。万州黄药切片，袋盛浸酒，煮饮。

仙茅酒 治精气虚寒，阳痿膝弱，腰痛痹缓，诸虚之病。用仙茅九蒸九晒，浸酒饮。

通草酒 续五脏气，通十二经脉，利三焦。通草子煎汁，同曲、米酿酒饮。

南藤酒 治风虚，逐冷气，除痹痛，强腰脚。石南藤煎汁，同曲、米酿酒饮。

松液酒 治一切风痹脚气。于大松下掘坑，置瓮承取其津液，一斤酿糯米五斗，取酒饮之。

松节酒 治冷风虚弱，筋骨挛痛，脚气缓痹。松节煮汁，同曲、米酿酒饮。松叶煎汁亦可。

柏叶酒 治风痹历节作痛。东向侧柏叶煮汁，同曲、米酿酒饮。

椒柏酒 元旦饮之，辟一切疫疠不正之气。除夕以椒三七粒，东向侧柏叶七枝，浸酒一瓶饮。

竹叶酒 治诸风热病，清心畅意。淡竹叶煎汁，如常酿酒饮。

槐枝酒 治大麻痿痹。槐枝煮汁，如常酿酒饮。

枳茹酒 治中风身直，口僻眼急。用枳壳刮茹，浸酒饮之。

牛蒡酒 治诸风毒，利腰脚。用牛蒡根切片，浸酒饮之。

巨胜酒 治风虚痹弱，腰膝疼痛。用巨胜子二升炒香，薏苡仁二升，生地黄半斤，袋盛浸酒饮。

麻仁酒 治骨髓风毒痛，不能动者。取大麻子中仁炒香。袋盛浸酒饮之。

桃皮酒 治水肿，利小便。桃皮煎汁，同秫米酿酒饮。

红曲酒 治腹中及产后瘀血。红曲浸酒煮饮。

神曲酒 治闪肭腰痛。神曲烧赤，淬酒饮之。

柘根酒 治耳聋。方具柘根下。

磁石酒 治肾虚耳聋。用磁石、木通、菖蒲等分，袋盛酒浸日饮。

蚕沙酒 治风缓顽痹，诸节不随，腹内宿痛。用原蚕沙炒黄，袋盛浸酒饮。

花蛇酒 治诸风，顽痹瘫缓，挛急疼痛，恶疮疥癞。用白花蛇肉一条，袋盛，同曲置于缸底，糯饭盖之，三七日，取酒饮。又有群药煮酒方甚多。

乌蛇酒 治疗、酿法同上。

蚺蛇酒 治诸风痛痹，杀虫辟瘴，治癞风疥癣恶疮。用蚺蛇肉一斤，羌活一两，袋盛，同曲置于缸底，糯饭盖之，酿成酒饮。亦可浸酒。详见本条。［颖曰］广西蛇酒：坛上安蛇数寸，其曲则采山中草药，不能无毒也。

蝮蛇酒 治恶疮诸瘘，恶风顽痹癫疾。取活蝮蛇一条，同醇酒一斗，封埋马溺处，周年取出，蛇已消化。每服数杯，当身体习习而愈也。

紫酒 治卒风，口偏不语，及角弓反张，烦乱欲死，及鼓胀不消。以鸡屎白一升炒焦，投酒中待紫色，去淬频饮。

豆淋酒 破血去风，治男子中风口喝，阴毒腹痛，及小便尿血，妇人产后一切中风诸病。用黑豆炒焦，以酒淋之，温饮。

霹雳酒 治疝气偏坠，妇人崩中下血，胎产不下。以铁器烧赤，浸酒饮之。

龟肉酒 治十年咳嗽。酿法详见龟条。

虎骨酒 治臂胫疼痛，历节风，肾虚，膀胱寒痛。虎胫骨一具，炙黄捶碎，同曲、米如常酿酒饮。亦可浸酒。详见虎条。

麋骨酒 治阴虚肾弱，久服令人肥白。麋骨煮汁，同曲、米如常酿酒饮之。

鹿头酒 治虚劳不足，消渴，夜梦鬼物，补益精气。鹿头煮烂捣泥，连汁和曲、米酿酒饮。少入葱、椒。

鹿茸酒 治阳虚痿弱，小便频数，劳损诸虚。用鹿茸、山药浸酒服。详见鹿茸下。

戊戌酒 ［诜曰］大补元阳。［颖曰］其性大热，阴虚无冷病人，不宜饮之。用黄狗肉一只煮糜，连汁和曲、米酿酒饮之。

羊羔酒 大补元气，健脾胃，益腰肾。宣和化成殿真方：用米一石，如常浸浆，嫩肥羊肉七斤，曲十四两，杏仁一斤，同煮烂，连汁拌末，入木香一两同酿，勿犯水，十日熟，极甘滑。
一法：羊肉五斤蒸烂，酒浸一宿，入消梨七个，同捣取汁，和曲、米酿酒饮之。

腽肭脐酒 助阳气，益精髓，破癥结冷气，大补益人。腽肭脐酒浸擂烂，同曲、米如常酿酒饮。

烧酒

《纲目》

本草
纲目

全本图典
【第十二册】

116

△烧酒

‖释名‖

火酒纲目 阿剌吉酒饮膳正要。

‖集解‖

[时珍曰]　烧酒非古法也。自元时始创其法，用浓酒和糟入甑，蒸令气上，用器承取滴露。凡酸坏之酒，皆可蒸烧。近时惟以糯米或粳米或黍或秫或大麦蒸熟，和曲酿瓮中七日，以甑蒸取。其清如水，味极浓烈，盖酒露也。[颖曰]　暹罗酒以烧酒复烧二次，入珍宝异香。其坛每个以檀香十数斤烧烟熏令如漆，然后入酒蜡封，埋土中二三年，绝去烧气，取出用之。曾有人携至舶，能饮三四杯即醉，价值数倍也。有积病，饮一二杯即愈，且杀蛊。予亲见二人饮此，打下活虫长二寸许，谓之鱼蛊云。

‖气味‖

辛、甘，大热，有大毒。[时珍曰]　过饮败胃伤胆，丧心损寿，甚则黑肠腐胃而死。与姜、蒜同食，令人生痔。盐、冷水、绿豆粉解其毒。

‖主治‖

消冷积寒气，燥湿痰，开郁结，止水泄，治霍乱疟疾噎膈，心腹冷痛，阴毒欲死，杀虫辟瘴，利小便，坚大便，洗赤目肿痛，有效。时珍。

‖发明‖

[时珍曰]　烧酒，纯阳毒物也。面有细花者为真。与火同性，得火即燃，同乎焰消。北人四时饮之，南人止暑月饮之。其味辛甘，升扬发散；其气燥热，胜湿祛寒。故能开怫郁而消沉积，通膈噎而散痰饮，治泄疟而止冷痛也。辛先入肺，和水饮之，则抑使下行，通调水道，而小便长白。热能燥金耗血，大肠受刑，故令大便燥结，与姜、蒜同饮即生痔也。若夫暑月饮之，汗出而膈快身凉；赤目洗之，泪出而肿消赤散，此乃从治之方焉。过饮不节，杀人顷刻。近之市沽，又加以砒石、草乌、辣灰、香药，助而引之，是假盗以方矣。善摄生者宜戒之。按刘克用病机赋云：有人病赤目，以烧酒入盐饮之，而痛止肿消。盖烧酒性走，引盐通行经络，使郁结开而邪热散，此亦反治劫剂也。

‖附方‖

新七。**冷气心痛**烧酒入飞盐饮，即止。**阴毒腹痛**烧酒温饮，汗出即止。**呕逆不止**真火酒一杯，新汲井水一杯，和服甚妙。濒湖。**寒湿泄泻**小便清者。以头烧酒饮之，即止。**耳中有核**如枣核大，痛不可动者。以火酒滴入，仰之半时，即可钳出。李楼奇方。**风虫牙痛**烧酒浸花椒，频频漱之。**寒痰咳嗽**烧酒四两，猪脂、蜜、香油、茶末各四两，同浸酒内，煮成一处。每日挑食，以茶下之，取效。

葡萄酒

《纲目》

△葡萄酒

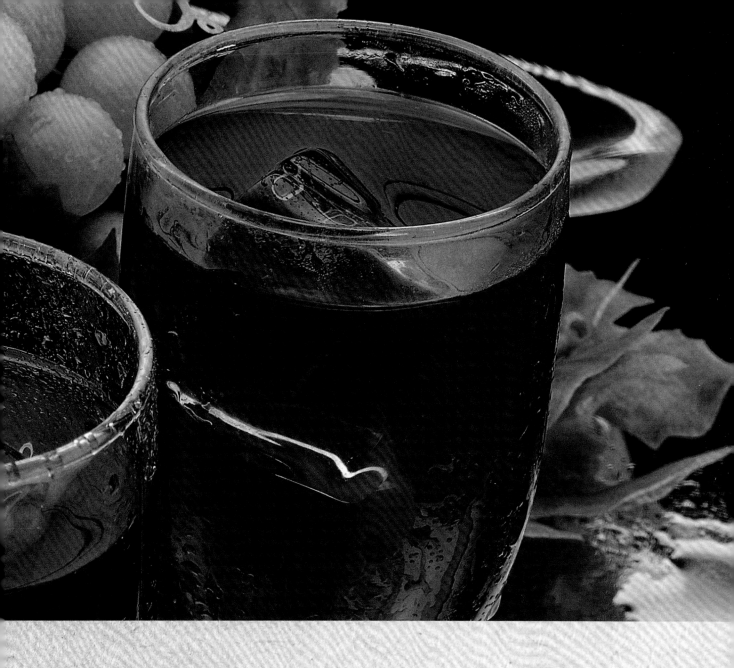

‖集解‖

[诜曰] 葡萄可酿酒，藤汁亦佳。[时珍曰] 葡萄酒有二样：酿成者味佳，有如烧酒法者有大毒。酿者，取汁同曲，如常酿糯米饭法。无汁，用干葡萄末亦可。魏文帝所谓葡萄酿酒，甘于曲米，醉而易醒者也。烧者，取葡萄数十斤，同大曲酿酢，取入甑蒸之，以器承其滴露，红色可爱。古者西域造之，唐时破高昌，始得其法。按梁四公记云：高昌献葡萄干冻酒。杰公曰：葡萄皮薄者味美，皮厚者味苦。八风谷冻成之酒，终年不坏。叶子奇草木子云：元朝于冀宁等路造葡萄酒，八月至太行山辨其真伪。真者下水即流，伪者得水即冰冻矣。久藏者，中有一块，虽极寒，其余皆冰，独此不冰，乃酒之精液也，饮之令人透腋而死。酒至二三年，亦有大毒。饮膳正要云：酒有数等：出哈喇火者最烈，西番者次之，平阳、太原者又次之。或云：葡萄久贮，亦自成酒，芳甘酷烈，此真葡萄酒也。

葡萄酒

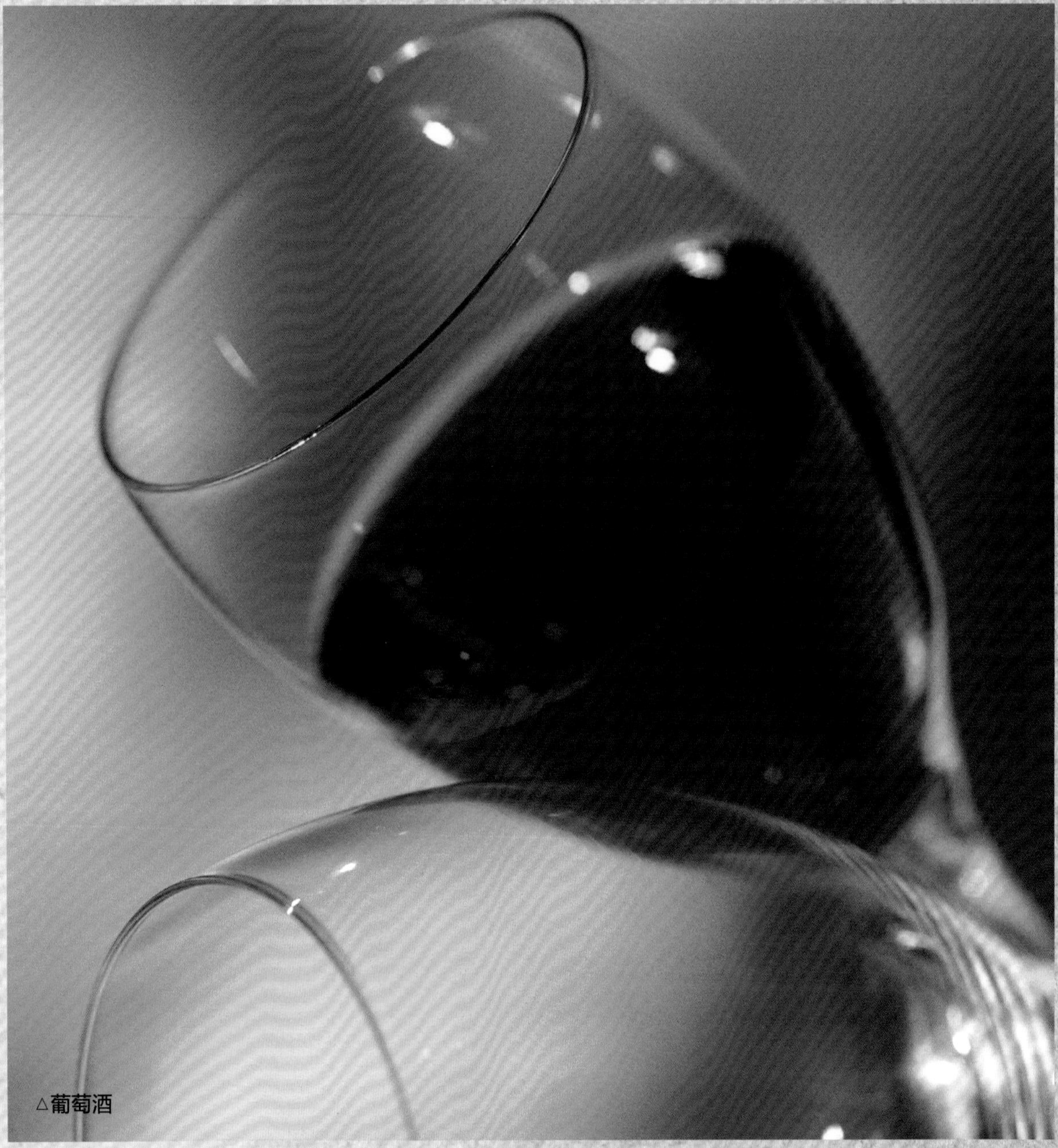

△葡萄酒

酿酒

‖ 气味 ‖

甘、辛，热，微毒。[时珍曰]有热疾、齿疾、疮疹人，不可饮之。

‖ 主治 ‖

暖腰肾，驻颜色，耐寒。时珍。

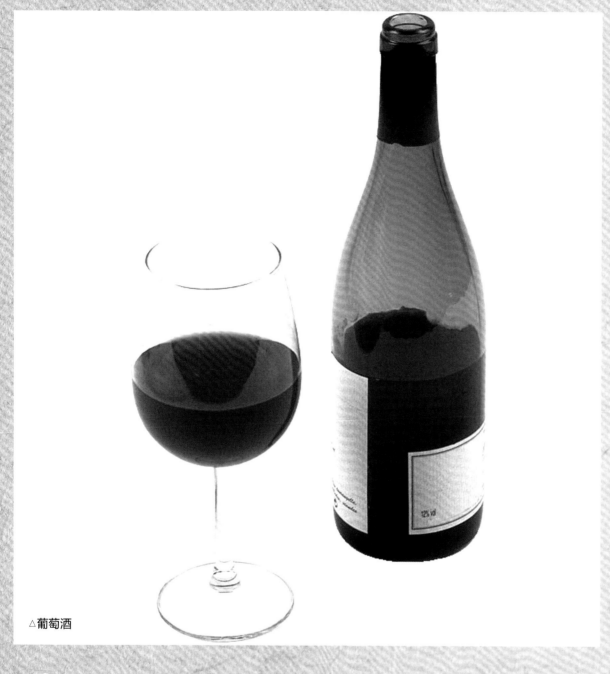

△葡萄酒

烧酒

‖**气味**‖

辛、甘，大热，有大毒。[时珍曰] 大热大毒，甚于烧酒。北人习而不觉，南人切不可轻生饮之。

‖**主治**‖

益气调中，耐饥强志。正要。消痰破癖。汪颖。

糟

《纲目》

酒糟

‖释名‖

粕纲目。

‖集解‖

[时珍曰] 糯、秫、黍、麦，皆可蒸酿酒、醋，熬煎饧、饴，化成糟粕。酒糟须用腊月及清明、重阳造者，沥干，入少盐收之。藏物不败，揉物能软。若榨干者，无味矣。醋糟用三伏造者良。

‖气味‖

甘、辛，无毒。

‖主治‖

温中消食，除冷气，杀腥，去草、菜毒，润皮肤，调脏腑。苏恭。署扑损瘀血，浸水洗冻疮，捣傅蛇咬、蜂叮毒。日华。

‖发明‖

[时珍曰] 酒糟有曲蘖之性，能活血行经止痛，故治伤损有功。按许叔微本事方云：治跌折，伤筋骨，痛不可忍者。用生地黄一斤，藏瓜姜糟一斤，生姜四两，都炒热，布裹罨伤处，冷即易之。曾有人伤折，医令捣

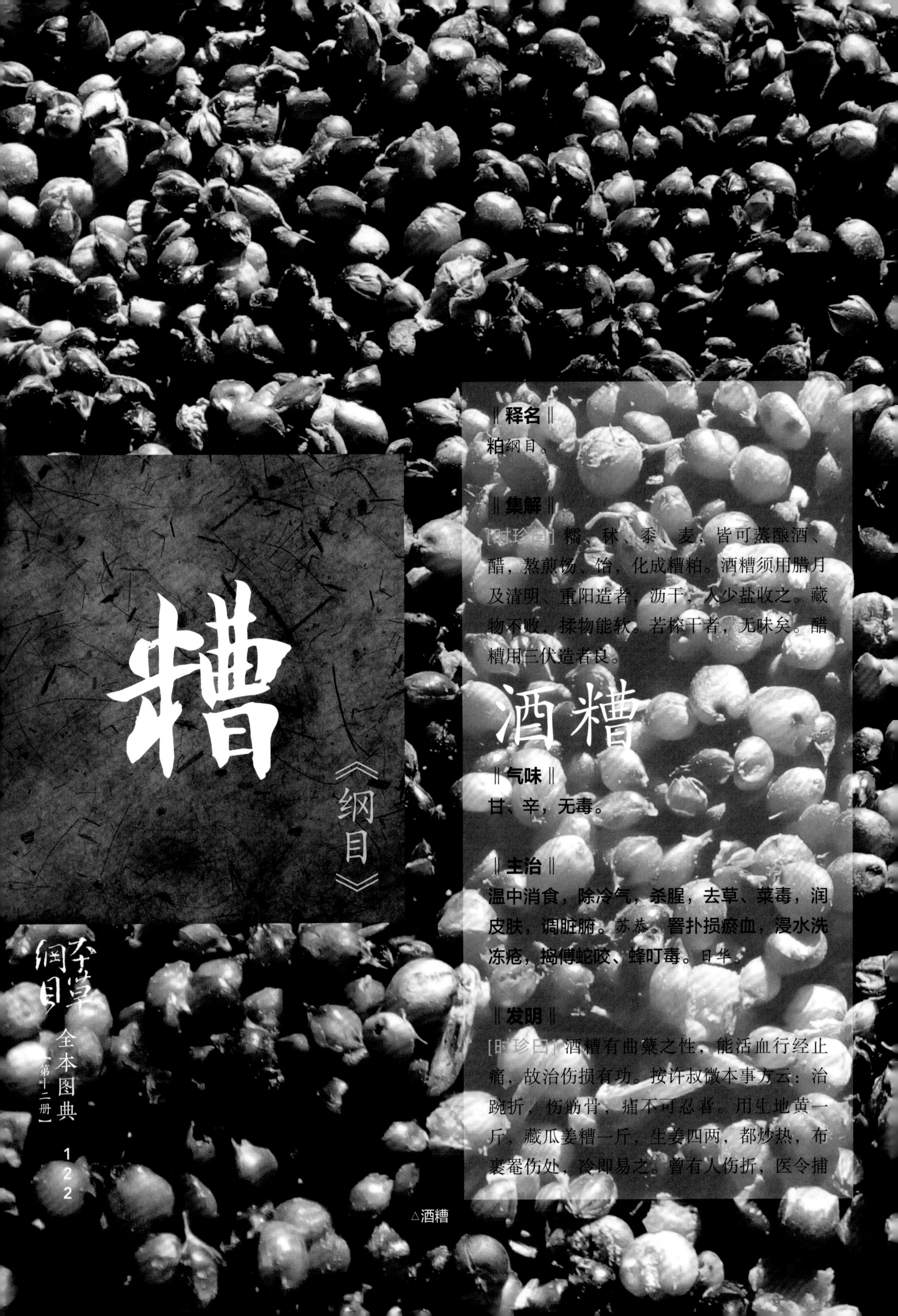

△酒糟

一生龟，将杀用之。夜梦龟传此方，用之而愈也。又类编所载，只用藏瓜姜糟一物，入赤小豆末和匀，罨于断伤处，以杉片或白桐片夹之，云不过三日即痊可也。

‖附方‖

新四。**手足皲裂**红糟、腊猪脂、姜汁、盐等分，研烂，炒热擦之，裂内甚痛，少顷即合，再擦数次即安。袖珍方。**鹤膝风病**酒醋糟四两，肥皂一个去子，芒消一两，五味子一两，砂糖一两，姜汁半瓯研匀，日日涂之。加入烧酒尤妙也。**暴发红肿**痛不可忍者。腊糟糟之。谈野翁试验方。**杖疮青肿**用湿绵纸铺伤处，以烧过酒糟捣烂，厚铺纸上。良久，痛处如蚁行，热气上升即散。简便方。

大麦醋糟

‖气味‖

酸，微寒，无毒。

‖主治‖

气滞风壅，手背脚膝痛，炒热布裹熨之，三两换当愈。孟诜。

干饧糟

‖气味‖

甘，温，无毒。

‖主治‖

反胃吐食，暖脾胃，化饮食，益气缓中。时珍。

‖发明‖

时珍曰：饧以蘖成，暖而消导，故其糟能化滞缓中，养脾止吐也。按继洪澹寮方云：甘露汤：治反胃呕吐不止，服此利胸膈，养脾胃，进饮食。用干饧糟六两，生姜四两，二味同捣作饼，或焙或晒，入炙甘草末二两，盐少许，点汤服之。常熟一富人病反胃，往京口甘露寺设水陆，泊舟岸下。梦一僧持汤一杯与之，饮罢，便觉胸快。次早入寺，供汤者乃梦中所见僧，常以此汤待宾，故易名曰甘露汤。予在临汀疗一小吏旋愈，切勿忽之。

‖附方‖

新一。**脾胃虚弱**平胃散等分末一斤，入干饧糟炒二斤半，生姜一斤半，红枣三百个，煮取肉焙干，通为末。逐日点汤服。摘玄。

△酒糟

米秕

《食物》

本草綱目 全本圖典

【第十二册】

‖释名‖
米皮糠。[时珍曰] 秕，亦纰薄之义也。

‖集解‖
[颖曰] 米秕，即精米上细糠也。昔陈平食糠
核而肥也。[时珍曰] 糠，诸粟谷之壳也。其
近米之细者为米秕，味极甜。俭年人多以豆
屑或草木花实可食者，和剂蒸煮，以救
饥云。

‖气味‖
甘，平，无毒。

‖主治‖
通肠开胃，下气，磨积块。作糗食不饥，充
滑肤体，可以颐养。汪颖。

△稻（*Oryza sativa*）

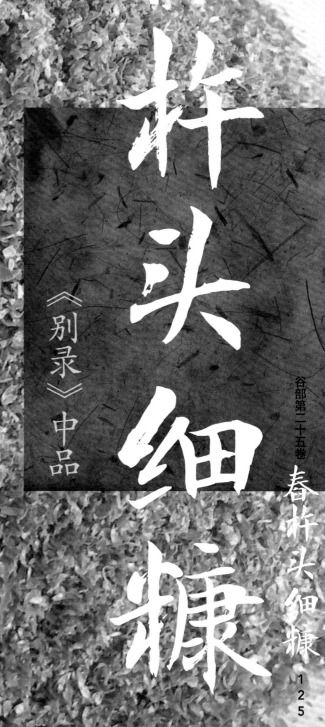

校正：自草部移入此。

‖**集解**‖

凡谷皆有糠，此当用粳、稻、粟、秫之糠也。北方多用杵，南方多用碓，入药并同。丹家言糠火炼物，力倍于常也。

‖**气味**‖

辛、甘，热。谷壳属金，糠之性则热也。

‖**主治**‖

卒噎，刮取含之。别录。亦可煎汤呷之。烧研，水服方寸匕，令妇人易产。时珍。出子母秘录。

‖**发明**‖

治噎用此，亦是舂捣义尔。天下事理，多相影响如此。

‖**附方**‖

旧一，新一。**膈气噎塞**饮食不下。用碓觜上细糠，蜜丸弹子大，时时含咽津液。圣惠。**咽喉妨碍**如有物吞吐不利。杵头糠、人参各一钱，石莲肉炒一钱，水煎服，日三次。圣济总录。

△糠

《别录》中品

谷部第二十五卷 舂杵头细糠

舂杵头细糠

本草纲目

菜部第二十六卷

菜之一 荤菜类三十二种

‖ **基原** ‖

据《纲目彩图》《纲目图鉴》《大辞典》《中华本草》等综合分析考证，本品为百合科植物韭菜 *Allium tuberosum* Rottl. ex Spreng.。分布于全国各地。《药典》收载韭菜子药材为百合科植物韭菜的干燥成熟种子；秋季果实成熟时采收果序，晒干，搓出种子，除去杂质。

韭

《别录》中品

△韭菜（*Allium tuberosum*）

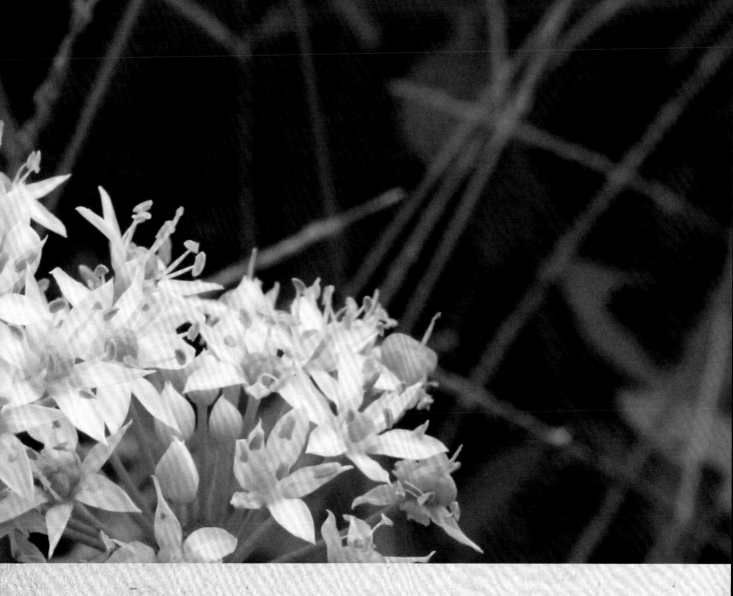

‖ **释名** ‖

草钟乳拾遗**起阳草**侯氏药谱。[颂曰] 案许慎说文：韭字象叶出地上形。一种而久生，故谓之韭。一岁三四割，其根不伤，至冬壅培之，先春复生，信乎久生者也。[藏器曰] 俗谓韭是草钟乳，言其温补也。[时珍曰] 韭之茎名韭白，根名韭黄，花名韭菁。礼记谓韭为丰本，言其美在根也。薤之美在白，韭之美在黄，黄乃未出土者。

‖ **集解** ‖

[时珍曰] 韭丛生丰本，长叶青翠。可以根分，可以子种。其性内生，不得外长。叶高三寸便剪，剪忌日中。一岁不过五剪，收子者只可一剪。八月开花成丛，收取腌藏供馔，谓之长生韭，言剪而复生，久而不乏也。九月收子，其子黑色而扁，须风处阴干，勿令浥郁。北人至冬移根于土窖中，培以马屎，暖则即长，高可尺许，不见风日，其叶黄嫩，谓之韭黄，豪贵皆珍之。韭之为菜，可生可熟，可菹可久，乃菜中最有益者也。罗愿尔雅翼云：物久必变，故老韭为苋。[颂曰] 郑玄言政道得则阴物变为阳，故葱变为韭，可验葱冷而韭温也。

‖气味‖

辛、微酸，温，涩，无毒。[时珍曰]生：辛，涩。熟：甘、酸。[大明曰]热。[宗奭曰]春食则香，夏食则臭，多食则能昏神暗目，酒后尤忌。[诜曰]热病后十日食之，即发困。五月多食，乏气力。冬月多食，动宿饮，吐水。不可与蜜及牛肉同食。

‖主治‖

归心，安五脏，除胃中热，利病人，可久食。别录。[时珍曰]案千金方作可久食，不利病人。叶：煮鲫鱼鲜食，断卒下痢。根：入生发膏用。弘景。根、叶：煮食，温中下气，补虚益阳，调和脏腑，令人能食，止泄血脓，腹中冷痛。生捣汁服，主胸痹骨痛不可触者，又解药毒，疗狂狗咬人数发者，亦涂诸蛇虺、蝎虿、恶虫毒。藏器。煮食，充肺气，除心腹痼冷痃癖。捣汁服，治肥白人中风失音。日华。煮食，归肾壮阳，止泄精，暖腰膝。宁原。炸熟，以盐、醋空心吃十顿，治胸膈噎气。捣汁服，治胸痹刺痛如锥，即吐出胸中恶血甚验。又灌初生小儿，吐去恶水恶血，永无诸病。诜。主吐血唾血，衄血尿血，妇人经脉逆行，打扑伤损及膈噎病。捣汁澄清，和童尿饮之，能消散胃脘瘀血，甚效。震亨。饮生汁，主上气喘息欲绝，解肉脯毒。煮汁饮，止消渴盗汗。熏产妇血运，洗肠痔脱肛。时珍。

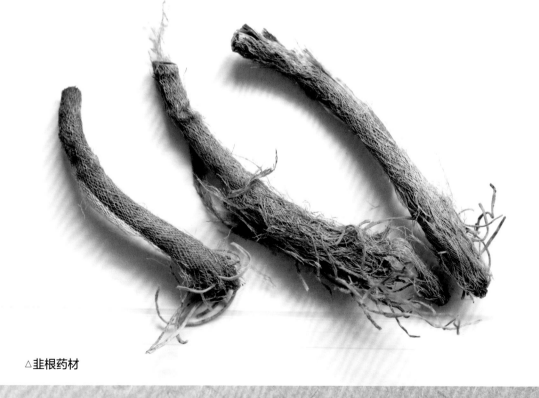

△韭根药材

‖ 发明 ‖

[弘景曰] 此菜殊辛臭，虽煮食之，便出犹熏灼，不如葱、薤，熟即无气，最是养生所忌。[颂曰] 菜中此物最温而益人，宜常食之。昔人正月节食五辛以辟疬气，谓韭、薤、葱、蒜、姜也。[宗奭曰] 韭黄未出粪土，最不益人，食之滞气，盖含抑郁未申之气故也。孔子曰："不时不食"，正谓此类。花食之亦动风。[思邈曰] 韭味酸，肝病宜食之，大益人心。[时珍曰] 韭，叶热根温，功用相同。生则辛而散血，熟则甘而补中。入足厥阴经，乃肝之菜也。素问言心病宜食韭，食鉴本草言归肾，文虽异而理则相贯。盖心乃肝之子，肾乃肝之母，母能令子实，虚则补其母也。道家目为五荤之一，谓其能昏人神而动虚阳也。有一贫叟病噎膈，食入即吐，胸中刺痛。或令取韭汁，入盐、梅、卤汁少许，细呷，得入渐加，忽吐稠涎数升而愈。此亦仲景治胸痹用薤白，皆取其辛温能散胃脘痰饮恶血之义也。[震亨曰] 心痛有食热物及怒郁，致死血留于胃口作痛者，宜用韭汁、桔梗加入药中，开提气血。有肾气上攻以致心痛者，宜用韭汁和五苓散为丸，空心茴香汤下。盖韭性急，能散胃口血滞也。又反胃宜用韭汁二杯，入姜汁、牛乳各一杯，细细温服。盖韭汁消血，姜汁下气消痰和胃，牛乳能解热润燥补虚也。一人腊月饮刮剁酒三杯，自后食必屈曲下膈，硬涩微痛，右脉甚涩，关脉沉。此污血在胃脘之口，气因郁而成痰，隘塞食道也。遂以韭汁半盏，细细冷呷，尽半斤而愈。

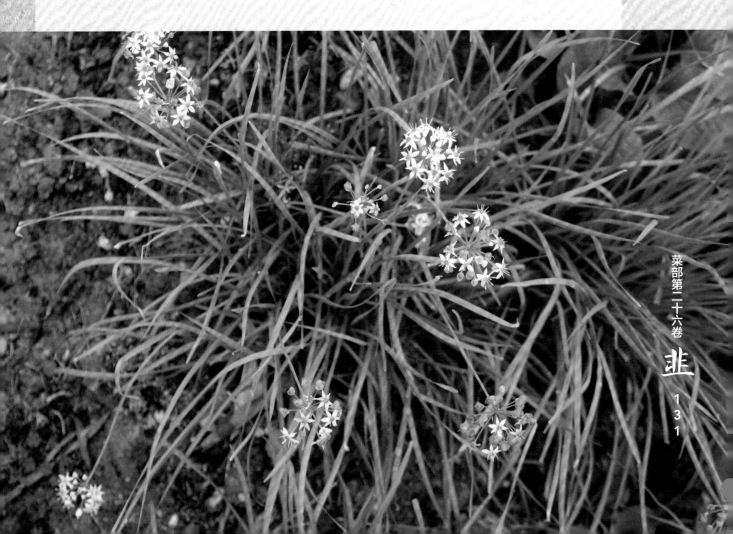

‖ 附方 ‖

旧十一，新二十一。**胸痹急痛**[诜曰] 胸痹痛如锥刺，不得俯仰，白汗出，或痛彻背上，不治或至死。可取生韭或根五斤，洗捣汁，服之。食疗本草。**阴阳易病**男子阴肿，小腹绞痛，头重眼花，宜猳鼠屎汤主之。用猳鼠屎十四枚，韭根一大把，水二盏，煮七分，去滓再煎二沸，温服，得汗愈。未汗再服。南阳活人书。**伤寒劳复方**同上。**卒然中恶**捣韭汁，灌鼻中，便苏。食医心镜。**卧忽不寤**勿以火照之，但痛啮拇指甲际而唾其面则活。取韭捣汁吹入鼻中。冬月则用韭根。肘后方。**风忤邪恶**韭根一把，乌梅十四个，吴茱萸炒半升，水一斗煮之。仍以病人栉内入，煮三沸。栉浮者生，沉者死。煮至三升，分三服。金匮要略。**喘息欲绝**韭汁饮一升，效。**夜出盗汗**韭根四十九根，水二升，煮一升，顿服。千金方。**消渴引饮**韭苗日用三五两，或炒或作羹，勿入盐，入酱无妨。吃至十斤即住，极效。过清明勿吃。有人病此，引饮无度，得此方而愈。秦宪副方。**喉肿难食**韭一把，捣熬傅之，冷即易。千金方。**水谷痢疾**韭叶作羹、粥、炸、炒，任食之，良。食医心境。**脱肛不收**生韭一斤切，以酥拌炒熟，绵裹作二包，更互熨之，以入为度。圣惠。**痔疮作痛**用盆盛沸汤，以器盖之，留一孔。用洗净韭菜一把，泡汤中。乘热坐孔上，先熏后洗，数次自然脱体也。袖珍方。**小儿胎毒**初生时，以韭汁少许灌之，即吐出恶水恶血，永无诸疾。四声本草。**小儿腹胀**韭根捣汁，和猪肪煎服一合。间日一服，取愈。秘录。**小儿患黄**韭根捣汁，日滴鼻中，取

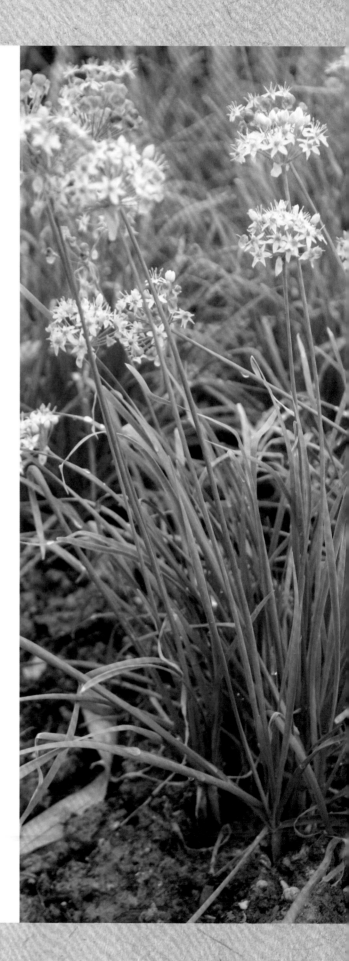

黄水取效。同上。**痘疮不发**韭根煎汤服之。海上方。**产后呕水**产后因怒哭伤肝，呕青绿水。用韭叶一斤取汁，入姜汁少许，和饮，遂愈。摘玄方。**产后血运**韭菜切，安瓶中，沃以热醋，令气入鼻中，即省。丹溪心法。**赤白带下**韭根捣汁，和童尿露一夜，空心温服取效。海上仙方。**鼻衄不止**韭根、葱根同捣枣大，塞入鼻中，频易，两三度即止。千金方。**五般疮癣**韭根炒存性，捣末，以猪脂和涂之。数度愈。经验方。**金疮出血**韭汁和风化石灰日干。每用为末傅之效。濒湖集简方。**刺伤中水**肿痛。煮韭热揭之。千金。**漆疮作痒**韭叶杵傅。斗门方。**猘狗咬伤**七日一发。三七日不发，乃脱也。急于无风处，以冷水洗净，即服韭汁一碗。隔七日以一碗，四十九日共服七碗。须百日忌食酸、咸，一年忌食鱼腥，终身忌食狗肉，方得保全。否则十有九死。徐本斋云：此法出肘后方。有风犬一日咬三人，止一人用此得活，亲见有效。简便。**百虫入耳**韭汁灌之即出。千金方。**聤耳出汁**韭汁日滴三次。圣惠方。**牙齿虫䘌**韭菜连根洗捣，同人家地板上泥和，傅痛处腮上，以纸盖住。一时取下，有细虫在泥上，可除根。又方：韭根十个，川椒二十粒，香油少许，以水桶上泥同捣，傅病牙颊上。良久有虫出，数次即愈也。**解肉脯毒**凡肉密器盖过夜者为郁肉，屋漏沾着者为漏脯，皆有毒。捣韭汁饮之。张文仲备急方。**食物中毒**生韭汁服数升良。千金。

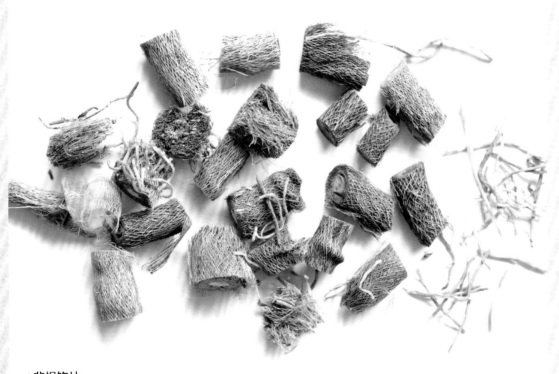

△韭根饮片

韭子

‖修治‖

[大明曰] 入药拣净，蒸熟暴干，簸去黑皮，炒黄用。

‖气味‖

辛、甘，温，无毒。[时珍曰] 阳也。伏石钟乳、乳香。

‖主治‖

梦中泄精，溺血。别录。暖腰膝，治鬼交，甚效。日华。补肝及命门，治小便频数、遗尿，女人白淫、白带。时珍。

‖发明‖

[颂曰] 韭子得龙骨、桑螵蛸，主漏精补中。葛洪、孙思邈诸方多用之。[弘景曰] 韭子入棘刺诸丸，主漏精。[时珍曰] 棘刺丸方见外台秘要，治诸劳泄，小便数，药多不录。案梅师方治遗精。用韭子五合，白龙骨一两，为末，空心酒服方寸匕。千金方治梦遗，小便数。用韭子二两，桑螵蛸一两，微炒研末，每旦酒服二钱。三因方治下元虚冷，小便不禁，或成白浊，有家韭子丸。盖韭乃肝之菜，入足厥阴经。肾主闭藏，肝主疏泄。素问曰：足厥阴病则遗尿。思想无穷，入房太甚，发为筋痿，及为白淫。男随溲而下。女子绵绵而下。韭子之治遗精漏泄、小便频数、女人带下者，能入厥阴，补下焦肝及命门之不足。命门者藏精之府，故同治云。

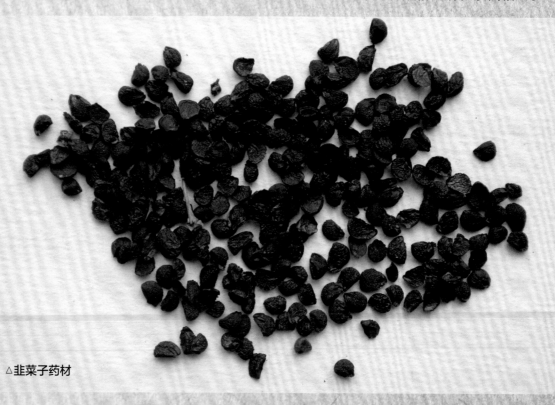

△韭菜子药材

‖ 附方 ‖

旧三，新四。**梦遗溺白**[藏器曰] 韭子，每日空心生吞一二十粒，盐汤下。圣惠治虚劳伤肾，梦中泄精。用韭子二两，微炒为末。食前温酒服二钱匕。**虚劳溺精**用新韭子二升，十月霜后采之，好酒八合渍一宿。以晴明日，童子向南捣一万杵。平旦温酒服方寸匕，日再服之。外台秘要。**梦泄遗尿**韭子一升，稻米二斗，水一斗七升，煮粥取汁六升，分三服。千金方。**玉茎强中**玉茎强硬不痿，精流不住，时时如针刺，捏之则痛，其病名强中，乃肾滞漏疾也。用韭子、破故纸各一两，为末。每服三钱，水一盏，煎服。日三即住。经验方。**腰脚无力**韭子一升拣净，蒸两炊久，暴干，簸去黑皮，炒黄捣粉。安息香二大两，水煮一二百沸，慢火炒赤色，和捣为丸梧子大。如干，入少蜜。每日空腹酒下三十丸。以饭三五匙压之，大佳。崔元亮海上方。**女人带下**及男子肾虚冷，梦遗。用韭子七升，醋煮千沸，焙研末，炼蜜丸梧子大。每服三十丸，空心温酒下。千金方。**烟熏虫牙**用瓦片煅红，安韭子数粒，清油数点，待烟起，以筒吸引至痛处。良久以温水漱，吐有小虫出为效。未尽再熏。救急易方。

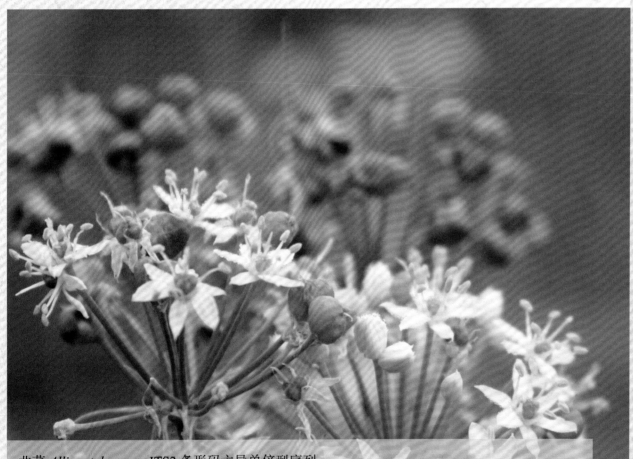

韭菜 *Allium tuberosum* ITS2 条形码主导单倍型序列：

1　　TGCCACACGT CATTCTAAAC ATCCATCTAT CCTAAAATAT AGGCTTGGTA GTAATGGATA TGGAGATTGA CCTTCCGTGC
81　　TTTTGAGGTG CGGTTGGTTT AAGTGATGGT TGTTGCTAGG TTTGCACGTG GAGAATGGTG TATCGAGGTA ACACGCGATC
161　TCTAACTGCG TACAAGAGTC CTAGCAACGA TTTACAGTAA TAGAAACCAA TGTCGTTGTT TGCACTATTT GCAAGAATGG
241　ACCA

据《纲目彩图》《纲目图鉴》《中华本草》《大辞典》
等综合分析考证，本品为百合科植物山韭 *Allium senescens*
L.。分布于华北、东北等地。

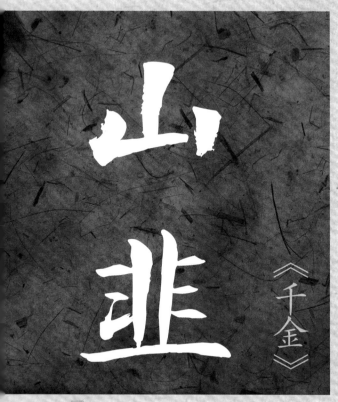

‖释名‖

藿音育　䪥音纤。并未详。

‖集解‖

[颂曰] 藿，山韭也。山中往往有之，而人多不识。
形性亦与家韭相类，但根白，叶如灯心苗耳。韩诗
云，六月食郁及藿，谓此也。[时珍曰] 案尔雅云：
藿，山韭也。许慎说文云：䪥，山韭也。金幼孜北
征录云：北边云台戍地，多野韭、沙葱，人皆采而
食之。即此也。苏氏以诗之郁即此，未知是否。又
吕忱字林云：䪥，音严，水韭也。野生水涯，叶如
韭而细长，可食。观此，则知野韭又有山、水二
种，气味或不相远也。

‖ 气味 ‖

咸，寒，涩，无毒。

‖ 主治 ‖

宜肾，主大小便数，去烦热，治毛发。千金。

‖ 发明 ‖

[时珍曰] 蓶，肾之菜也，肾病宜食之。诸家本草不载，而孙思邈千金方收之。他书蓶字多讹作藿字，藿乃豆叶也。陈直奉亲养老书有蓶菜羹，即此也。其方治老人脾胃气弱，饮食不强。用蓶菜四两，鲫鱼肉五两，煮羹，下五味并少面食。每三五日一作之。云极补益。

‖ 附录 ‖

孝文韭拾遗 [藏器曰] 辛，温，无毒。主腹内冷胀满，泄痢肠澼，温中补虚，令人能行。生塞北山谷，状如韭，人多食之，云是后魏孝文帝所种。又有诸葛韭，孔明所种，此韭更长，彼人食之。[时珍曰] 此亦山韭也，但因人命名耳。

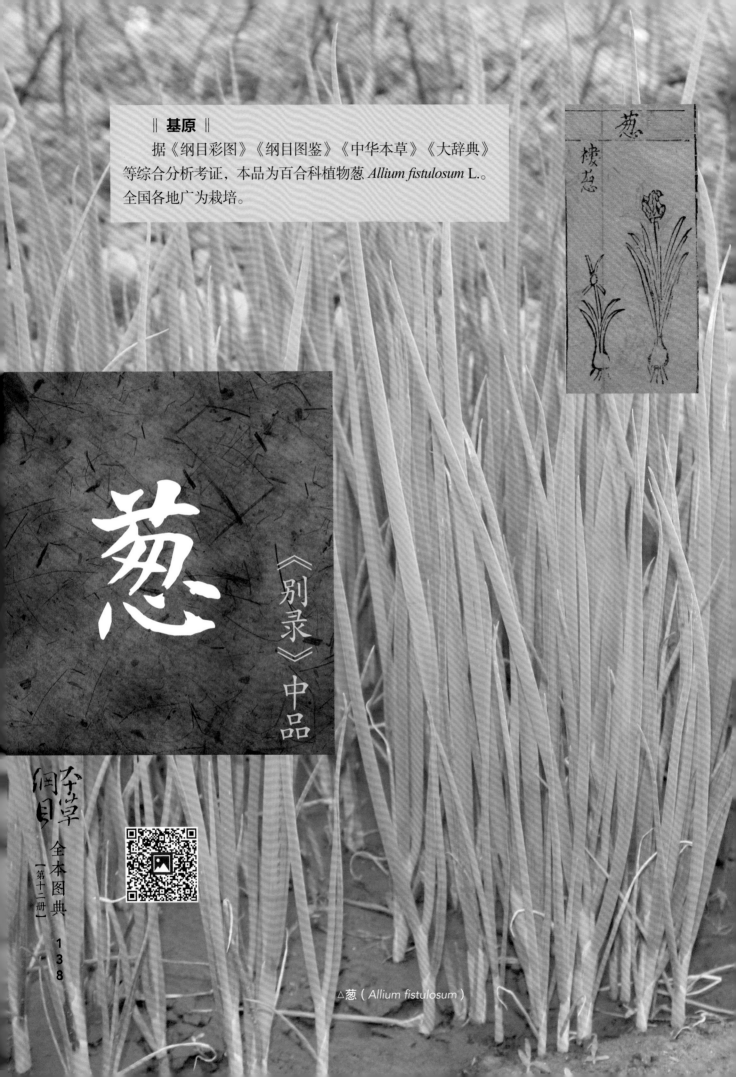

‖ **基原** ‖

据《纲目彩图》《纲目图鉴》《中华本草》《大辞典》等综合分析考证，本品为百合科植物葱 *Allium fistulosum* L.。全国各地广为栽培。

葱

樓葱

葱

《别录》中品

△葱（*Allium fistulosum*）

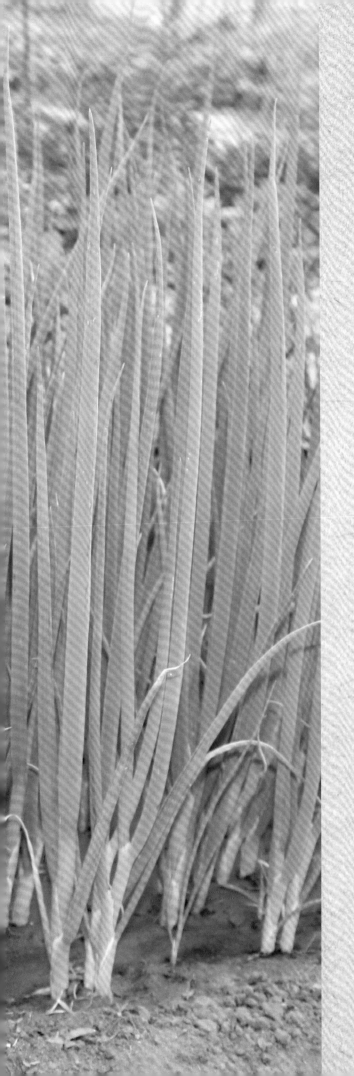

‖释名‖

芤 纲目 **菜伯** 同 **和事草** 同 **鹿胎**。

[时珍曰] 葱从怱。外直中空，有怱通之象也。芤者，草中有孔也。故字从孔，芤脉象之。葱初生曰葱针，叶曰葱青，衣曰葱袍，茎曰葱白，叶中涕曰葱苒。诸物皆宜，故云菜伯、和事。

‖集解‖

[恭曰] 葱有数种，山葱曰茖葱，疗病似胡葱。其人间食葱有二种：一种冻葱，经冬不死，分茎栽莳而无子；一种汉葱，冬即叶枯。食用入药，冻葱最善，气味亦佳也。[保升曰] 葱凡四种：冬葱即冻葱也，夏衰冬盛，茎叶俱软美，山南、江左有之；汉葱茎实硬而味薄，冬即叶枯；胡葱茎叶粗硬，根若金灯；茖葱生于山谷，不入药用。[颂曰] 入药用山葱、胡葱，食品用冬葱、汉葱。又有一种楼葱，亦冬葱类，江南人呼为龙角葱，荆楚间多种之，其皮赤，每茎上出歧如八角，故云。[瑞曰] 龙角即龙爪葱，又名羊角葱。茎上生根，移下莳之。[时珍曰] 冬葱即慈葱，或名太官葱。谓其茎柔细而香，可以经冬，太官上供宜之，故有数名。汉葱一名木葱，其茎粗硬，故有木名。冬葱无子。汉葱春末开花成丛，青白色。其子味辛色黑，有皱纹，作三瓣状。收取阴干，勿令浥郁，可种可栽。

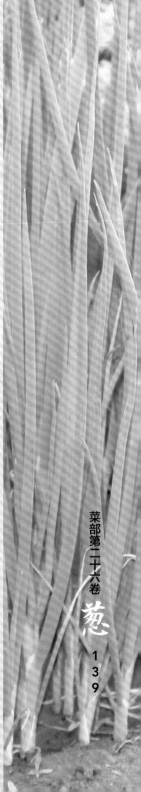

葱茎白

‖气味‖

辛，平。叶：温。根须：平。并无毒。[弘景曰] 葱有寒热，白冷青热，伤寒汤中不得用青也。[宗奭曰] 葱主发散，多食昏人神。[诜曰] 葱宜冬月食。不可过多，损须发，发人虚气上冲，五脏闭绝，为其开骨节出汗之故也。[思邈曰] 正月食生葱，令人面上起游风。生葱同蜜食，作下利。烧葱同蜜食，壅气杀人。[张仲景曰] 生葱合枣食，令人病；合犬、雉肉食，多令人病血。[时珍曰] 服地黄、常山人，忌食葱。

‖主治‖

作汤，治伤寒寒热，中风面目浮肿，能出汗。本经。伤寒骨肉碎痛，喉痹不通，安胎，归目益目睛，除肝中邪气，安中利五脏，杀百药毒。根：治伤寒头痛。别录。主天行时疾，头痛热狂，霍乱转筋，及奔豚气、脚气，心腹痛，目眩，止心迷闷。大明。通关节，止衄血，利大小便。孟诜。治阳明下痢、下血。李杲。达表和里，止血。宁原。除风湿，身痛麻痹，虫积心痛，止大人阳脱，阴毒腹痛，小儿盘肠内钓，妇人妊娠溺血，通乳汁，散乳痈，利耳鸣，涂猘犬伤，制蚯蚓毒。时珍。杀一切鱼、肉毒。士良。

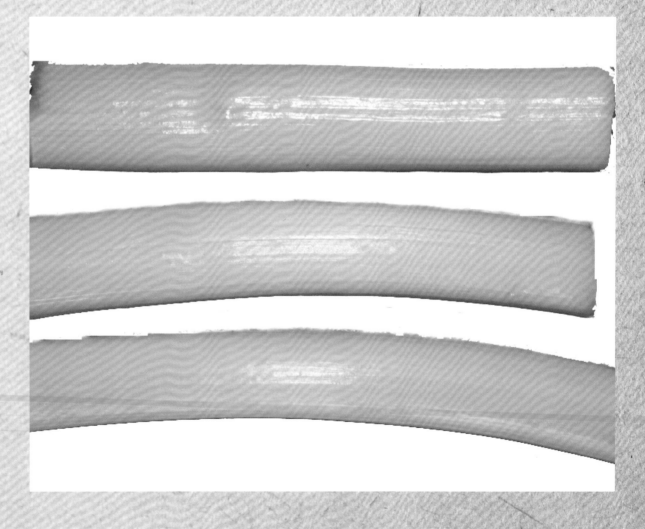

‖ 发明 ‖

[元素曰] 葱茎白，味辛而甘平，气厚味薄，升也，阳也。入手太阴、足阳明经，专主发散，以通上下阳气。故活人书治伤寒头痛如破，用连须葱白汤主之。张仲景治少阴病，下利清谷，里寒外热，厥逆脉微者，白通汤主之，内用葱白。若面色赤者，四逆汤加葱白。腹中痛者，去葱白。成无己解之云：肾恶燥，急食辛以润之。葱白辛温以通阳气也。[时珍曰] 葱乃释家五荤之一。生辛散，熟甘温，外实中空，肺之菜也，肺病宜食之。肺主气，外应皮毛，其合阳明。故所治之症多属太阴、阳明，皆取其发散通气之功，通气故能解毒及理血病。气者血之帅也，气通则血活矣。金疮磕损，折伤血出，疼痛不止者，王璆百一方，用葱白、砂糖等分研封之。云痛立止，更无痕瘢也。葱叶亦可用。又葱管吹盐入玉茎内，治小便不通及转脬危急者，极有捷效。余常用治数人得验。

‖ 附方 ‖

旧十二，新三十二。**感冒风寒**初起。即用葱白一握，淡豆豉半合，泡汤服之，取汗。濒湖集简方。**伤寒头痛如破**者。连须葱白半斤，生姜二两，水煮温服。活人书。**时疾头痛**发热者。以连根葱白二十根，和米煮粥，入醋少许，热食取汗即解。济生秘览。**数种伤寒**初起一二日，不能分别者，用上法取汗。**伤寒劳复**因交接者，腹痛卵肿。用葱白捣烂，苦酒一盏，和服之。千金

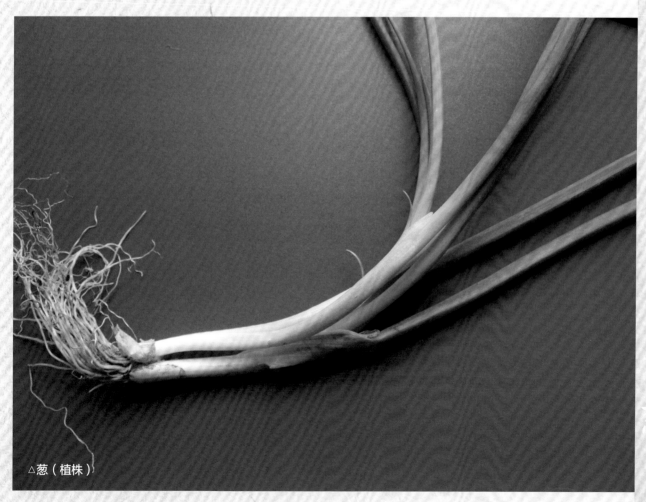

△葱（植株）

方。**风湿身痛**生葱捣烂，入香油数点，水煎，调川芎䓖、郁金末一钱服，取吐。丹溪心法。**妊娠伤寒**赤斑变为黑斑，尿血者。以葱白一把，水三升，煮热服汁，食葱令尽，取汗。伤寒类要。**六月孕动**困笃难救者。葱白一大握，水三升，煎一升，去滓顿服。杨氏产乳。**胎动下血**病痛抢心。用葱白煮浓汁饮之。未死即安，已死即出。未效再服。一方：加川芎。一方：用银器同米煮粥及羹食。梅师方。**卒中恶死**或先病，或平居寝卧，奄忽而死，皆是中恶。急取葱心黄刺入鼻孔中，男左女右，入七八寸，鼻、目血出即苏。又法：用葱刺入耳中五寸，以鼻中血出即活也。如无血出，即不可治矣。相传此扁鹊秘方也。崔氏纂要。**小儿卒死**无故者。取葱白纳入下部，及两鼻孔中，气通或嚏即活。陈氏经验方。**小儿盘肠**内钓腹痛。用葱汤洗儿腹，仍以炒葱捣贴脐上。良久，尿出痛止。汤氏婴孩宝书。**阴毒腹痛**厥逆唇青卵缩，六脉欲绝者。用葱一束，去根及青，留白二寸，烘热安脐上，以熨斗火熨之，葱坏则易，良久热气透入，手足温有汗即瘥，乃服四逆汤。若熨而手足不温，不可治。朱肱南阳活人书。**脱阳危藏**凡人大吐大泄之后，四肢厥冷，不省人事，或与女子交后，小腹肾痛，外肾搐缩，冷汗出厥逆，须臾不救。先以葱白炒热熨脐，后以葱白三七茎捣烂，用酒煮灌之，阳气即回。此华陀救卒病方也。**卒心急痛**牙关紧闭欲绝。以老葱白五茎去皮须，捣膏，以匙送入咽中，灌以麻油四两，但得下咽即苏。少顷，虫积皆化黄水而下，永不再发。累得救人。瑞竹堂方。**霍乱烦躁**坐卧不安。葱白二十茎，大枣二十枚，水三升，煎二升，分服。梅师方。**蛔虫心痛**用葱茎白二寸，铅粉二钱，捣丸服之，即止。葱能通气，粉能杀虫

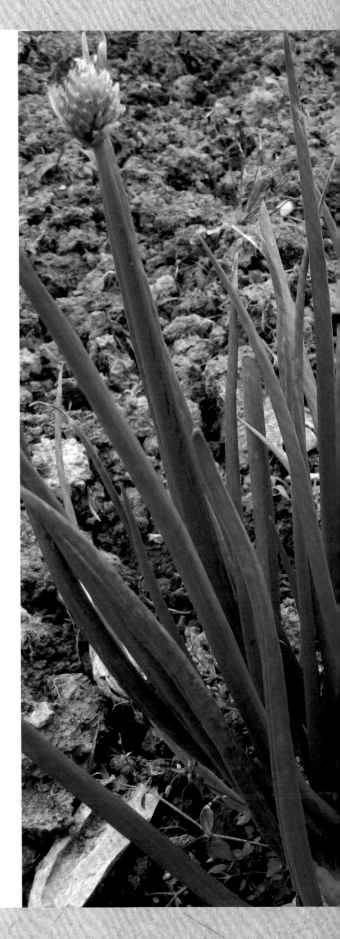

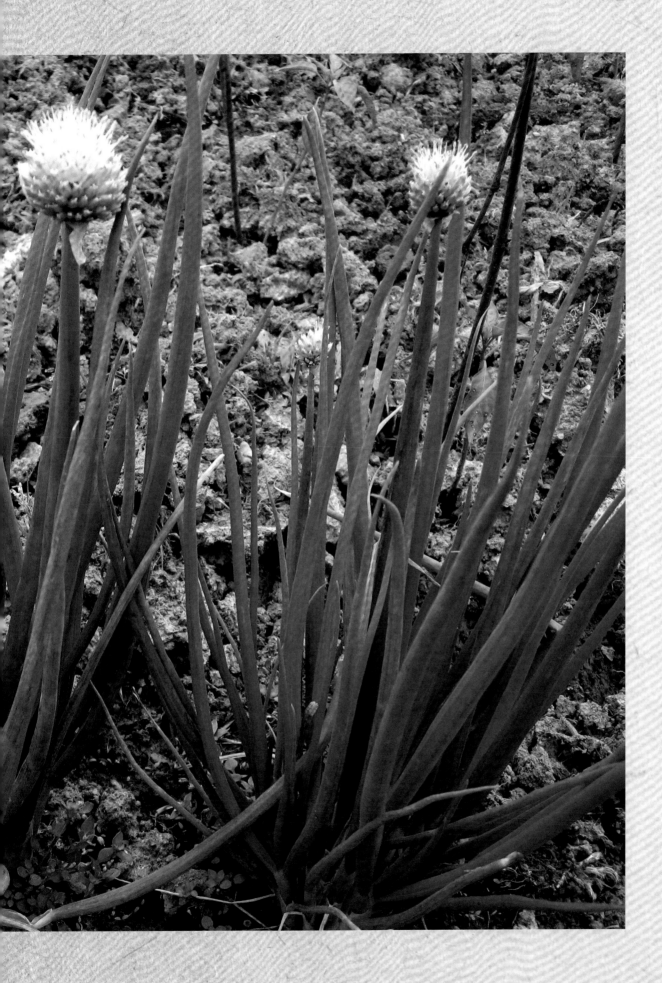

也。杨氏经验方。**腹皮麻痹**不仁者。多煮葱白食之，即自愈。危氏方。**小便闭胀**不治杀人。葱白三斤，剉炒帕盛，二个更互熨小腹，气透即通也。许学士本事方。**大小便闭**捣葱白和酢，封小腹上。仍灸七壮。外台秘要。**大肠虚闭**匀气散：用连须葱一根，姜一块，盐一捻，淡豉三七粒，捣作饼，烘掩脐中，扎定。良久，气通即通。不通再作。杨氏直指方。**小儿虚闭**葱白三根煎汤，调生蜜、阿胶末服。仍以葱头染蜜，插入肛门。少顷即通。全幼心鉴。**急淋阴肿**泥葱半斤，煨热杵烂，贴脐上。外台。**小便淋涩**或有血者。以赤根楼葱近根截一寸许，安脐中，以艾灸七壮。经验方。**小儿不尿**乃胎热也。用大葱白切四片，用乳汁半盏，同煎片时，分作四服即通。不饮乳者，服之即饮乳。若脐四旁有青黑色及口撮者，不可救也。全幼心鉴。

肿毒尿闭因肿毒未溃，小便不通。用葱切，入麻油煎至黑色，去葱取油，时涂肿处，即通。普济。**水痫病肿**葱根白皮煮汁，服一盏，当下水出。病已困者，取根捣烂，坐之取气，水自下。圣济录。**阴囊肿痛**葱白、乳香捣涂，即时痛止肿消。又方：用煨葱入盐，杵如泥，涂之。**小便溺血**葱白一握，郁金一两，水一升，煎二合，温服。一日三次。普济方。**肠痔有血**葱白三斤，煮汤熏洗立效。外台。**赤白下痢**葱白一握细切，和米煮粥，日日食之。食医心镜。**便毒初起**葱白炒热，布包熨数次，乃用傅药，即消。永类方用葱根和蜜捣傅，以纸密护之。外服通气药，即愈。**痈疽肿硬**乌金散：治痈疽肿硬无头，不变色者。米粉四两，葱白一两，同炒黑，研末，醋调贴。一伏时又换，以消为度。外科精义。**一切肿毒**葱汁渍之，日四五度。**乳痈初起**葱汁一升，顿服即散。并千金。**疔疮恶肿**刺破，以老葱、生蜜杵贴。两时疔出，以醋汤洗之，神效。圣济录。**小儿秃疮**冷泔洗净，以羊角葱捣泥，入蜜和涂之，神效。杨氏。**刺疮金疮**百治不效。葱煎浓汁渍之，甚良。**金疮瘀血**在腹者。大葱白二十枚，麻子三升，杵碎，水九升，煮一升半，顿服。当吐出脓血而愈。未尽再服。并千金方。**血壅怪病**人遍身忽然肉出如锥，既痒且痛，不能饮食，名血壅。不速治，必溃脓血。以赤皮葱烧灰淋洗，饮豉汤数盏自安。夏子益怪病奇方。**解金银毒**葱白煮汁饮之。外台秘要。**脑破骨折**蜜和葱白捣匀，厚封立效。肘后方。**自缢垂死**葱心刺耳、鼻中有血出，即苏。

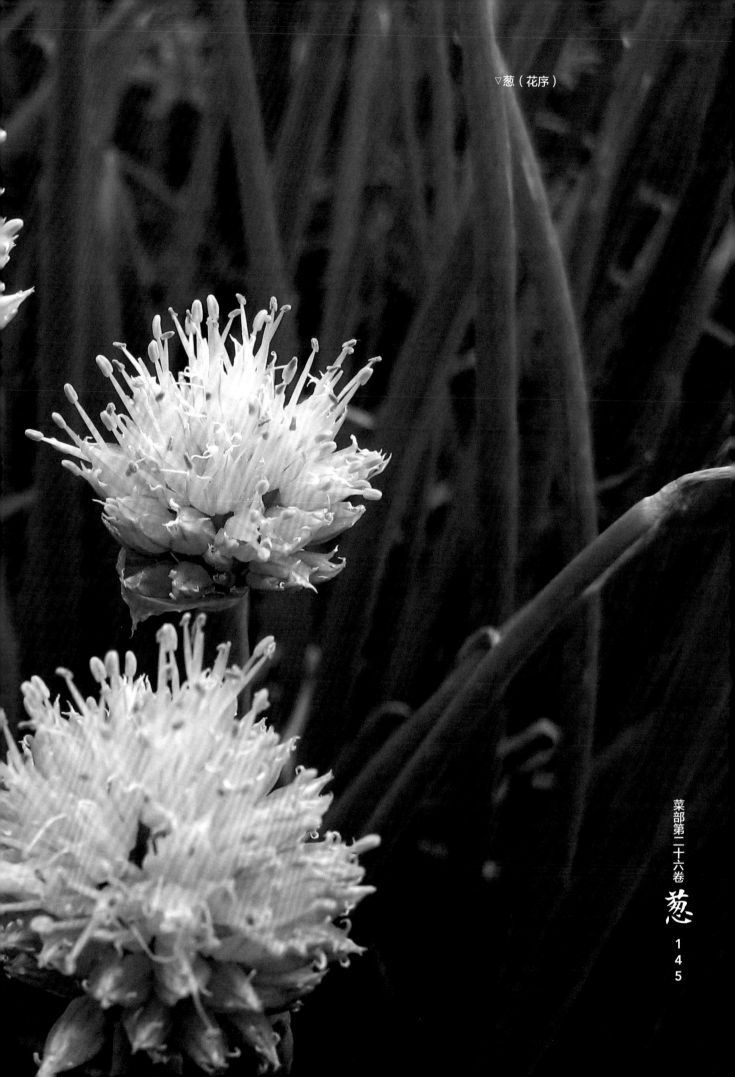

▽葱（花序）

叶

‖主治‖

煨研，傅金疮水入皲肿。盐研，傅蛇、虫伤及中射工、溪毒。日华。主水病足肿。苏颂。利五脏，益目精，发黄疸。思邈。

‖发明‖

[颂曰] 煨葱治打扑损，见刘禹锡传信方，云得于崔给事。取葱新折者，熸火煨热剥皮，其间有涕，便将罨损处。仍多煨，续续易热者。崔云：顷在泽潞，与李抱真作判官。李相方以球杖按球子。其军将以杖相格，因伤李相拇指并爪甲掰裂。遽索金创药裹之，强索酒饮，而面色愈青，忍痛不止。有军吏言此方，遂用之。三易面色却赤，斯须云已不痛。凡十数度，用热葱并涕缠裹其指，遂毕席笑语。[时珍曰] 按张氏经验方云：金创折伤血出，用葱白连叶煨热，或锅烙炒热，捣烂傅之，冷即再易。石城尉戴尧臣，试马损大指，血出淋漓。余用此方，再易而痛止。翌日洗面，不见痕迹。宋推官、鲍县尹皆得此方，每有杀伤气未绝者，亟令用此，活人甚众。又凡人头目重闷疼痛，时珍每用葱叶插入鼻内二三寸并耳内，气通即便清爽也。

‖附方‖

旧三，新二。**水病足肿**葱茎叶煮汤渍之，日三五次妙。韦宙独行方。**小便不通**葱白连叶捣烂，入蜜，合外肾上，即通。永类钤方。**疮伤风水**肿痛。取葱青叶和干姜、黄檗等分，煮汤浸洗，立愈。食疗。**蜘蛛咬疮**遍身生疮。青葱叶一茎去尖，入蚯蚓一条在内，待化成水，取点咬处即愈。李绛兵部手集。**代指毒痛**取萎黄葱叶煮汁，热渍之。千金方。

汁

‖气味‖

辛，温，滑，无毒。

‖主治‖

溺血，饮之。解藜芦及桂毒。别录。散瘀血，止衄止痛，治头痛耳聋，消痔漏，解众药毒。时珍。能消桂为水，化五石，仙方所用。弘景。

‖发明‖

[时珍曰] 葱汁即葱涕，功同葱白。古方多用葱涎丸药，亦取其通散上焦风气也。胜金方：取汁入酒少许滴鼻中，治衄血不止，云即觉血从脑散下也。又唐瑶经验方，以葱汁和蜜少许服之，亦佳。云邻媪用此甚效，老仆试之亦验。二物同食害人，何以能治此疾？恐人脾胃不同，非甚急不可轻试也。[慎微曰] 三洞要录云：葱者菜之伯也，能消金、锡、玉、石。神仙消金玉浆法：于冬至日，以壶卢盛葱汁及根茎，埋庭中。次年夏至发出，尽化为水。以法渍金、玉、银青石各三分，自消矣。暴干如饴，食之可休粮，亦曰金浆也。

‖附方‖

旧四，新一。**衄血不止**方见上。**金疮出血**不止。取葱炙热，按汁涂之即止。梅师方。**火焰丹毒**从头起者。生葱汁涂之。**痔瘘作痛**葱涎、白蜜和涂之，先以木鳖子煎汤熏洗，其冷如冰即效。一人苦此，早间用之，午刻即安也。唐仲举方。**解钩吻毒**面青口噤欲死。以葱涕唼之，即解。千金。

‖主治‖

通气。孟诜。疗饱食房劳，血渗入大肠，便血肠澼成痔，日干，研末，每服二钱，温酒下。时珍。

‖附方‖

旧一。**喉中肿塞**气不通者。葱须阴干为末，每用二钱，入蒲州胆矾末一钱，和匀。每用一字，吹之。杜壬方。

‖主治‖

心脾痛如锥刀刺，腹胀。用一升，同吴茱萸一升，水八合，煎七合，去滓，分三服，立效。颂。出崔元亮方。

‖气味‖

辛，大温，无毒。

‖主治‖

明目，补中气不足。本经。温中益精。日华。宜肺，归头。思邈。

‖附方‖

旧一。**眼暗补中**葱子半斤为末，每取一匙，水二升，煎汤一升半，去滓，入米煮粥食之。亦可为末，蜜丸梧子大，食后米汤服一二十丸，日三服。食医心镜。

△茖葱（*Allium victorialis*）

茖葱

音格。《千金》

‖ **基原** ‖

据《纲目图鉴》《中华本草》《大辞典》等综合分析考证，本品为百合科植物茖葱 *Allium victorialis* L.。分布于东北、华北、西北及安徽、湖北等地。

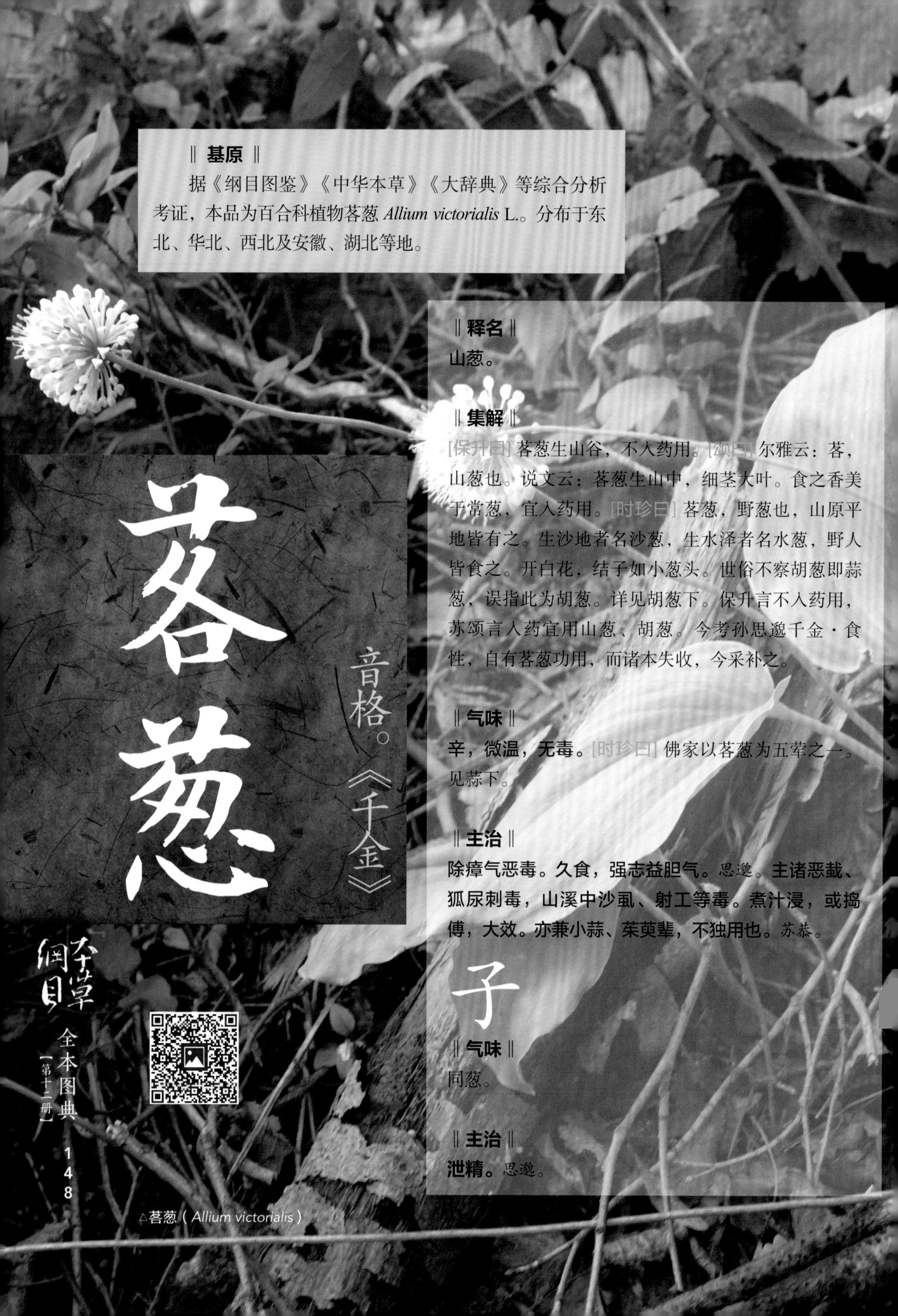

‖ **释名** ‖

山葱。

‖ **集解** ‖

[保升曰] 茖葱生山谷，不入药用。[颂曰] 尔雅云：茖，山葱也。说文云：茖葱生山中，细茎大叶。食之香美于常葱，宜入药用。[时珍曰] 茖葱，野葱也，山原平地皆有之。生沙地者名沙葱，生水泽者名水葱，野人皆食之。开白花，结子如小葱头。世俗不察胡葱即蒜葱，误指此为胡葱。详见胡葱下。保升言不入药用，苏颂言入药宜用山葱、胡葱。今考孙思邈千金·食性，自有茖葱功用，而诸本失收，今采补之。

‖ **气味** ‖

辛，微温，无毒。[时珍曰] 佛家以茖葱为五荤之一。见蒜下。

‖ **主治** ‖

除瘴气恶毒。久食，强志益胆气。思邈。**主诸恶载、狐尿刺毒，山溪中沙虱、射工等毒。煮汁浸，或捣傅，大效。亦兼小蒜、茱萸辈，不独用也。**苏恭。

子

‖ **气味** ‖

同葱。

‖ **主治** ‖

泄精。思邈。

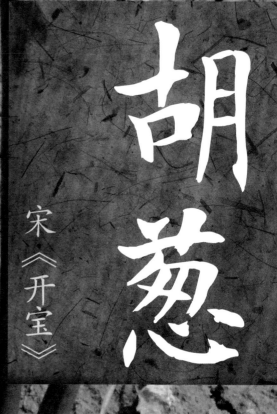

||基原||

据《纲目图鉴》《中华本草》等综合分析考证，本品可能为百合科植物洋葱 *Allium cepa* L.。全国各地均有栽培。《纲目图鉴》认为可能还包括同属植物细香葱 *A. ascalonicum* L.，我国中部、南部有栽培。《药典》四部收载洋葱药材为百合科植物洋葱的新鲜鳞茎。

胡葱

宋《开宝》

||释名||

蒜葱纲目 回回葱。[时珍曰]按孙真人食忌作葫葱，因其根似葫蒜故也。俗称蒜葱，正合此义。元人饮膳正要作回回葱，似言其来自胡地，故曰胡葱耳。

||集解||

[志曰]胡葱生蜀郡山谷。状似大蒜而小，形圆皮赤，梢长而锐。五月、六月采。[保升曰]葱凡四种：冬葱夏枯；汉葱冬枯；胡葱茎叶粗短，根若金灯；茖葱生于山谷。[颂曰]胡葱类食葱，而根茎皆细白。或云：根茎微短如金灯。或云：似大蒜而小，皮赤而锐。[时珍曰]胡葱即蒜葱也，孟诜、韩保升

△洋葱（*Allium cepa*）

所说是矣，非野葱也。野葱名茖葱，似葱而小。胡葱乃人种莳，八月下种，五月收取，叶似葱而根似蒜，其味如薤，不甚臭。江西有水晶葱，蒜根葱叶，盖其类也。李鹏飞延寿书，言胡葱即蒚子，盖因相似而误尔。今俗皆以野葱为胡葱，因不识蒜葱，故指茖葱为之，谬矣。

‖修治‖

[斅曰]凡采得依纹擘碎，用绿梅子相对拌蒸一伏时，去梅子，砂盆中研如膏，瓦器晒干用。

‖气味‖

辛，温，无毒。[时珍曰]生则辛平，熟则甘温。[诜曰]亦是薰物。久食，伤神损性，令人多忘，损目明，绝血脉，发痼疾。患胡臭、蟨齿人，食之转甚。[思邈曰]四月勿食葫葱，令人气喘多惊。

‖主治‖

温中下气，消谷能食，杀虫，利五脏不足气。孟诜。疗肿毒。保升。

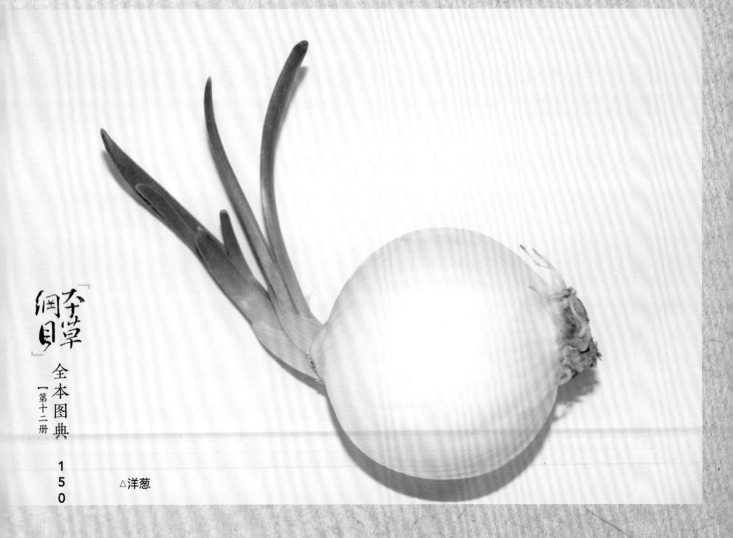

△洋葱

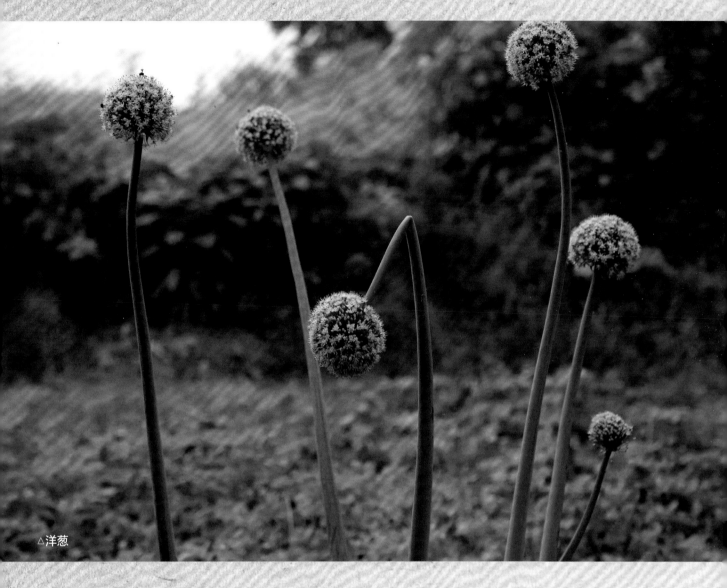
△洋葱

‖发明‖

[时珍曰] 方术煮溪涧白石为粮，及煮牛、马、驴骨令软，皆用胡葱，则亦软坚之物也。陶弘景言葱能化五石，消桂为水，则是诸葱皆能软石。故今人采荟葱煮石，谓之胡葱也。

‖附方‖

新一。**身面浮肿**小便不利，喘急。用胡葱十茎，赤小豆三合，消石一两，以水五升，煮葱、豆至熟，同擂成膏，每空心温酒服半匙。圣惠方。

子

‖主治‖

中诸肉毒，吐血不止，萎黄悴者，以一升，水煮，冷服半升，日一夜一，血定乃止。孟诜。

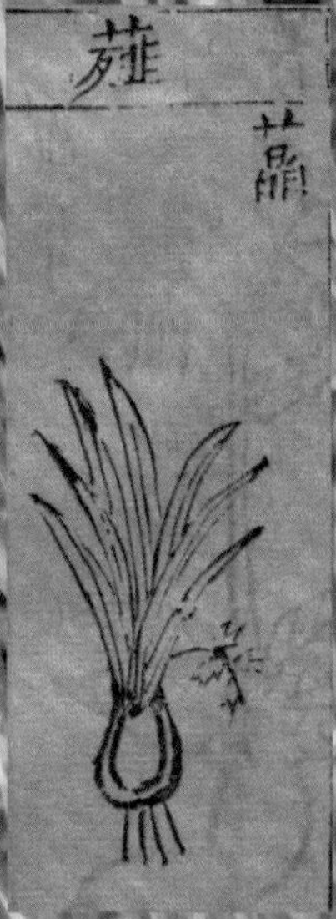

‖ 基原 ‖

据《纲目彩图》《纲目图鉴》《草药大典》《中药图鉴》等综合分析考证，本品为百合科植物小根蒜 *Allium macrostemon* Bge. 或薤 *A. chinense* G. Don。我国南北各地均有分布。《中华本草》还收载有长梗薤白 *A.neriniflorum*(Herb.) Baker 和天蓝小根蒜 *A.caeruleum* Pall。《药典》收载薤白药材为百合科植物小根蒜或薤的干燥鳞茎；夏、秋二季采挖，洗净，除去须根，蒸透或置沸水中烫透，晒干。

薤

音械。《别录》中品

△薤（*Allium chinense*）

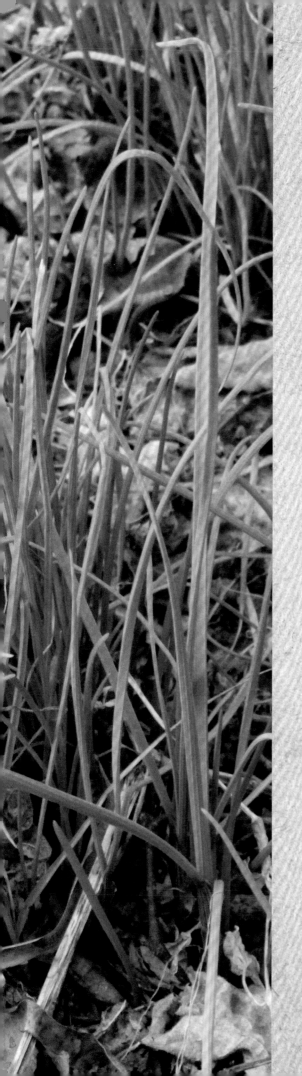

‖释名‖

藠子音叫。或作荞者非。**莜子**音钓**火葱**纲目**菜芝**别录**鸿荟**音会。[时珍曰]薤本文作䪥，韭类也。故字从韭，从叡，音概，谐声也。今人因其根白，呼为藠子，江南人讹为莜子。其叶类葱而根如蒜，收种宜火熏，故俗人称为火葱。罗愿云：物莫美于芝，故薤为菜芝。苏颂复附莜子于蒜条，误矣。

‖集解‖

[别录曰]薤生鲁山平泽。[恭曰]薤是韭类。叶似韭而阔，多白而无实。有赤、白二种：白者补而美，赤者苦而无味。[颂曰]薤处处有之。春秋分莳，至冬叶枯。尔雅云：荙，山薤也。生山中，茎叶与家薤相类，而根差长，叶差大，仅若鹿葱，体性亦与家薤同。今人少用。[宗奭曰]薤叶如金灯叶，差狭而更光。故古人言薤露者，以其光滑难伫之义。[时珍曰]薤八月栽根，正月分莳，宜肥壤。数枝一本，则茂而根大。叶状似韭。韭叶中实而扁，有剑脊。薤叶中空，似细葱叶而有棱，气亦如葱。二月开细花，紫白色。根如小蒜，一本数颗，相依而生。五月叶青则掘之，否则肉不满也。其根煮食、苊酒、糟藏、醋浸皆宜。故内则云：切葱、薤实诸醢以柔之。白乐天诗云"酥暖薤白酒"，谓以酥炒薤白投酒中也。一种水晶葱，葱叶蒜根，与薤相似，不臭，亦其类也。按王祯农书云：野薤俗名天薤。生麦原中，叶似薤而小，味益辛，亦可供食，但不多有。即尔雅山薤是也。

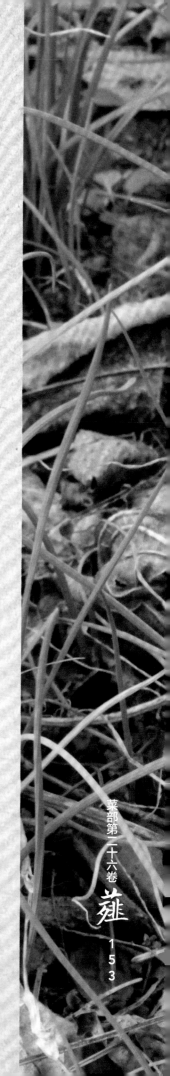

薤白

‖气味‖

辛、苦，温，滑，无毒。[好古曰] 入手阳明经。[颂曰] 薤宜去青留白，白冷而青热也。[诜曰] 发热病，不宜多食。三四月勿食生者。[大明曰] 生食引涕唾。不可与牛肉同食，令人作癥瘕。

‖主治‖

金疮疮败。轻身，不饥耐老。本经。归骨，除寒热，去水气，温中散结气。作羹食，利病人。诸疮中风寒水气肿痛，捣涂之。别录。煮食，耐寒，调中补不足，止久痢冷泻，肥健人。日华。治泄痢下重，能泄下焦阳明气滞。李杲。[好古曰] 下重者，气滞也。四逆散加此以泄气滞。治少阴病厥逆泄痢，及胸痹刺痛，下气散血，安胎。时珍。心病宜食之。利产妇。思邈。治女人带下赤白，作羹食之。骨哽在咽不去者，食之即下。孟诜。补虚解毒。苏颂。白者补益，赤者疗金疮及风，生肌肉。苏恭。与蜜同捣，涂汤火伤，效甚速。宗奭。温补，助阳道。时珍。

‖发明‖

[弘景曰] 薤性温补，仙方及服食家皆须之，偏入诸膏用。不可生啖，荤辛为忌。[诜曰] 薤，白色者最好，虽有辛，不荤五脏。学道人长服之，可通神安魂魄，益气续筋力。[颂曰] 白薤之

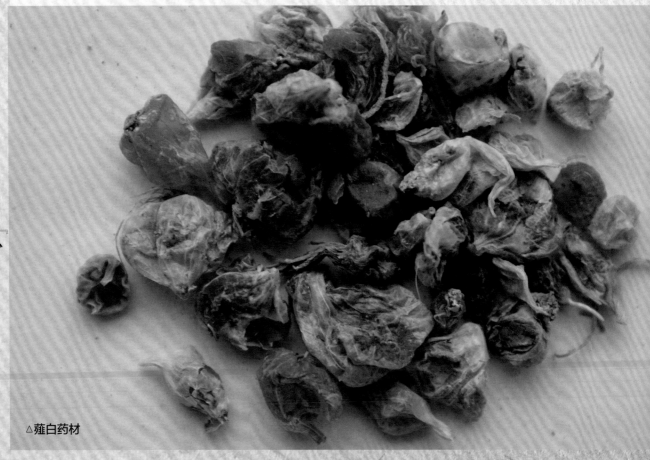

△薤白药材

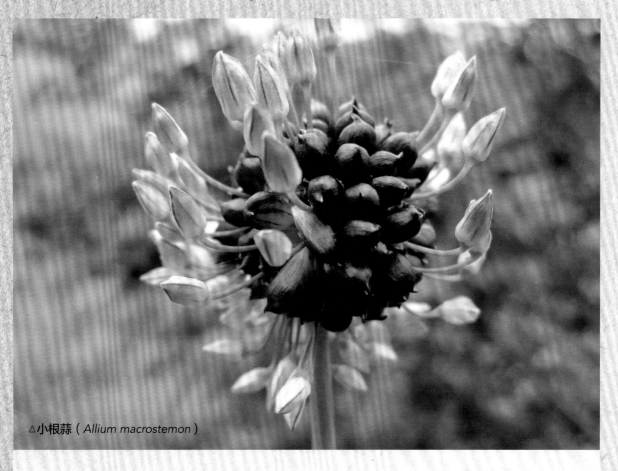

△小根蒜（*Allium macrostemon*）

白，性冷而补。又曰：莜子，煮与蓐妇饮，易产。亦主脚气。[时珍曰] 薤味辛气温。诸家言其温补，而苏颂图经独谓其冷补。按杜甫薤诗云：束比青刍色，圆齐玉箸头。衰年关膈冷，味暖并无忧。亦言其温补，与经文相合。则冷补之说，盖不然也。又按王祯云：薤生则气辛，熟则甘美。种之不蠹，食之有益。故学道人资之，老人宜之。然道家以薤为五荤之一，而诸氏言其不荤何耶？薛用弱齐谐志云：安陆郭坦兄，得天行病后，遂能大餐，每日食至一斛。五年，家贫行乞。一日大饥，至一园，食薤一畦，大蒜一畦。便闷极卧地，吐一物如龙，渐渐缩小。有人撮饭于上，即消成水，而病寻瘳也。按此亦薤散结、蒜消癥之验也。[宗奭曰] 薤叶光滑，露亦难伫。千金治肺气喘急方中用之，亦取其滑泄之义。

‖附方‖

旧十五，新八。**胸痹刺痛** 张仲景栝楼薤白汤：治胸痹，痛彻心背，喘息咳唾短气，喉中燥痒，寸脉沉迟，关脉弦数，不治杀人。用栝楼实一枚，薤白半升，白酒七升，煮二升，分二服。千金治胸痹，半夏薤白汤用薤白四两，半夏一合，枳实半两，生姜一两，栝楼实半枚，㕮咀，以白蔹浆三升，煮一升，温服，日三。肘后治胸痛，瘥而复发。薤根五升，捣汁饮之，立瘥。蔹音在，酢浆也。**卒中恶死** 卒死，或先病，或平居

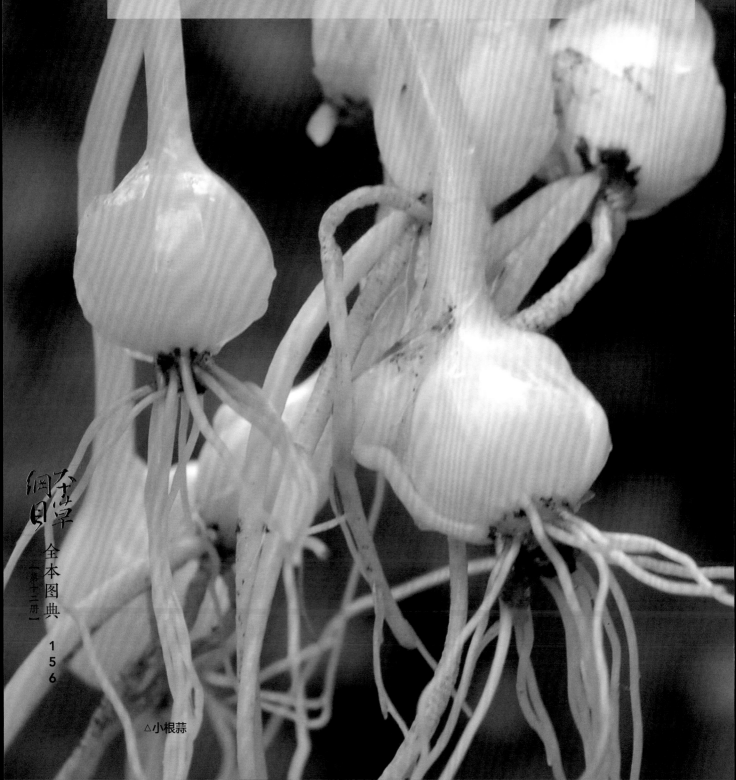

小根蒜 *Allium macrostemon* ITS2 条形码主导单倍型序列：

```
1   TGCCTTGCGT CGTTCCTACC ATCCATCTAC GGTAAACGTA GGTCGGGTGA CGATGGATGT GGAGATTGAC CCTCCGTTCT
81  TTAATAGTGC GGTCGGTTCA AGGGAATGTT ATCGCTAGGC CCACGCGCGG CGAACGGAGT ATCGAGACAA CAAAGATGTT
161 TCTAACCGCG TCCAGGTGTC CCAAGTGCAA TGCAACATTA AAAGAAACCA TTCTCGATGT TTGCACGAGC CGCAAACTCG
241 GACCA
```

薤 *Allium chinense* ITS2 条形码主导单倍型序列：

```
1   TGCCTTGCGT CATTCTTACC TCCCACCTAC GACAAACGTA TCGTGGGTGA CGGTGGATGT GGTGATTGAC CTTCCGTGCT
81  TTAGTTGTGC GGTTGGTTTA AGTGAATGTT TTCGCTAGGT CTACGCGCGG CGAATGGTGT ATCGAGTTAA CACACGATAT
161 CTCTAACTGC GTCCAGGAGT CCTAGGCACG ATGTAACATT TGATGAAATC ATTTTCGATG TTTGCCTCAG TCGCAAGCTC
241 GGACCA
```

△小根蒜

寝卧奄忽而死，皆是中恶。以薤汁灌入鼻中，便省。肘后。**霍乱干呕**不止者。以薤一虎口，以水三升，煮取一半，顿服。不过三作即已。韦宙独行方。**奔豚气痛**薤白捣汁饮之。肘后方。**赤痢不止**薤同黄檗煮汁服之。陈藏器。**赤白痢下**薤白一握，同米煮粥，日食之。食医心镜。**小儿疳痢**薤白生捣如泥，以粳米粉和蜜作饼，炙熟与食。不过三两服。杨氏产乳。**产后诸痢**多煮薤白食，仍以羊肾脂同炒食之。范汪方。**妊娠胎动**腹内冷痛。薤白一升，当归四两，水五升，煮二升，分三服。古今录验。**郁肉脯毒**杵薤汁，服二三升良。葛洪方。**疮犯恶露**甚者杀人。薤白捣烂，以帛裹煨熟，去帛傅之，冷即易换。亦可捣作饼，以艾灸之，热气入疮，水出即瘥也。梅师方。**手指赤色**随月生死。以生薤一把，苦酒煮熟，捣烂涂之，愈乃止。肘后方。**疥疮痛痒**煮薤叶，捣烂涂之。同上。**灸疮肿痛**薤白一升，猪脂一斤，切，以苦酒浸一宿，微火煎三上三下，去滓涂之。梅师方。**手足瘑疮**生薤一把，以热醋投入，以封疮上取效。千金。**毒蛇螫伤**薤白捣傅。徐玉方。**虎犬咬伤**薤白捣汁一升饮之，并涂之。日三服，瘥乃止。葛洪方。**诸鱼骨哽**薤白嚼柔，以绳系中，吞到哽处，引之即出。同上。**误吞钗镮**取薤白曝萎，煮熟勿切，食一大束，钗即随出。葛洪方。**目中风翳**作痛。取薤白截断，安膜上令遍。痛作复为之。范汪方。**咽喉肿痛**薤根醋捣傅肿处。冷即易之。圣惠。

‖ 附录 ‖

蓑荞拾遗 [藏器曰] 味辛，温，无毒。主霍乱腹冷胀满，冷气攻击，腹满不调，产后血攻胸膈刺痛，煮服之。生平泽，其苗如葱、韭。[时珍曰] 此亦山薤之类，方名不同耳。

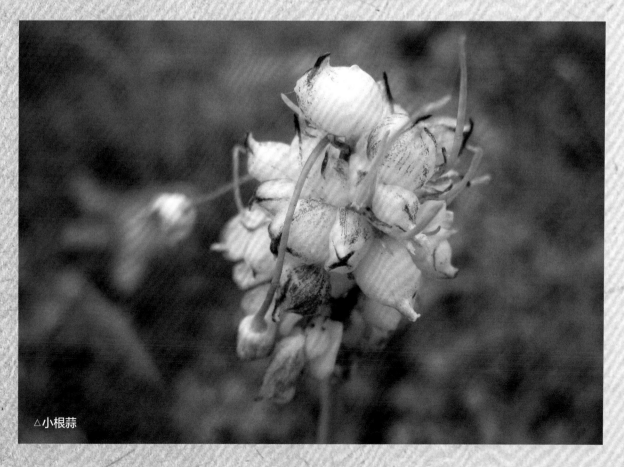

△小根蒜

《中药大辞典》*认为本品为百合科植物小蒜 *Allium scorodoprasum* L.。全国各地均有分布。

*江苏新医学院.中药大辞典[M].上海科学技术出版社,1977.

蒜

《别录》下品

‖ 释名 ‖

小蒜别录**茆蒜**音卯**荤菜**。[时珍曰]蒜字从祘,音蒜,谐声也。又象蒜根之形。中国初惟有此,后因汉人得葫蒜于西域,遂呼此为小蒜以别之。故崔豹古今注云:蒜,茆蒜也,俗谓之小蒜。胡国有蒜,十子一株,名曰胡蒜,俗谓之大蒜是矣。蒜乃五荤之一,故许氏说文谓之荤菜。五荤即五辛,谓其辛臭昏神伐性也。练形家以小蒜、大蒜、韭、芸薹、胡荽为五荤,道家以韭、薤、蒜、芸薹、胡荽为五荤,佛家以大蒜、小蒜、兴渠、慈葱、茖葱为五荤。兴渠,即阿魏也。虽各不同,然皆辛熏之物,生食增恚,熟食发淫,有损性灵,故绝之也。

△小蒜（*Allium scorodoprasum*）

‖集解‖

[别录曰] 蒜，小蒜也。五月五日采之。[弘景曰] 小蒜生叶时，可煮和食。至五月叶枯，取根名葷子，正尔啖之，亦甚熏臭。[保升曰] 小蒜野生，处处有之。小者一名葷，音乱；一名蒿，音力。苗、叶、根、子皆似葫，而细数倍也。尔雅云：蒿，山蒜也。说文云：蒜，葷菜也。菜之美者，云梦之葷。生山中者，名蒿。[颂曰] 本草谓大蒜为葫，小蒜为蒜，而说文所谓葷菜者，乃大蒜也，蒿即小蒜也。书传载物之别名不同如此，用药不可不审。[宗奭曰] 小蒜即蒿也。苗如葱针，根白，大者如乌芋子。兼根煮食，谓之宅蒜。[时珍曰] 家蒜有二种：根茎俱小而瓣少，辣甚者，蒜也，小蒜也；根茎俱大而瓣多，辛而带甘者，葫也，大蒜也。按孙炎尔雅正义云：帝登蒿山，遭莸芋毒，将死，得蒜嚼食乃解，遂收植之，能杀腥膻虫鱼之毒。又孙愐唐韵云：张骞使西域，始得大蒜种归。据此则小蒜之种，自蒿移栽，从古已有。故尔雅以蒿为山蒜，所以别家蒜也。大蒜之种，自胡地移来，至汉始有。故别录以葫为大蒜，所以见中国之蒜小也。又王祯农书云：一种泽蒜，最易滋蔓，随剧随合。熟时采子，漫散种之。吴人调鼎多用此根作菹，更胜葱、韭也。按此正别录所谓小蒜是也。其始自野泽移来，故有泽名，而寇氏误作宅字矣。诸家皆以野生山蒜、泽蒜解家莳之小蒜，皆失于详考。小蒜虽出于蒿，既经人力栽培，则性气不能不移。故不得不辨。

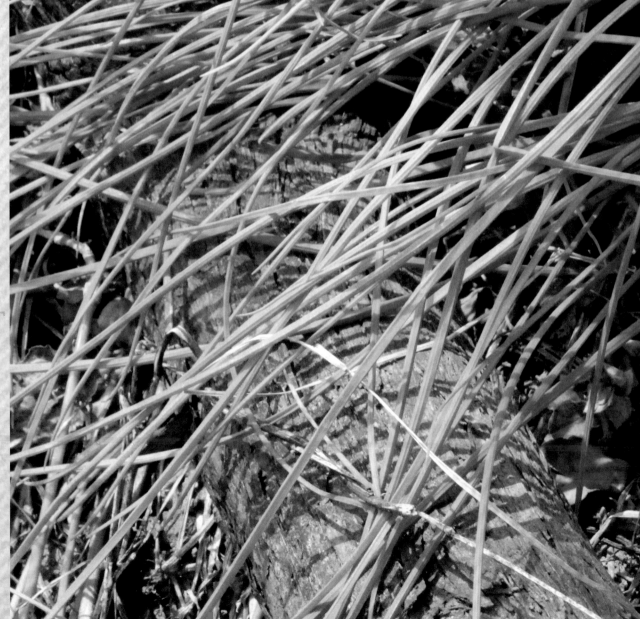

小蒜根也。

‖气味‖

辛，温，有小毒。味辛性热。损人，不可长食。无毒。三月勿久食，伤人志性。黄帝书云：同生鱼食，令人夺气，阴核疼。脚气风病人及时病后，忌食之。

‖主治‖

归脾肾，主霍乱，腹中不安，消谷，理胃温中，除邪痹毒气。别录。主溪毒。弘景。下气，治蛊毒，傅蛇、虫、沙虱疮。日华。此蒜与胡葱相得。主恶蚛毒、山溪中沙虱、水毒，大效。山人、僜、獠时用之。涂丁肿甚良。孟诜。

叶

‖主治‖

心烦痛，解诸毒，小儿丹疹。思邈。

‖发明‖

[颂曰] 古方多用小蒜治中冷霍乱，煮汁饮之。南齐褚澄治李道念鸡瘕，便瘥。[宗奭曰] 华陀用蒜齑，即此蒜也。[时珍曰] 按李延寿南史云：李道念病已五年。丞相褚澄诊之。曰：非冷非热，当是食白瀹鸡子过多也。取蒜一升煮食，吐出一物涎裹，视之乃鸡雏，翅足俱全。澄曰：未尽也。更吐之，凡十二枚而愈。或以蒜字作苏字者，误矣。范晔后汉书云：华陀见一人病噎，食不得下，令取饼店家蒜齑大酢二升饮之，立吐一蛇。病者悬蛇于车，造佗家，见壁北悬蛇数十，乃知其奇。又夏子益奇疾方云：人头面上有光，他人手近之如火炽者，此中蛊也。用蒜汁半两，和酒服之，当吐出如蛇状。观三书所载，则蒜乃吐蛊要药，而后人鲜有知者。

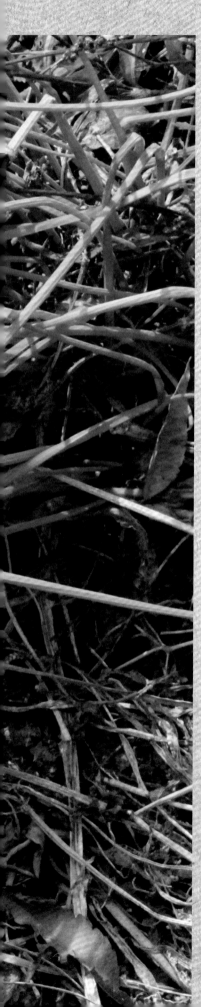

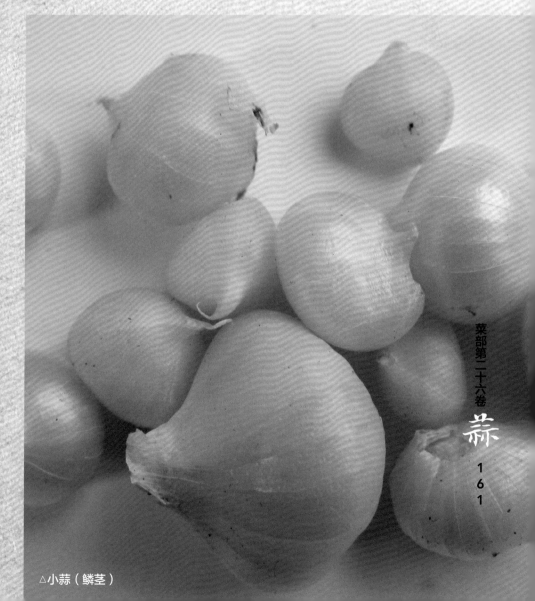

△小蒜（鳞茎）

‖ 附方 ‖

旧七，新七。**时气温病**初得头痛，壮热脉大。即以小蒜一升，杵汁三合，顿服。不过再作便愈。肘后方。**霍乱胀满**不得吐下，名干霍乱。小蒜一升，水三升，煮一升，顿服。肘后方。**霍乱转筋**入腹杀人。以小蒜、盐各一两，捣傅脐中，灸七壮，立止。圣济录。**积年心痛**不可忍，不拘十年、五年者，随手见效。浓醋煮小蒜食饱，勿着盐。曾用之有效，再不发也。兵部手集。**水毒中人**一名中溪，一名中湿，一名水病，似射工而无物。初得恶寒，头目微疼，旦醒暮剧，手足逆冷。三日则生虫，食人下部，肛中有疮，不痒不痛。过六七日虫食五脏，注下不禁。以小蒜三升，煮微热，大热即无力，以浴身。若身发赤斑文者，毋以他病治之也。肘后方。**射工中人**成疮者。取蒜切片，贴疮上，灸七壮。千金。**止截疟疾**小蒜不拘多少，研泥，入黄丹少许，丸如芡子大。每服一丸，面东新汲水下，至妙。唐慎微。**阴肿如刺**汗出者。小蒜一升，韭根一升，杨柳根二斤，酒三升，煎沸乘热熏之。永类方。**恶核肿结**小蒜、吴茱萸等分，捣傅即散。肘后。**五色丹毒**无常，及发足踝者。杵蒜厚傅，频易。葛氏。**小儿白秃**头上团团白色。以蒜切口揩之。子母秘录。**蛇蝎螫人**小蒜捣汁服，以滓傅之。肘后。**蜈蚣咬疮**嚼小蒜涂之。良。肘后方。**蚰蜒入耳**小蒜洗净，捣汁滴之。未出再滴。李绛兵部手集。

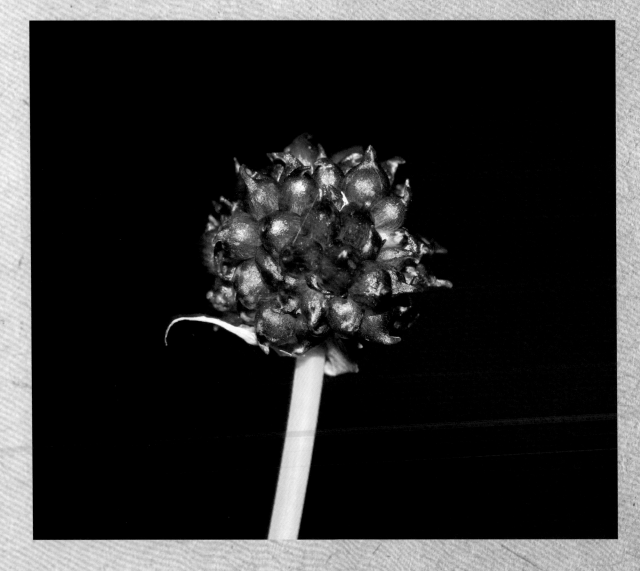

‖ 基原 ‖

《纲目图鉴》认为本品为小根蒜 *Allium macrostemon* Bge.。
参见本卷"薤"项下。

‖ 释名 ‖

薃音历泽蒜。

‖ 集解 ‖

[颂曰] 江南一种山蒜，似大蒜而臭。[藏器曰] 泽蒜根如小蒜，叶如韭。又生石间者名石蒜，与蒜无异。[时珍曰] 山蒜、泽蒜、石蒜，同一物也，但分生于山、泽、石间不同耳。人间栽莳小蒜，始自三种移成，故犹有泽蒜之称。尔雅云：薃，山蒜也。今京口有蒜山，产蒜是也。处处有之，不独江南。又吕忱字林云：荫，水中蒜也。则蒜不但产于山，而又产于水也。别有山慈姑、水仙花、老鸦蒜、石蒜之类，根叶皆似蒜而不可食，其花亦异。并见草部下。

‖ 气味 ‖

辛，温，无毒。

‖ 主治 ‖

山蒜：治积块，及妇人血瘕，用苦醋磨服傅多效。苏颂。泽蒜、石蒜：并温补下气，滑水源。藏器。

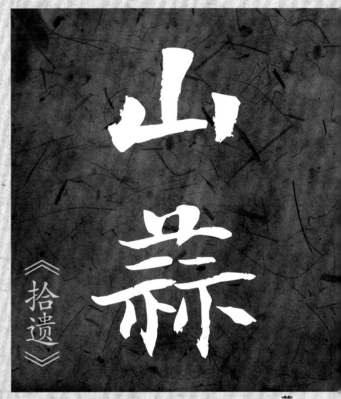

山蒜
《拾遗》

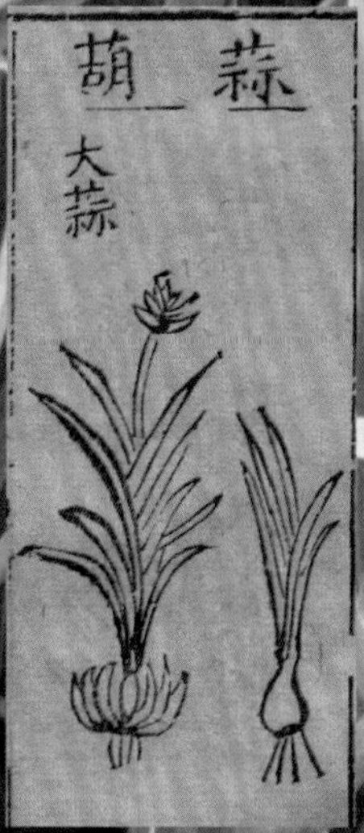

‖ 基原 ‖

据《纲目彩图》《药典图鉴》《中华本草》《汇编》
等综合分析考证，本品为百合科植物大蒜 *Allium sativum* L.。
全国各地均有栽培。《药典》收载大蒜药材为百合科植物大
蒜的鳞茎；夏季叶枯时采挖，除去须根和泥沙，通风晾晒至
外皮干燥。

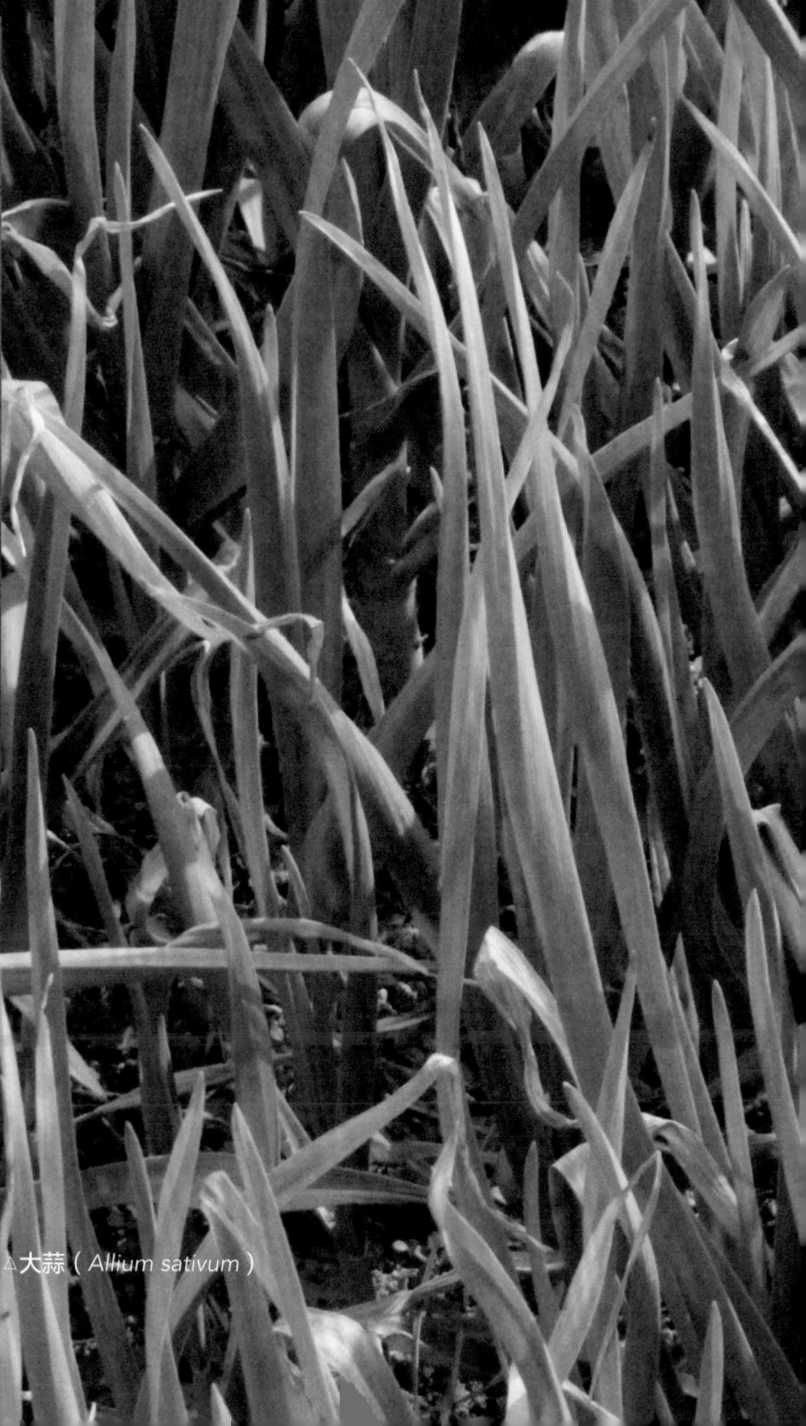

葫

《别录》下品

△大蒜（*Allium sativum*）

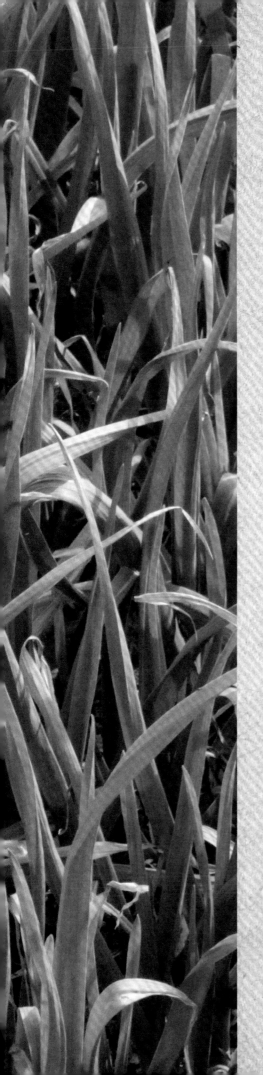

‖释名‖

大蒜弘景**荤菜**。[弘景曰] 今人谓葫为大蒜，蒜为小蒜，以其气类相似也。[时珍曰] 按孙愐唐韵云：张骞使西域，始得大蒜、胡荽。则小蒜乃中土旧有，而大蒜出胡地，故有胡名。二蒜皆属五荤，故通可称荤。详见蒜下。

‖集解‖

[别录曰] 葫，大蒜也。五月五日采，独子者入药尤佳。[保升曰] 葫出梁州者，大径二寸，最美少辛；泾阳者，皮赤甚辣。[颂曰] 今处处园圃种之。每颗六七瓣，初种一瓣，当年便成独子葫，至明年则复其本矣。其花中有实，亦作葫瓣状而极小，亦可种之。[时珍曰] 大、小二蒜皆八月种。春食苗，夏初食薹，五月食根，秋月收种。北人不可一日无者也。

‖气味‖

辛，温，有毒。久食损人目。[弘景曰] 性最熏臭，不可食。俗人作齑以啖鲙肉，损性伐命，莫此之甚。惟可生食，不中煮也。[恭曰] 此物煮羹臛为馔中之俊，而陶云不中煮，当是未经试耳。[藏器曰] 初食不利目，多食却明。久食令人血清，使毛发白。[时珍曰] 久食伤肝损眼。故嵇康养生论云：荤辛害目，此为甚耳。今北人嗜蒜宿炕，故盲瞽最多。陈氏乃云多食明目，与别录相左，何耶？[震亨曰] 大蒜属火，性热喜散，快膈，善化肉，暑月人多食之。伤气之祸，积久自见，养生者忌之。化肉之功，不足论也。[颂曰] 多食伤肺、伤脾、伤肝胆，生痰助火昏神。[思邈曰] 四月、八月食葫，伤神，令人喘悸，口味多爽。多食生葫行房，伤肝气，令人面无色。生葫合青鱼鲊食，令人腹内生疮，肠中肿，又成疝瘕，发黄疾。合蜜食，杀人。凡服一切补药，不可食之。

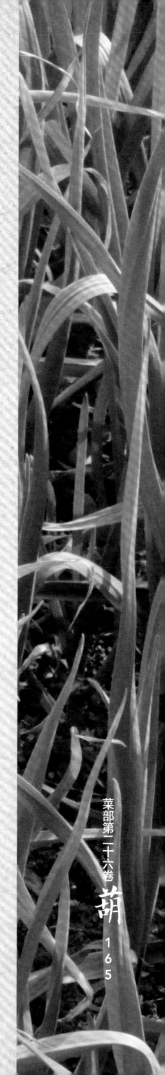

主治

归五脏，散痈肿䘌疮，除风邪，杀毒气。别录。下气，消谷，化肉。苏恭。去水恶瘴气，除风湿，破冷气，烂痃癖，伏邪恶，宣通温补，疗疮癣，杀鬼去痛。藏器。健脾胃，治肾气，止霍乱转筋腹痛，除邪崇，解温疫，疗劳疟冷风，傅风损冷痛，恶疮、蛇虫、溪毒、沙虱，并捣贴之。熟醋浸，经年者良。日华。温水捣烂服，治中暑不醒。捣贴足心，止鼻衄不止。和豆豉丸服，治暴下血，通水道。宗奭。捣汁饮，治吐血心痛。煮汁饮，治角弓反张。同鲫鱼丸，治膈气。同蛤粉丸，治水肿。同黄丹丸，治痢疟、孕痢。同乳香丸，治腹痛。捣膏敷脐，能达下焦消水，利大小便。贴足心，能引热下行，治泄泻暴痢及干湿霍乱，止衄血。纳肛中，能通幽门，治关格不通。时珍。

发明

[宗奭曰] 葫气极荤，置臭肉中反能掩臭。凡中暑毒人，烂嚼三两瓣，温水送之，下咽即知，但禁饮冷水。又鼻衄不止者，捣贴足心，衄止即拭去。[时珍曰] 葫蒜入太阴、阳明，其气熏烈，能通五脏，达诸窍，去寒湿，辟邪恶，消痈肿，化癥积肉食，此其功也。故王祯称之云：味久不变，可以资生，可以致远，化臭腐为神奇，调鼎俎，代醯酱。携之旅涂，则炎风瘴雨不能加，食馂腊毒不能害。夏月食之解暑气。北方食肉面尤不可无。乃食经之上品，日用之多助者也。盖不知其辛能散气，热能助火，伤肺损目，昏神伐性之害，荏苒受之而不悟也。尝有一妇，衄血一昼夜不止，诸治不效。时珍令以蒜傅足心，即时血止，真奇方也。又叶石林避暑录云：一仆暑月驰马，忽仆地欲绝。同舍王相教用大蒜及道上热土各一握研烂，以新汲水一盏和取汁，抉齿灌之，少顷即苏。相传徐州市门，忽有版书此方，咸以为神仙救人云。[藏器曰] 昔有患痃癖者，梦人教每日食大蒜三颗。初服遂至瞑眩吐逆，下部如火。后有人教取数片，合皮

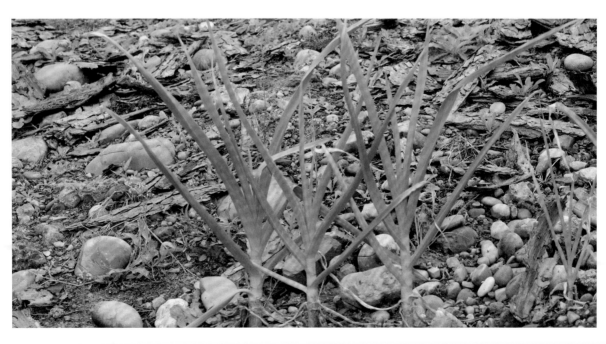

截却两头吞之，名曰内灸，果获大效也。[颂曰] 经言葫散痈肿。按李绛兵部手集方云：毒疮肿毒，号叫卧眠不得，人不能别者。取独头蒜两颗捣烂，麻油和，厚傅疮上，干即易之。屡用救人，无不神效。卢坦侍郎肩上疮作，连心痛闷，用此便瘥。又李仆射患脑痈久不瘥，卢与此方亦瘥。又葛洪肘后方云：凡背肿，取独颗蒜横截一分，安肿头上，炷艾如梧子大，灸蒜百壮，不觉渐消，多灸为善。勿令大热，若觉痛即擎起蒜。蒜焦更换新者，勿令损皮肉。洪尝苦小腹下患一大肿，灸之亦瘥。数用灸人，无不应效。又江宁府紫极宫刻石记其事云：但是发背及痈疽恶疮肿核初起有异，皆可灸之，不计壮数。惟要痛者灸至不痛，不痛者灸至痛极而止。疣赘之类灸之，亦便成痂自脱，其效如神。乃知方书无空言者。但人不能以意详审，则不得尽应耳。[时珍曰] 按李迅论蒜钱灸法云：痈疽之法，着灸胜于用药。缘热毒中膈，上下不通。必得毒气发泄，然后解散。凡初发一日之内，便用大独头蒜切如小钱厚，贴顶上灸之。三壮一易，大概以百壮为率。一使疮不开大，二使内肉不坏，三疮口易合，一举而三得之。但头及项以上，切不可用此，恐引气上，更生大祸也。又史源记蒜灸之功云：母氏背胛作痒，有赤晕半寸，白粒如黍。灸二七壮，其赤随消。信宿，有赤流下长二寸。举家归咎于灸。外医用膏护之，日增一晕，二十二日，横斜约六七寸，痛楚不胜。或言一尼病此，得灸而愈。予奔问之。尼云：剧时昏不知人，但闻范奉议坐守灸八百余壮方苏，约艾一筛。予亟归，以炷如银杏大，灸十数，殊不觉；乃灸四旁赤处，皆痛。每一壮烬则赤随缩入，三十余壮，赤晕收退。盖灸迟则初发处肉已坏，故不痛，直待灸到好肉方痛也。至夜则火焮满背，疮高阜而热，夜得安寝矣。王晓如覆一瓯，高三四寸，上有百数小窍，色正黑，调理而安。盖高阜者，毒外出也。小窍多，毒不聚也。色正黑，皮肉坏也。非艾火出其毒于坏肉之里，则内逼五脏而危矣。庸医傅贴凉冷消散之说，何可信哉？

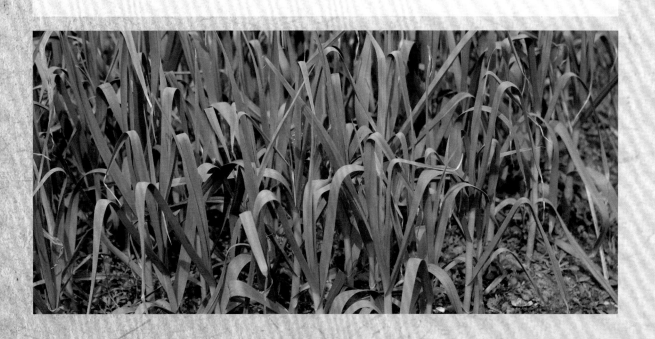

‖附方‖

旧十六，新三十一。**背疮灸法**凡觉背上肿硬疼痛，用湿纸贴寻疮头。用大蒜十颗，淡豉半合，乳香一钱，细研。随疮头大小，用竹片作圈围定，填药于内，二分厚，着艾灸之。痛灸至痒，痒灸至痛，以百壮为率。与蒜钱灸法同功。外科精要。**疔肿恶毒**用门臼灰一撮罗细，以独蒜或新蒜薹染灰擦疮口，候疮自然出少汁，再擦，少顷即消散也。虽发背痈肿，亦可擦之。**五色丹毒**无常色，及发足踝者。捣蒜厚傅，干即易之。肘后方。**关格胀满**大小便不通。独头蒜烧熟去皮，绵裹纳下部，气立通也。外台秘要。**干湿霍乱转筋**。用大蒜捣涂足心，立愈，永类钤方。**水气肿满**大蒜、田螺、车前子等分，熬膏摊贴脐中，水从便溲而下，数日即愈。象山民人患水肿，一卜者传此，用之有效。仇远稗史。**山岚瘴气**生、熟大蒜各七片，共食之。少顷腹鸣，或吐血，或大便泄，即愈。摄生众妙方。**疟疾寒热**肘后用独头蒜炭上烧之，酒服方寸匕。简便用桃仁半片，放内关穴上，将独蒜捣烂罨之，缚住，男左女右，即止。邻妪用此治人屡效。普济方：端午日，取独头蒜煨熟，入矾红等分，捣丸芡子大，每白汤嚼下一丸。**寒疟冷痢**端午日，以独头蒜十个，黄丹二钱，捣丸梧子大。每服九丸，长流水下，甚妙。普济方。**泄泻暴痢**大蒜捣贴两足心。亦可贴脐中。千金方。**下痢禁口**及小儿泄痢。方并同上。**肠毒下血**蒜连丸：用独蒜煨捣，和黄连末为丸，日日米汤服之。济生方。**暴下血病**用葫五七枚，去皮研膏，入豆豉捣，丸梧子大。每米饮下五六十丸，无不愈者。寇宗奭本草衍义。**鼻血不止**服药不应。用蒜一枚，去皮研如泥，作钱大饼子，厚一豆许。左鼻血出，贴左足心；右鼻血出，贴右足心；两鼻俱出，俱贴之，立瘥。简要济众方。**血逆心痛**生蒜捣汁，服二升即愈。肘后。**鬼疰腹痛**不可忍者。独头蒜一枚，香墨如枣大，捣和酱汁一合，顿服。永类钤方。**心腹冷痛**法醋浸至二三年蒜，食至数颗，其效如神。李时珍濒湖集简方。**夜啼腹痛**面青，冷证也。用大蒜一枚煨研日干，乳香五分，捣丸芥子大。每服七丸，乳汁下。危氏得效方。**寒湿气痛**端午日收独蒜，同辰粉捣，涂之。唐瑶经验方。**鬼毒风气**独头蒜一枚，和雄黄、杏仁研为丸，空腹饮下三丸。静坐

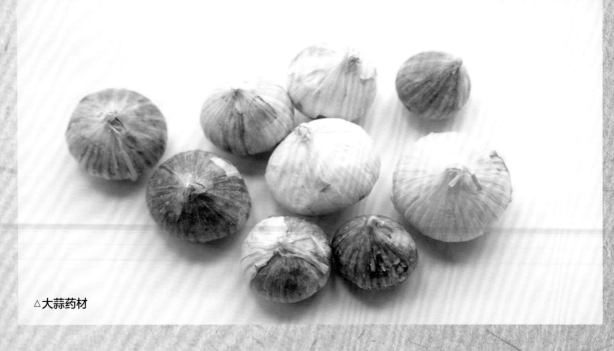

△大蒜药材

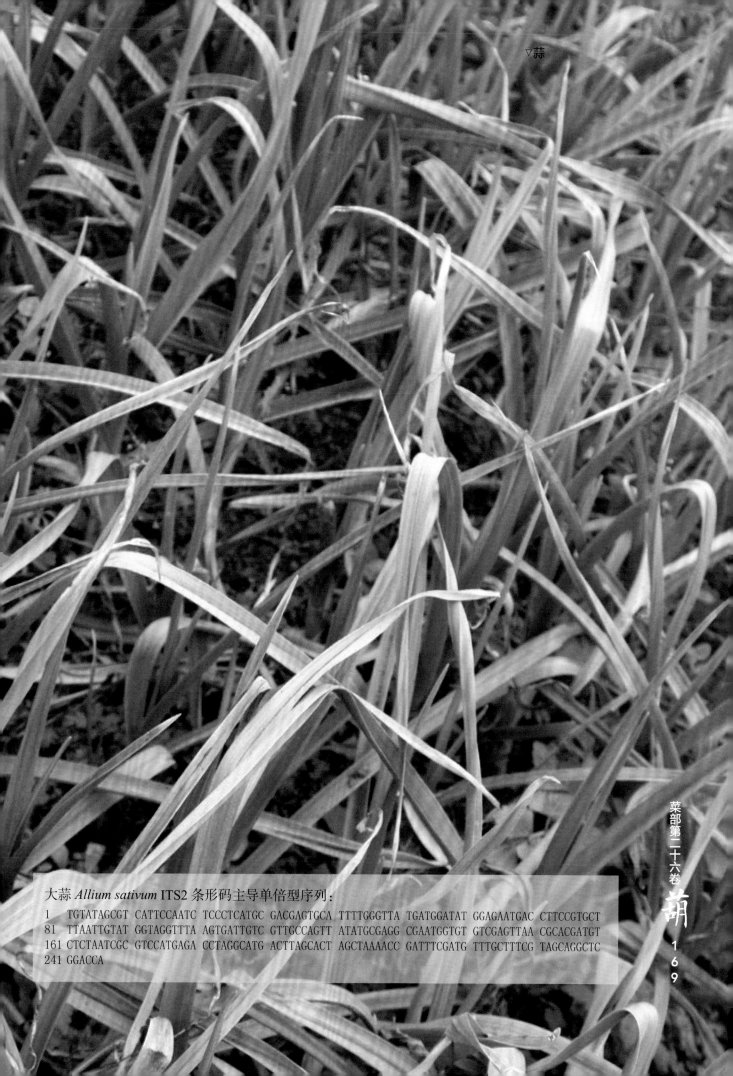

大蒜 *Allium sativum* ITS2 条形码主导单倍型序列：

```
1    TGTATAGCGT CATTCCAATC TCCCTCATGC GACGAGTGCA TTTTGGGTTA TGATGGATAT GGAGAATGAC CTTCCGTGCT
81   TTAATTGTAT GGTAGGTTTA AGTGATTGTC GTTGCCAGTT ATATGCGAGG CGAATGGTGT GTCGAGTTAA CGCACGATGT
161  CTCTAATCGC GTCCATGAGA CCTAGGCATG ACTTAGCACT AGCTAAAACC GATTTCGATG TTTGCTTTCG TAGCAGGCTC
241  GGACCA
```

少时，当下毛出即安。孟诜食疗本草。**狗咽气塞**喘息不通，须臾欲绝。用独头蒜二枚削去两头，塞鼻中。左患塞右，右患塞左。候口中脓血出，立效。圣惠。**喉痹肿痛**大蒜塞耳、鼻中，日二易之。肘后方。**鱼骨哽咽**独头蒜塞鼻中，自出。十便良方。**牙齿疼痛**独头蒜煨，热切熨痛处，转易之。亦主虫痛。外台秘要。**眉毛动摇**目不能交睫，唤之不应，但能饮食。用蒜三两杵汁，调酒饮，即愈。夏子益奇疾方。**脑泻鼻渊**大蒜切片贴足心，取效止。摘玄方。**头风苦痛**易简方用大蒜研汁嗜鼻中。圣济录用大蒜七个去皮，先烧红地，以蒜逐个于地上磨成膏子。却以僵蚕一两，去头足，安蒜上，碗覆一夜，勿令透气。只取蚕研末，嗜入鼻内，口中含水，甚效。**小儿惊风**总录：方同上。**小儿脐风**独头蒜切片，安脐上，以艾灸之。口中有蒜气，即止。黎居士简易方。**小儿气淋**宋宁宗为郡王时病淋，日夜凡三百起。国医罔措。或举孙琳治之。琳用大蒜、淡豆豉、蒸饼三物捣丸，令以温水下三十丸。曰：今日进三服，病当减三之一，明日亦然，三日病除。已而果然，赐以千缗。或问其说。琳曰：小儿何缘有淋？只是水道不利，三物皆能通利故也。爱竹翁谈薮。**产后中风**角弓反张，不语。用大蒜三十瓣，以水三升，煮一升，灌之即苏。张杰子母秘录。**金疮中风**角弓反张。取蒜一升去心，无灰酒四升煮极烂，并滓服之。须臾得汗即瘥。外台秘要。**妇人阴肿作痒**蒜汤洗之，效乃止。永类钤方。**阴汗作痒**大蒜、淡豉捣丸梧子大，朱砂为衣，每空腹灯心汤下三十丸。**小便淋沥**或有或无。用大蒜一个，纸包煨熟，露一夜，空心新水送下。朱氏集验方。**小儿白秃**团团然。切蒜日日揩之。秘录。**闭口椒毒**气闭欲绝者。煮蒜食之。张仲景方。**射工溪毒**独头蒜切三分厚，贴上灸之，令蒜气射入即瘥。梅师方。**蜈蝎螫伤**独头蒜摩之，即止。梅师。**蛇虺螫伤**孟诜曰：即时嚼蒜封之，六七易。仍以蒜一升去皮，以乳二升煮熟，空心顿服。明日又进。外以去皮蒜一升捣细，小便一升煮三四沸，浸损处。梅师用独头蒜、酸草捣绞傅咬处。**脚肚转筋**大蒜擦足心令热，即安。仍以冷水食一瓣。摄生方。**食蟹中毒**干蒜煮汁饮之。集验方。**蛇瘕面光**发热，如火炙人。饮蒜汁一碗，吐出如蛇状，即安。危氏方。

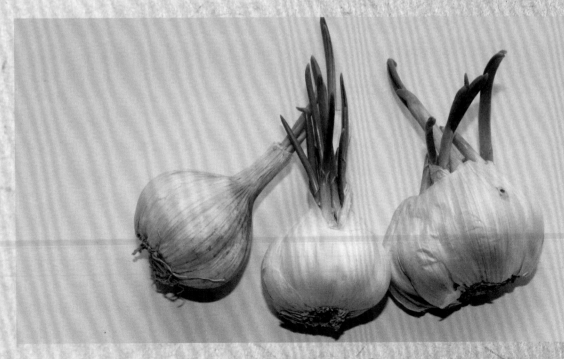

‖集解‖

[时珍曰] 五辛菜，乃元旦立春，以葱、蒜、韭、蓼、蒿、芥辛嫩之菜，杂和食之，取迎新之义，谓之五辛盘，杜甫诗所谓"春日春盘细生菜"是矣。

‖气味‖

辛，温，无毒。[时珍曰] 热病后食，多损目。

‖主治‖

岁朝食之，助发五脏气。常食，温中去恶气，消食下气。藏器。

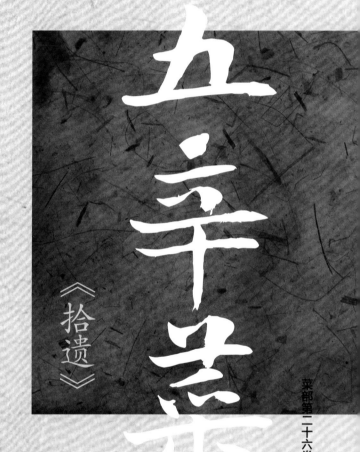

五辛菜

《拾遗》

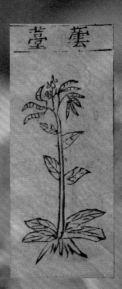

薹藘

据《纲目彩图》《纲目图鉴》《中华本草》等综合分析考证，本品为十字花科植物油菜 *Brassica campestis* L.。我国大部分地区有种植，尤以长江流域为多。《药典》四部收载油菜花粉为蜜蜂科昆虫中华蜜蜂 *Apis cerana* Fabricius 等工蜂所采集的十字花科植物油菜的干燥花粉。

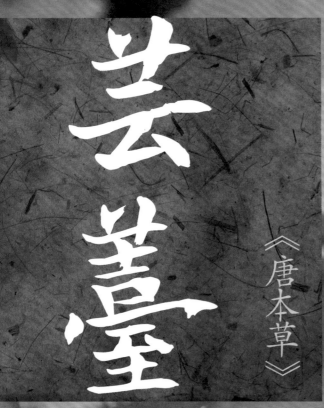

芸薹

《唐本草》

本草纲目

全本图典

［第十二册］

172

△油菜（ *Brassica campestis* ）

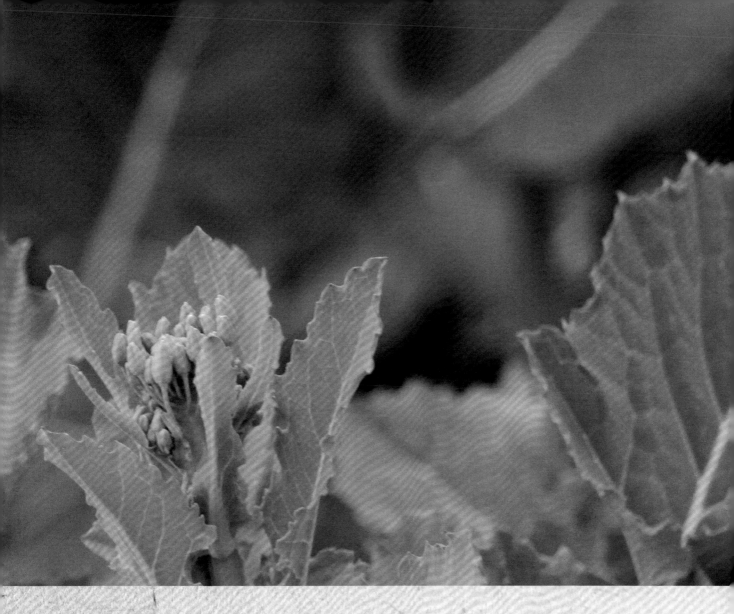

‖释名‖

寒菜胡居士方**胡菜**同上**薹菜**埤雅**薹芥**沛志**油菜**纲目。[时珍曰] 此菜易起薹，须采其薹食，则分枝必多，故名芸薹；而淮人谓之薹芥，即今油菜，为其子可榨油也。羌陇氐胡，其地苦寒，冬月多种此菜，能历霜雪，种自胡来，故服虔通俗文谓之胡菜，面胡洽居士百病方谓之寒菜，皆取此义也。或云塞外有地名云台戍，始种此菜，故名，亦通。

‖集解‖

[恭曰] 别录云：芸薹乃人间所啖菜也。[宗奭曰] 芸薹不甚香，经冬根不死，辟蠹，于诸菜中亦不甚佳。[时珍曰] 芸薹方药多用，诸家注亦不明，今人不识为何菜？珍访考之，乃今油菜也。九月、十月下种，生叶形色微似白菜。冬、春采薹心为茹，三月则老不可食。开小黄花，四瓣，如芥花。结荚收子，亦如芥子，灰赤色。炒过榨油黄色，燃灯甚明，食之不及麻油。近人因有油利，种者亦广云。

茎叶

‖气味‖

辛，温，无毒。[大明曰] 凉。[别录曰] 春月食之，能发膝痼疾。[诜曰] 先患腰脚者，不可多食，食之加剧。又损阳气，发疮及口齿病。胡臭人不可食。又能生腹中诸虫。道家特忌，以为五荤之一。

‖主治‖

风游丹肿，乳痈。唐本草。破癥瘕结血。开宝。治产后血风及瘀血。日华。煮食，治腰脚痹。捣叶，傅女人吹奶。藏器。治瘰疬、豌豆疮，散血消肿。伏蓬砂。时珍。

‖发明‖

[藏器曰] 芸薹破血，故产妇宜食之。[马志曰] 今俗方言病人得吃芸薹，是宜血病也。[思邈曰] 贞观七年三月，予在内江县饮多，至夜觉四体骨肉疼痛。至晓头痛，额角有丹如弹丸，肿痛。至午通肿，目不能开。经日几毙。予思本草芸薹治风游丹肿，遂取叶捣傅，随手即消，其验如神也。亦可捣汁服之。

‖附方‖

新八。**赤火丹毒**方见上。**天火热疮**初起似痱，渐如水泡，似火烧疮，赤色，急速能杀人。芸薹叶捣汁，调大黄、芒消、生铁衣等分，涂之。近效方。**风热肿毒**芸薹苗叶根、蔓菁根各三两，为末，以鸡子清和贴之，即消。无蔓菁，即以商陆根代之，甚效也。近效方。**手足瘰疬**此疬喜着手足肩背，累累如赤豆，剥之汁出。用芸薹叶煮叶煮汁服一升，并食干熟菜数顿，少与盐、酱。冬月用子研水服。千金方。**异疬**似痈而小有异，脓如小豆汁，今日去，明日满。用芸薹捣熟，布袋盛，于热灰中煨熟，更互熨之，不过三二度。无叶用干者。千金。**豌豆斑疮**芸薹叶煎汤洗之。外台秘要。**血痢腹痛**日夜不止。以芸薹叶捣汁二合，入蜜一合，温服。圣惠方。**肠风下血。**

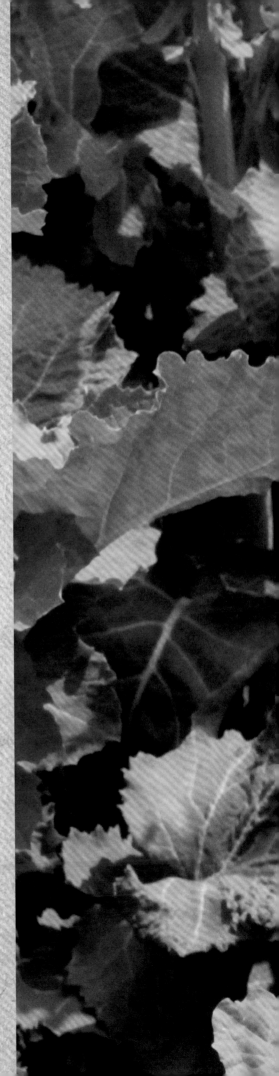

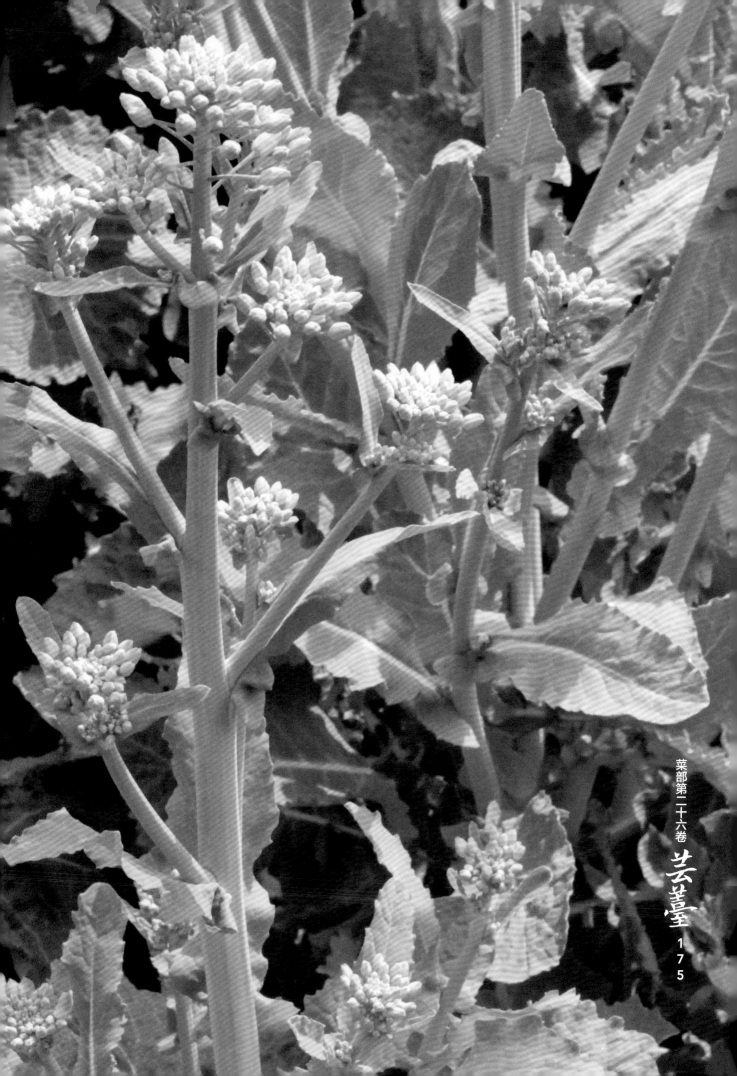

子

‖ **气味** ‖

辛，温，无毒。

‖ **主治** ‖

梦中泄精，与鬼交。思邈。取油傅头，令发长黑。藏器。行滞血，破冷气，消肿散结，治产
难、产后心腹诸疾，赤丹热肿，金疮血痔。时珍。

‖ **发明** ‖

[时珍曰] 芸薹菜子、叶同功。其味辛气温，能温能散。其用长于行血滞，破结气。故古方消肿
散结，治产后一切心腹气血痛，诸游风丹毒热肿疮痔诸药咸用之。经水行后，加入四物汤服
之，云能断产。又治小儿惊风，贴其顶囟，则引气上出也。妇人方治产难歌云：黄金花结粟米
实，细研酒下十五粒。灵丹功效妙如神，难产之时能救急。

‖ **附方** ‖

新十二。**芸薹散**治产后恶露不下，血结冲心刺痛。将来才遇冒寒踏冷，其血必往来心腹间，刺
痛不可忍，谓之血母。并治产后心腹诸疾。产后三日，不可无此。用芸薹子炒、当归、桂心、

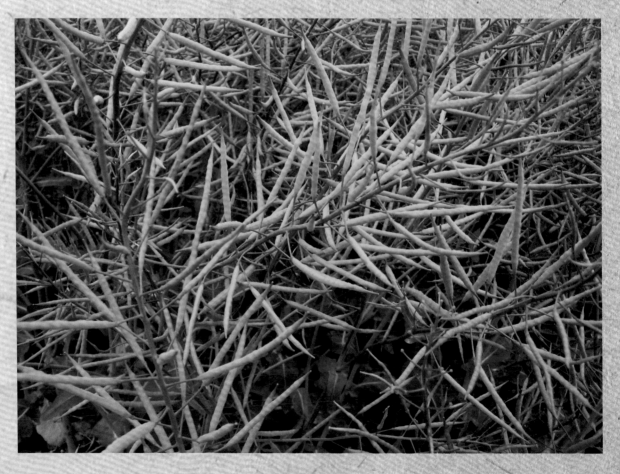

赤芍药等分。每酒服二钱，赶下恶物。杨氏产乳。**产后血运**芸薹子、生地黄等分，为末。每服三钱，姜七片，酒、水各半盏，童便半盏，煎七分，温服即苏。温隐居海上方。**补血破气追气丸**：治妇人血刺，小腹痛不可忍。亦可常服，补血虚、破气块甚效。用芸薹子微炒、桂心各一两，高良姜半两，为末，醋糊丸梧子大，每淡醋汤下五丸。沈存中灵苑方。**肠风脏毒**下血。芸薹子生用，甘草炙，为末。每服二钱，水煎服之。普济方。**头风作痛**芸薹子一分，大黄三分，为末，嗜鼻。**风热牙痛**芸薹子、白芥子、角茴香等分，为末。嗜鼻，左嗜右，右嗜左。圣惠。**小儿天钓**芸薹子、生乌头去皮、尖各二钱，为末。每用一钱，水调涂顶上。名涂顶散。圣济总录。**风疮不愈**陈菜子油，同穿山甲末熬成膏，涂之即愈。摄生众妙方。**热疔肿毒**芸薹子、狗头骨等分，为末，醋和傅之。千金方。**伤损接骨**芸薹子一两，小黄米炒二合，龙骨少许，为末，醋调成膏，摊纸上贴之。乾坤秘韫。**汤火伤灼**菜子油调蚯蚓屎，搽之。杨起简便单方。**蜈蚣螫伤**菜子油倾地上，擦地上油掺之即好。勿令四眼人见。陆氏积德堂方。

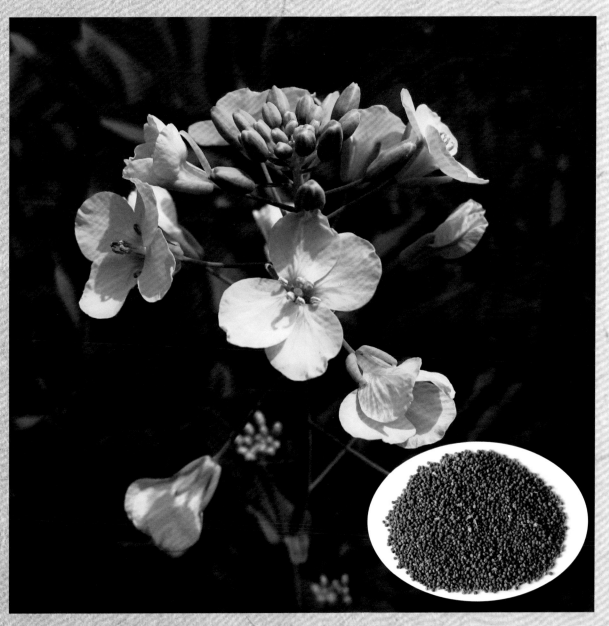

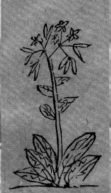

菘白

‖基原‖

《纲目彩图》考证本品为十字花科植物白菜 *Brassica pekinensis* (Lour.) Rupr.。分布于华北、山东、河南、江苏、浙江等地。《纲目图鉴》《中华本草》认为还包括同属植物青菜 *B. chinensis* L.。全国各地广为栽培，主要分布于长江流域以南各地。

菘

《别录》上品

△白菜（ *Brassica pekinensis* ）

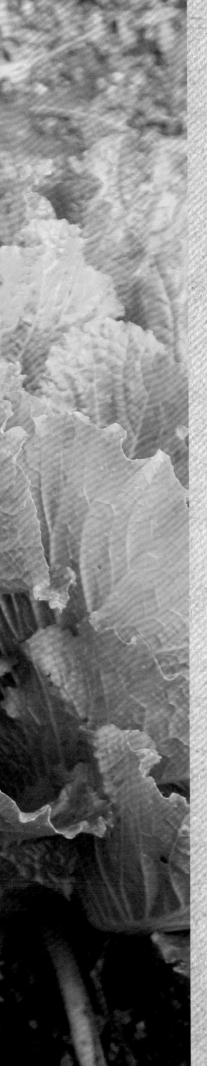

‖释名‖

白菜。[时珍曰] 按陆佃埤雅云：菘性凌冬晚凋，四时常见，有松之操，故曰菘。今俗谓之白菜，其色青白也。

‖集解‖

[弘景曰] 菘有数种，犹是一类，正论其美与不美，菜中最为常食。[宗奭曰] 菘叶如芜菁，绿色差淡，其味微苦，叶嫩稍阔。[颂曰] 扬州一种菘叶，圆而大，或若箑，啖之无渣，绝胜他土者，疑即牛肚菘也。[时珍曰] 菘，即今人呼为白菜者，有二种：一种茎圆厚微青，一种茎扁薄而白。其叶皆淡青白色。燕、赵、辽阳、扬州所种者，最肥大而厚，一本有重十余斤者。南方之菘畦内过冬，北方者多入窖内。燕京圃人又以马粪入窖壅培，不见风日，长出苗叶皆嫩黄色，脆美无滓，谓之黄芽菜，豪贵以为嘉品，盖亦仿韭黄之法也。菘子如芸薹子而色灰黑，八月以后种之。二月开黄花，如芥花，四瓣。三月结角，亦如芥。其菜作菹食尤良，不宜蒸晒。

‖正误‖

[恭曰] 菘有三种：牛肚菘叶最大厚，味甘；紫菘叶薄细，味少苦；白菘似蔓菁也。菘菜不生北土。有人将子北种，初一年即半为芜菁，二年菘种都绝；将芜菁子南种，亦二年都变。土地所宜如此。[颂曰] 菘，南北皆有之，与蔓菁相类，梗长叶不光者为芜菁，梗短叶阔厚而肥腴者为菘。旧说北土无菘，今京洛种菘都类南种，但肥厚差不及尔。[机曰] 蔓菁、菘菜恐是一种。但在南土，叶高而大者为菘，秋冬有之；在北土，叶短而小者为蔓菁，春夏有之。[时珍曰] 白菘即白菜也。牛肚菘即最肥大者。紫菘即芦菔也，开紫花，故曰紫菘。苏恭谓白菘似蔓菁者，误矣。根叶俱不同，而白菘根坚小，不可食。又言南北变种者，盖指蔓菁、紫菘而言。紫菘根似蔓菁而叶不同，种类亦别。又言北土无菘者，自唐以前或然，近则白菘、紫菘南北通有。惟南土不种蔓菁，种之亦易生也。苏颂漫为两可之言，汪机妄起臆断之辨，俱属谬误，今悉正之。

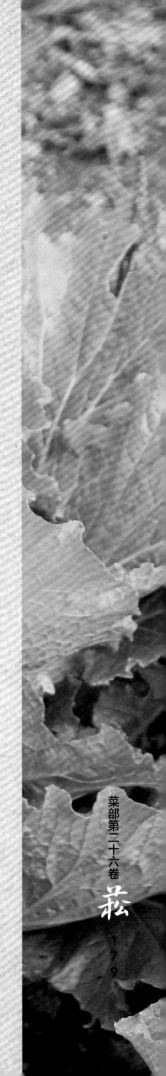

茎叶

‖气味‖

甘，温，无毒。[大明曰] 凉，微毒。多食发皮肤风瘙痒。[诜曰] 发风冷内虚人不可食，有热人食亦不发病，性冷可知。本草言性温，未解其意。[弘景曰] 性和利人，多食似小冷。张仲景言药中有甘草食菘，即令病不除也。[颂曰] 有小毒，不可食多，多则以生姜解之。[瑞曰] 夏至前食，发气动疾。有足疾者忌之。[时珍曰] 气虚胃冷人多食，恶心吐沫，气壮人则相宜。

‖主治‖

通利肠胃，除胸中烦，解酒渴。别录。消食下气，治瘴气，止热气嗽。冬汁尤佳。萧炳。和中，利大小便。宁源。

‖附方‖

旧一，新二。小儿赤游行于上下，至心即死。菘菜捣傅之，即止。张杰子母秘录。漆毒生

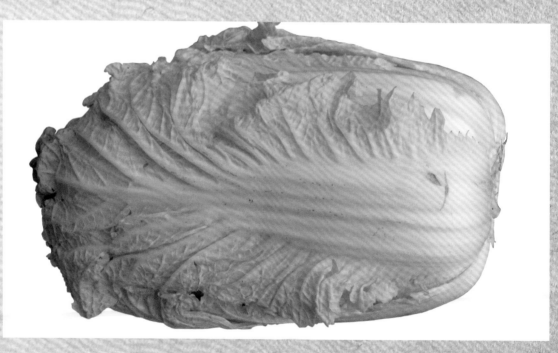

△白菜

疮白菘菜捣烂涂之。飞丝入目白菜揉烂帕包，滴汁三二点入目，即出。普济方。

子

‖**气味**‖甘，平，无毒。

‖**主治**‖

作油，涂头长发，涂刀剑不锈 音秀。弘景。

‖**附方**‖

旧一。酒醉不醒菘菜子二合细研，井华水一盏调，为二服。圣惠方。

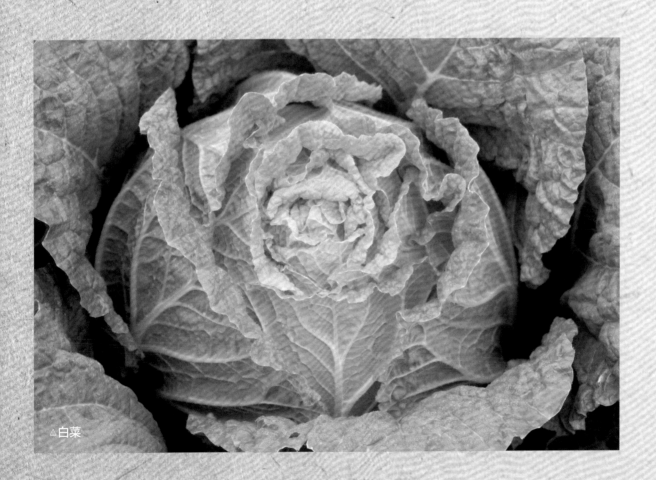

△白菜

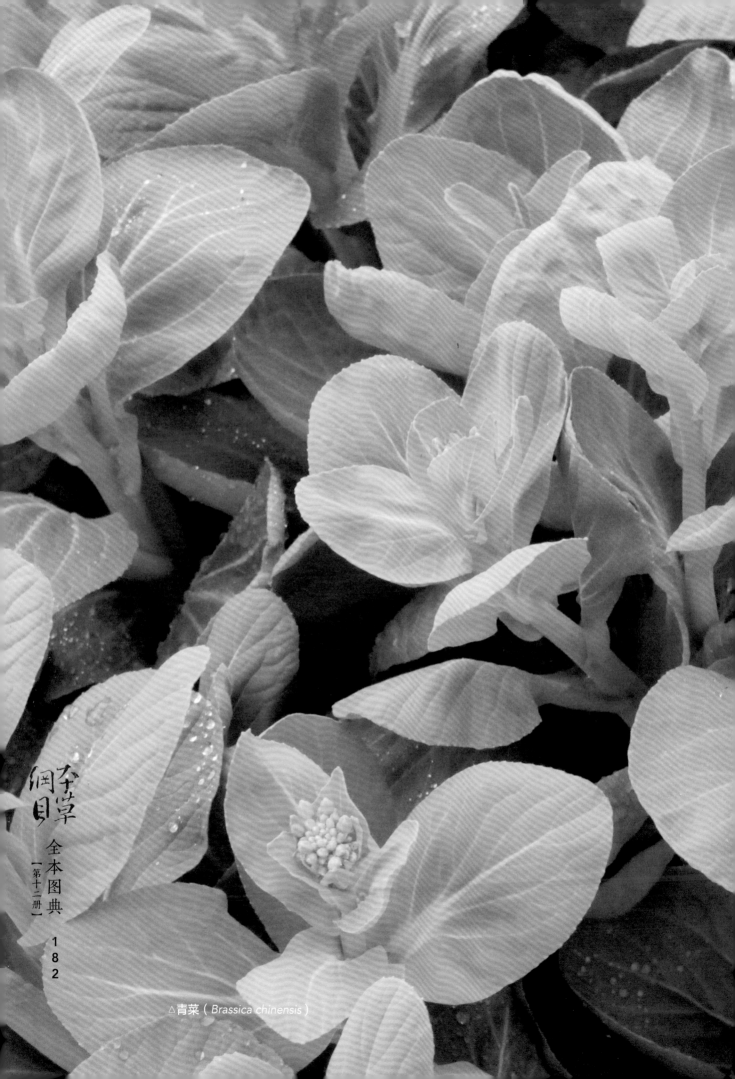

本草綱目 全本图典 【第十二册】

182

△青菜（*Brassica chinensis*）

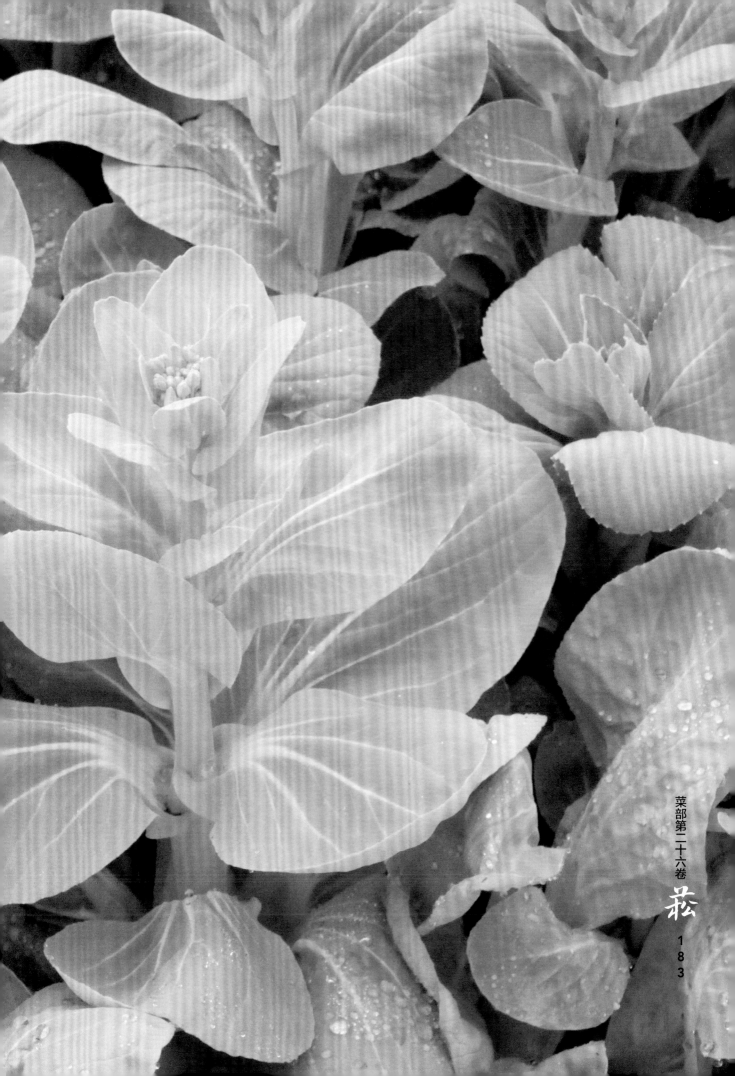

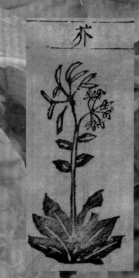

芥

‖ 基原 ‖

据《纲目彩图》《纲目图鉴》等综合分析考证，本品为十字花科植物芥 *Brassica juncea* (L.) Czern. et Coss.。全国各地均有栽培。《中华本草》《大辞典》认为还包括同属植物油芥菜 *B. juncea* (L.) Czern. et Coss. var. *gracilis* Tsen et Lee。南北各地均有栽培。《药典》收载芥子药材为十字花科植物白芥 *Sinapis alba* L. 或芥的干燥成熟种子，前者习称"白芥子"，后者习称"黄芥子"；夏末秋初果实成熟时采割植株，晒干，打下种子，除去杂质。

芥

《别录》上品

△芥 (*Brassica juncea*)

芥 *Brassica juncea* ITS2 条形码主导单倍型序列：

```
1   CAAATCGTCG TCCCCCCATC CTCTCGAGGA TATGGGACGG AAGCTGATCT CCCGTGTGTT ACCGCACGCG GTTGGCCAAA
81  ATCCGAGCTA AGGACGTCAG GAGCGTCTTG ACATGCGGTG GTGAATTTAA TTCTCGTCAT ATAGTCAGAC GTTCCGGTCC
161 AAAAGCTCTT GATGACCCAA AGTCCTCAAC G
```

白芥 *Sinapis alba* ITS2 条形码主导单倍型序列：

```
1   CAAATCGTCG TCCCCCCATC CTCTCGAGGA TATGGGACGG AAGCTGGTCT CCCGTGTGTT ACCGCACGCG GTTGGCCAAA
81  ATCCGAGCTA AGGACGTTTT GGAGCGTCTC GACATGCGGT GGTGAATTGT AACCTCGTCA TATTGTCGGT CGTTCCGGTT
161 CAAAAGCTCT TGATGACCCA AAGTCCTCAA CG
```

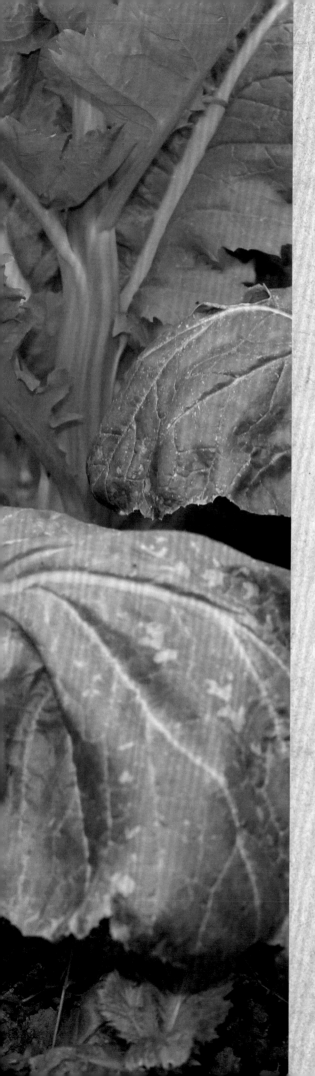

释名

[时珍曰] 按王安石字说云：芥者，界也。发汗散气，界我者也。王祯农书云：其气味辛烈，菜中之介然者，食之有刚介之象，故字从介。

集解

[弘景曰] 芥似菘而有毛，味辣，可生食及作菹。其子可以藏冬瓜。又有莨，音郎，作菹甚辣。[恭曰] 芥有三种：叶大子粗者，叶可食，子入药用；叶小子细者，叶不堪食，子但作菹；又有白芥子，粗大白色，如白粱米，甚辛美，从西戎来。[颂曰] 芥处处有之。有青芥，似菘，有毛，味极辣。紫芥，茎叶纯紫可爱，作菹最美。有白芥，见本条。其余南芥、旋芥、花芥、石芥之类，皆菜茹之美者，不能悉录。大抵南土多芥。相传岭南无芜菁，有人携种至彼种之，皆变作芥，地气使然耳。[时珍曰] 芥有数种：青芥，又名刺芥，似白菘，有柔毛。有大芥，亦名皱叶芥，大叶皱纹，色尤深绿。味更辛辣。二芥宜入药用。有马芥，叶如青芥。有花芥，叶多缺刻，如萝卜英。有紫芥，茎叶皆紫如苏。有石芥，低小。皆以八九月下种。冬月食者，俗呼腊菜；春月食者，俗呼春菜；四月食者，谓之夏芥。芥心嫩薹，谓之芥蓝，瀹食脆美。其花三月开，黄色四出。结荚一二寸，子大如苏子，而色紫味辛，研末泡过为芥酱，以侑肉食，辛香可爱。刘恂岭南异物志云：南土芥高五六尺，子大如鸡子。此又芥之异者也。

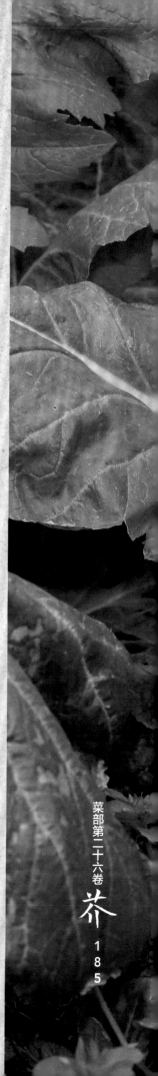

茎叶

‖气味‖

辛，温，无毒。[诜曰] 煮食动气与风，生食发丹石，不可多食。大叶者良，细叶有毛者害人。[宁原曰] 有疮疡、痔疾、便血者忌之。[思邈曰] 同兔肉食，成恶邪病。同鲫鱼食，发水肿。

‖主治‖

归鼻，除肾经邪气，利九窍，明耳目，安中。久食温中。别录。止咳嗽上气，除冷气。日华。主咳逆下气，去头面风。孟诜。通肺豁痰，利膈开胃。时珍。

‖发明‖

[时珍曰] 芥性辛热而散，故能通肺开胃，利气豁痰。久食则积温成熟，辛散太盛，耗人真元，肝木受病，昏人眼目，发人疮痔；而别录谓其能明耳目者，盖知暂时之快，而不知积久之害也。素问云：辛走气，气病无多食辛。多则肉胝而唇褰，此类是矣。陆佃云：望梅生津，食芥堕泪，五液之自外至也。慕而涎垂，愧而汗出，五液之自内生也。

‖附方‖

新四。**牙龈肿烂**出臭水者。芥菜秆烧存性，研末，频傅之，即愈。**飞丝入目**青菜汁点之如神。摘玄方。**漆疮搔痒**芥菜煎汤，洗之。千金方。**痔疮肿痛**芥叶捣饼，频坐之。谈野翁试验方。

子

‖气味‖

辛，热，无毒。[时珍曰] 多食昏目动火，泄气伤精。

‖主治‖

归鼻，去一切邪恶疰气，喉痹。弘景。疰气发无常处，及射工毒，丸服之，或捣末醋和涂之，随手有验。苏恭。治风毒肿及麻痹，醋研傅之。扑损瘀血，腰痛肾冷，和生姜研涂贴之。又治心痛，酒调服之。日华。研末作酱食，香美，通利五脏。孟诜。研末水调，涂顶囟，止衄血。吴瑞。温中散寒，豁痰利窍，治胃寒吐食，肺寒咳嗽，风冷气痛，口噤唇紧，消散痈肿瘀血。时珍。

‖发明‖

[时珍曰]芥子功与菜同。其味辛，其气散，故能利九窍，通经络，治口噤、耳聋、鼻衄之证，消瘀血、痈肿、痛痹之邪。其性热而温中，故又能利气豁痰，治嗽止吐，主心腹诸痛。白芥子辛烈更甚，治病尤良。见后本条。

‖附方‖

旧五，新十八。**感寒无汗**水调芥子末填脐内，以热物隔衣熨之，取汗出妙。杨起简便单方。**身体麻木**芥菜子末，醋调涂之。济生秘览。**中风口噤**舌本缩者。用芥菜子一升研，入醋二升，煎一升，傅颔颊下，效。圣惠方。**小儿唇紧**用马芥子捣汁曝浓，揩破，频涂之。崔氏纂要方。**喉痹肿痛**芥子末，水和傅喉下。干即易之。又用辣芥子研末，醋调取汁，点入喉内。待喉内鸣，却用陈麻骨烧烟吸入，立愈。并圣惠方。**耳卒聋闭**芥子末，人乳汁和，以绵裹塞之。外台秘要。**雀目不见**真紫芥菜子，炒黑为末，用羊肝一具，分作八服。每用芥末三钱，捻肝上，笋箨裹定，煮熟冷食，以汁送下。圣济总录。**目中翳膜**芥子一粒，轻手接入眼中。少顷，以井华水、鸡子清洗之。总录。**眉毛不生**芥菜子、半夏等分，为末，生姜自然汁调搽，数次即生。孙氏集效方。**鬼疰劳气**芥子三升研末，绢袋盛，入三斗酒中七日，温服，一日三次。广济方。**热痰烦运**方见白芥。**霍乱吐泻**芥子捣细，水和傅脐上。圣济总录。**反胃吐食**芥子末，酒服方寸匕，日三服。千金方。**上气呕吐**芥子末，蜜丸梧子大。井华水寅时下七丸，申时再服。千金方。**脐下绞痛**方同上。**腰脊胀痛**芥子末酒调，贴之立效。摘玄方。**走注风毒**作痛。用小芥子末，和鸡子白涂之。圣惠。**一切痈肿**猪胆汁和芥子末贴之，日三上。猪脂亦可。千金翼。**痈肿热毒**家芥子末同柏叶捣涂，无不愈者，大验。得山芥更妙。千金翼。**热毒瘰疬**小芥子末，醋和贴之。看消即止，恐损肉。肘后。**五种瘘疾**芥子末，以水、蜜和傅，干即易之。广济方。**射工中人有疮**。用芥子末和酒厚涂之。半日痛即止。千金方。**妇人经闭**不行，至一年者，脐腹痛，腰腿沉重，寒热往来，用芥子二两，为末。每服二钱，热酒食前服。仁存方。**阴证伤寒**腹痛厥逆。芥菜子研末，水调贴脐上。生生编。

△芥子药材（黄芥子）

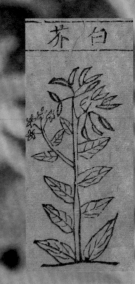

芥白

据《纲目彩图》《纲目图鉴》《草药大典》等综合分析
考证，本品为十字花科植物白芥 *Sinapis alba* L. 的成熟种子。
辽宁、山西、新疆、山东、安徽、四川、云南等地多有栽培。
《药典》收载情况参见本卷"芥"项下。

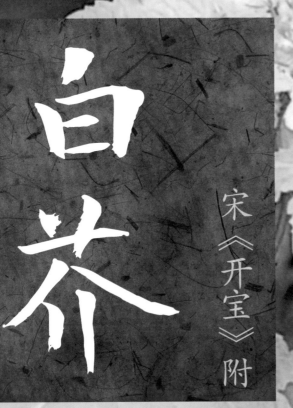

白芥

宋《开宝》附

李时珍

纲目

全本图典

【第十二册】

188

‖ 释名 ‖

胡芥蜀本草**蜀芥**。[时珍曰] 其种来自胡戎而盛于
蜀，故名。

‖ 集解 ‖

[恭曰] 白芥子粗大白色，如白粱米，甚辛美，从戎
中来。[藏器曰] 白芥生太原、河东。叶如芥而白，
为茹食之甚美。[保升曰] 胡芥近道亦有之，叶大子
白且粗，入药及啖最佳，而人间未多用之。[时珍曰]
白芥处处可种，但人知莳之者少尔。以八九下种，
冬生可食。至春深茎高二三尺，其叶花而有丫，如
花芥叶，青白色。茎易起而中空，性脆，最畏狂风
大雪，须谨护之，乃免折损。三月开黄花，香郁。
结角如芥角，其子大如粱米，黄白色。又有一种茎
大而中实者尤高，其子亦大。此菜虽是芥类，迥然
别种也，然入药胜于芥子。

茎叶

‖ 气味 ‖

辛，温，无毒。[时珍曰] 肘后方言热病人不可食胡
芥，为其性暖也。

△白芥（*Sinapis alba*）

白芥 *Sinapis alba* ITS2 条形码主导单倍型序列：

```
1   CAAATCGTCG TCCCCCCATC CTCTCGAGGA TATGGGACGG AAGCTGGTCT CCCGTGTGTT ACCGCACGCG GTTGGCCAAA
81  ATCCGAGCTA AGGACGTTTT GGAGCGTCTC GACATGCGGT GGTGAATTGT AACCTCGTCA TATTGTCGGT CGTTCCGGTT
161 CAAAAGCTCT TGATGACCCA AAGTCCTCAA CG
```

‖ **主治** ‖

冷气。藏器。安五脏，功与芥同。日华。

‖ **气味** ‖

辛，温，无毒。

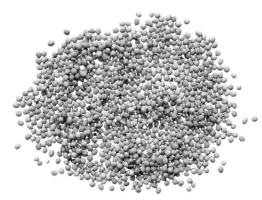

△芥子药材（白芥子）

‖ **主治** ‖

发汗，主胸膈痰冷，上气，面目黄赤。又醋研，傅射工毒。别录。御恶气遁尸飞尸，及暴风毒肿流四肢疼痛。弘景。烧烟及服，辟邪魅。日华。[藏器曰] 入镇宅方用。咳嗽，胸胁支满，上气多唾者，每用温酒吞下七粒。思邈。利气豁痰，除寒暖中，散肿止痛，治喘嗽反胃，痹木脚气，筋骨腰节诸痛。时珍。

‖ **发明** ‖

[震亨曰] 痰在胁下及皮里膜外，非白芥子莫能达。古方控涎丹用白芥子，正此义也。
[时珍曰] 白芥子辛能入肺，温能发散，故有利气豁痰、温中开胃、散痛消肿辟恶之功。按韩悉医通云：凡老人苦于痰气喘嗽，胸满懒食，不可妄投燥利之药，反耗真气。悉因人求治其亲，静中处三子养亲汤治之，随试随效。盖白芥子白色主痰，下气宽中。紫苏子紫色主气，定喘止嗽。萝卜子白种者主食，开痞降气。各微炒研破，看所主为君。每剂不过三四钱，用生绢袋盛入，煮汤饮之。勿煎太过，则味苦辣。若大便素实者，入蜜一匙。冬月加姜一片尤良。南陵未斋子有辞赞之。

‖ **附方** ‖

旧一，新八。**反胃上气**白芥子末，酒服一二钱。普济方。**热痰烦运**白芥子、黑芥子、大戟、甘遂、芒消、朱砂等分为末，糊丸梧子大。每服二十丸，姜汤下。名白芥丸。普济方。**冷痰痞满**黑芥子、白芥子、大戟、甘遂、胡椒、桂心等分为末，糊丸梧子大。每服十丸，姜汤下。名黑芥丸。普济方。**腹冷气起**白芥子一升，微炒研末，汤浸蒸饼丸小豆大。每姜汤吞十丸，甚妙。续传信方。**脚气作痛**方见白芷。**小儿乳癖**白芥子研末，水调摊膏贴之，以平为期。本草权度。**防痘入目**白芥子末，水调涂足心，引毒归下，令疮疹不入目。全幼心鉴。**肿毒初起**白芥子末，醋调涂之。濒湖集简方。**胸胁痰饮**白芥子五钱，白术一两，为末，枣肉和捣，丸梧子大，每白汤服五十丸。摘玄方。

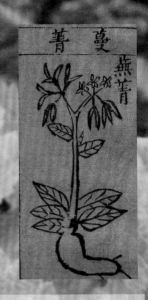

菁蔓
燕菁

‖ 基原 ‖

据《纲目彩图》《纲目图鉴》《大辞典》等综合分析
考证，本品为十字花科植物芜菁 *Brassica rapa* L.。分布于全
国各地。

芜菁

《别录》上品

‖ 释名 ‖

蔓菁唐本**九英菘**食疗**诸葛菜。**[藏器曰]芜菁北人名
蔓菁。今并汾、河朔间烧食其根，呼为芜根，犹是
芜菁之号。芜菁，南北之通称也。塞北、河西种
者，名九英蔓菁，亦曰九英菘。根叶长大而味不
美，人以为军粮。[禹锡曰]尔雅云：须，葑苁。
诗·谷风云：采葑采菲。毛苌注云：葑，须也。孙炎
云：葑，一名葑苁。礼坊记云：葑，蔓菁也。陈、
宋之间谓之葑。陆玑云：葑，芜菁也。幽州人谓之
芥。郭璞云：葑苁似羊蹄，叶细，味酢可食。杨雄
方言云：荬、荛、蔓菁也。陈、楚谓之荬，齐、鲁
谓之荛，关西谓之芜青，赵、魏谓之大芥。然则葑
也，须也，芜菁也，蔓菁也，葑苁也，荛也，芥
也，七者一物也。按孙愐云：荬，蔓菁苗
也。其说甚通。掌禹锡以葑苁释蔓菁，陈藏器谓葑
苁是酸模，当以陈说为优。详见草部酸模下。刘禹
锡嘉话录云：诸葛亮所止令兵士独种蔓菁者，取其
才出甲，可生啖，一也；叶舒可煮食，二也；久居
则随以滋长，三也；弃不令惜，四也；回则易寻而
采，五也；冬有根可食，六也。比诸蔬其利甚博。
至今蜀人呼为诸葛菜，江陵亦然。又朱辅溪蛮丛话
云：苗、僚、瑶、佬地方产马王菜，味涩多刺，即
诸葛菜也。相传马殷所遗，故名。又蒙古人呼其根
为沙吉木儿。

△芜菁（ *Brassica rapa* ）

‖集解‖

[弘景曰] 别录芜菁、芦菔同条。芦菔是今温菘，其根可食，叶不中啖。芜菁根细于温菘而叶似菘，好食，西川惟种此。其子与温菘甚相似，而俗方无用，惟服食家炼饵之，而不言芦菔子，恐不用也。俗人蒸其根及作菹食，但小薰臭尔。[恭曰] 芜菁，北人名蔓菁，根、叶及子皆是菘类，与芦菔全别，体用亦殊。陶言芜菁似芦菔，芦菔叶不堪食，是江表不产二物，理丧其真也。菘子黑色，蔓菁子紫赤色，大小相似。芦菔子黄赤色，而大数倍，且不圆也。[大明曰] 蔓菁比芦菔梗短而细，叶大，连地上生，厚阔短肥而瘴，其色红。[颂曰] 芜菁南北皆有，北土尤多。四时常有，春食苗，夏食心，亦谓之薹子，秋食茎，冬食根。河朔多种，以备饥岁。菜中之最有益者惟此尔。其子夏秋熟时采之。[宗奭曰] 蔓菁夏月则枯。当此之时，蔬圃复种，谓之鸡毛菜。食心，正在春时。诸菜之中，有益无损，于世有功。采撷之余，收子为油，燃灯甚明，西人食之。河东、太原所出，其根极大，他处不及也。又出西番吐谷浑地。[机曰] 叶是蔓菁，根是芦菔。[时珍曰] 别录以芜菁、芦菔同条，遂致诸说猜度。或以二物为一种，或谓二物全别，或谓在南为莱菔，在北为蔓菁，殊无定见。今按二物根、叶、花、子都别，非一类也。蔓菁是芥属，根长而白，其味辛苦而短，茎粗叶大而厚阔；夏初起薹，开黄花，四出如芥，结角亦如芥；其子均圆，似芥子而紫赤色。芦菔是菘属，根圆，亦有长者，有红白二色；其味辛甘而永；叶不甚大而糙，亦有花叶者；夏初起薹，开淡紫花；结角如虫状，腹大尾尖；子似胡卢巴，不均不圆，黄赤色。如此分之，自明白矣。其蔓菁六月种者，根大而叶蠹；八月种者，叶美而根小；椎七月初种者，根叶俱良。拟卖者纯种九英，九英根大而味短，削净为菹甚佳。今燕京人以瓶腌藏，谓之闭瓮菜。

根叶

‖气味‖

苦，温，无毒。[时珍曰] 辛、甘、苦。[宗奭曰] 多食动气。

‖主治‖

利五脏，轻身益气，可长食之。别录。常食通中，令人肥健。苏颂。消食，下气治嗽，止消渴，去心腹冷痛，及热毒风肿，乳痈妒乳寒热。孟诜。

‖发明‖

[诜曰] 九英菘出河西，叶大根亦粗长。和羊肉食甚美，常食都不见发病。冬日作菹煮羹食，消宿食，下气治嗽。诸家商略其性冷，而本草云温，恐误也。

‖附方‖

旧八，新四。**预禳时疾**立春后遇庚子日，温蔓菁汁，合家大小并服之，不限多少，一年可免时疾。神仙教子法。**鼻中衄血**诸葛菜生捣汁饮。十便良方。**大醉不堪**连日病困者。蔓菁菜入少米煮熟，去滓，冷饮之良。肘后方。**饮酒辟气**干蔓菁根二七枚，蒸三遍，碾末。酒后水服二钱，即无酒气也。千金。**一切肿毒**生蔓菁根一握，入盐花少许，同捣封之，日三易之。肘后方用蔓菁叶不中水者，烧灰和腊猪脂封之。**丁肿有根**用大针刺作孔，削蔓菁根如针大，染铁生衣刺入孔中。再以蔓菁根、铁生衣等分，捣涂于上。有脓出即易，须臾根出立瘥。忌油腻、生冷、五辛、粘滑、陈臭。肘后。**乳痈寒热**蔓菁根并叶去土，不用水洗，以盐和捣涂之。热即换，不过三五次即瘥。冬月只用根。此方已救十数人。须避风。李绛兵部手集。**女子妒乳**生蔓菁根捣，和盐、醋、浆水煮汁洗之，五六度良。又捣和鸡子白封之亦妙。食疗。**阴肿如斗**生蔓菁根捣封之，治人所不能治者。集疗方。**豌豆斑疮**蔓菁根捣汁，挑疮研涂之。三食顷，根出矣。肘后方。**犬咬伤疮**重发者。用蔓菁根捣汁服之，佳。肘后。**小儿头秃**芜菁叶烧灰，和脂傅之。千金。**飞丝入眼**蔓菁菜揉烂帕包，滴汁三两点，即出也。普济方。

子

‖气味‖

苦、辛，平，无毒。

‖主治‖

明目。别录。疗黄疸，利小便。水煮汁服，主癥瘕积聚。少少饮汁，治霍乱心腹胀。末服之，主目暗。为油入面膏，去黑䵟皱文。苏恭。和油傅蜘蛛咬。藏器。压油涂头，能变蒜发。孟诜。入丸药服，令人肥健，尤宜妇人。萧炳。

‖发明‖

[藏器曰] 仙经言蔓菁子九蒸九曝，捣末长服，可断谷长生。蜘蛛咬者，恐毒入内，捣末酒服，亦以油和傅之。蔓菁园中无蜘蛛，是其相畏也。[时珍曰] 蔓菁子可升可降，能汗能吐，能下能利小便，又能明目解毒，其功甚伟，而世罕知用之何哉。夏初采子，炒过榨油，同麻油炼熟一色无异，西人多食之。点灯甚明，但烟亦损目。北魏祖珽因地窖中，因芜菁子油灯伤明，即此也。

‖附方‖

旧四，新十八。**明目益气**芜菁子一升，水九升，煮汁尽，日干。如此三度，研细。水服方寸匕，日三。亦可研水和米煮粥食。外台秘要。**常服明目**使人洞视、肠肥。用芜菁子三升，以苦酒三升煮熟日干，研筛末。以井华水服方寸匕，日三，无所忌。抱朴子云：服尽一斗，能夜视有所见物。千金方。**青盲眼障**但瞳子不坏者，十得九愈。用蔓菁子六升，蒸之气遍，合甑取下，以釜中热汤淋之，乃曝干还淋，如是三遍，即收杵为末。食上清酒服方寸匕，日再服。崔元亮海上方。**虚劳目暗**方同上法。普济方。**补肝明目**芜菁子淘过一斤，黄精二斤同和，九蒸九晒为末。每空心米饮服二钱，日再服。又方：蔓菁子二升，决明子一升和匀，以酒五升煮干，曝为末。每服二钱，温水调下，日二。并圣惠。**风邪攻目**视物不明，肝气虚者。用蔓菁子四两，入瓷瓶中烧黑，无声取出，入蛇蜕二两，又烧成炭，为末。每服半钱，食后酒下，日三服。圣济总录。**服食辟谷**芜菁子熟时采之，水煮三过，令苦味尽，曝捣为末。每服二钱，温水下，日三次。久可辟谷。苏颂图经本草。**黄汗染衣**涕唾皆黄。用蔓菁子捣末，平旦以井华水服一匙，日再服。加至两匙，以知为度。每夜以帛浸小便，逐日看之，渐白则瘥，不过服五升已来也。外台秘要。**黄疸如金**睛黄，小便赤。用生蔓菁子末，热水服方寸匕，日三服。孙真人食忌。**急黄黄疸**及内黄，腹结不通。用蔓菁子捣末，水绞汁服。当得嚏，鼻中出黄水，及下利则愈。以子压油，每服一盏更佳。陈藏器本草拾遗。**热黄便结**用芜菁子捣末，水和绞汁服。少顷当泻一切恶物，沙、石、草、发并出。孟诜食疗本草。**二便关格**胀闷欲绝。蔓菁子油一合，空腹服之即通。通后汗出勿怪。圣惠方。**心腹作胀**蔓菁子一大合拣净捣烂，水一升和研，滤汁一盏，顿服。少顷自利，或自吐，或得汗，即愈。外台秘要。**霍乱胀痛**芜菁子，水煮汁，饮之。濒湖集简方。**妊娠溺涩**芜菁子末，水服方寸匕，日二服。子母秘录。**风疹入腹**身体强，舌干硬。用蔓菁子三两为末，每温酒服一钱。圣惠方。**瘰疬发热**疬着手、足、肩、背，累累如米起，色白，刮之汁出，复发热。用芜菁子熟捣帛裹，展转其上，日夜勿止。肘后方。**骨疽不愈**愈而复发，骨从孔中出者。芜菁子捣傅之，用帛裹定，日一易之。千金方。**小儿头秃**蔓菁子末，和酢傅之。一日三上。千金方。**眉毛脱落**蔓菁子四两炒研，醋和涂之。圣惠。**面黡痣点**蔓菁子研末，入面脂中，夜夜涂之。亦去面皱。圣惠方。

花

‖气味‖

辛，平，无毒。

‖主治‖

虚劳眼暗。久服长生，可夜读书。三月三日采花，阴干为末，每服二钱，空心井华水下。慎微。

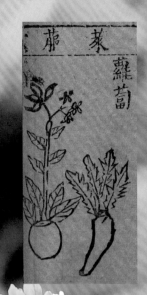

‖ **基原** ‖

据《纲目彩图》《纲目图鉴》《药典图鉴》《中药图鉴》
等综合分析考证，本品为十字花科植物萝卜 *Raphanus sativus*
L.。全国各地均有栽培。《药典》收载莱菔子药材为十字花
科植物萝卜的干燥成熟种子；夏季果实成熟时采割植株，晒
干，搓出种子，除去杂质，再晒干。

莱菔

音来北。《唐本草》

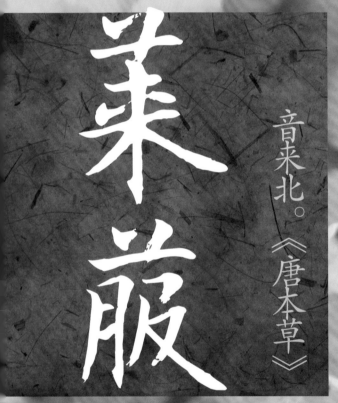

本草纲目 全本图典【第十二册】

△萝卜（*Raphanus sativus*）

萝卜 *Raphanus sativus* ITS2 条形码主导单倍型序列：

```
1   CAAATCGTCG TCCCCCCATC CTCTCGAGGA TATAGGACGG AAGCTGGTCT CCCGTGTGTT ACCGCACGCG GTTGGCCAAA
81  ATCCGAGCTA AGGATGCCAG GAGCGTCTTG ACATGCGGTG GTGAATTCAA TCTCCTCGTC ATATCGTCGG TCGTTCCGGT
161 CCAAAAGCTC TCGATGACCC AAAGTCCTCA ACG
```

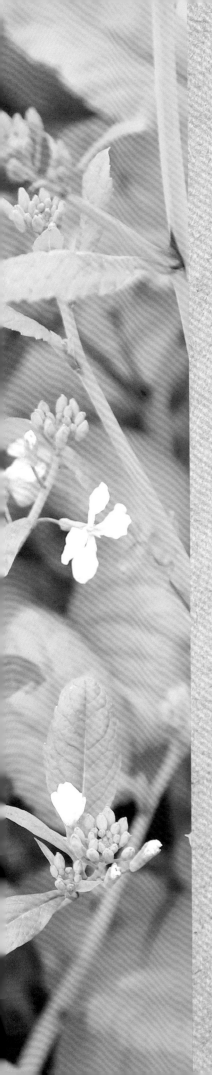

‖释名‖

芦萉郭璞云：芦音罗。萉，音北。与菔同。萝卜音罗
北。薁突尔雅注紫花菘同上温菘同上土酥。[保升曰]
莱菔俗名萝卜。按尔雅云：突，芦萉。孙炎注云：紫
花菘也。俗呼温菘。似芜菁，大根。俗名薁突，一名
芦萉是矣。[颂曰]紫花菘、温菘，皆南人所呼。吴人
呼楚菘。广南人呼秦菘。[时珍曰]按孙愐广韵言：鲁
人名菈蘧，音拉答。秦人名萝卜。王祯农书言：北人
萝卜，一种四名：春曰破地锥，夏曰夏生，秋曰萝
卜，冬曰土酥，谓其洁白如酥也。珍按：菘乃菜名，
因其耐冬如松、柏也。莱菔乃根名，上古谓之芦萉，
中古转为莱菔，后世讹为萝卜，南人呼为萝酏酏，与
薁同，见晋灼汉书注中。陆佃乃言莱菔能制面毒，是
来麰之所服，以菔音服，盖亦就文起义耳。王氏博济
方，称干萝卜为仙人骨，亦方士谬名也。

‖集解‖

[弘景曰]芦萉是今温菘，其根可食。俗人蒸其根及作
菹食，但小薰臭尔。叶不中啖。又有突，根细而过
辛，不宜服之。[恭曰]莱菔即芦萉也。嫩叶为生菜
食，大叶可熟啖。陶氏言不中食，理丧其真也。江
北、河北、秦、晋最多，登、莱亦好。[颂曰]莱菔南
北通有，北土尤多。有大小二种：大者肉坚，宜蒸
食；小者白而脆，宜生啖。河朔极有大者，而江南、
安州、洪州、信阳者甚大，重至五六斤，或近一秤，
亦一时种莳之力也。[瑞曰]夏月复种者，名夏萝卜。
形小而长者，名蔓菁萝卜。[时珍曰]莱菔今天下通有
之。昔人以芜菁、莱菔二物混注，已见蔓菁条下。圃
人种莱菔，六月下种，秋采苗，冬掘根。春末抽高
薹，开小花紫碧色。夏初结角。其子大如大麻子，圆
长不等，黄赤色。五月亦可再种。其叶有大者如芜
菁，细者如花芥，皆有细柔毛。其根有红、白二色。
其状有长、圆二类。大抵生沙壤者脆而甘，生瘠地者
坚而辣。根、叶皆可生可熟，可菹可酱，可豉可醋，
可糖可腊，可饭，乃蔬中之最有利益者，而古人不深
详之，岂因其贱而忽之耶？抑未谙其利耶？

‖气味‖

根：辛、甘。叶：辛、苦，温，无毒。[诜曰] 性冷。[思邈曰] 平。不可与地黄同食，令人发白，为其涩营卫也。[时珍曰] 多食莱菔动气，惟生姜能制其毒。又伏硇砂。

‖主治‖

散服及炮煮服食，大下气，消谷和中，去痰癖，肥健人；生捣汁服，止消渴，试大有验。唐本。利关节，理颜色，练五脏恶气，制面毒，行风气，去邪热气。萧炳。利五脏，轻身，令人白净肌细。孟诜。消痰止咳，治肺痿吐血，温中补不足。同羊肉、银鱼煮食，治劳瘦咳嗽。日华。同猪肉食，益人。生捣服，治禁口痢。汪颖。捣汁服，治吐血衄血。吴瑞。宽胸膈，利大小便。生食，止渴宽中；煮食，化痰消导。宁原。杀鱼腥气，治豆腐积。汪机。主吞酸，化积滞，解酒毒，散瘀血，甚效。末服，治五淋。丸服，治白浊。煎汤，洗脚气。饮汁，治下痢及失音，并烟熏欲死。生捣，涂打扑汤火伤。时珍。

‖发明‖

[颂曰] 莱菔功同芜菁，然力猛更出其右。断下方亦用根，烧熟入药。尤能制面毒。昔有婆罗门僧东来，见食麦面者，惊云：此大热，何以食之。又见食中有芦菔，乃云：赖有此以解其性。自此相传，食面必啖芦菔。[炳曰] 捣烂制面，作馎饦食之最佳，饱食亦不发热。酥煎食之，下气。凡人饮食过度，生嚼咽之便消。[慎微曰] 按杨亿谈苑云：江东居民言种芋三十亩，计省米三十斛；种萝卜三十亩，计益米三十斛。则知萝卜果能消食也。[宗奭曰] 服地黄、何首乌人食莱菔，则令人髭发白。世皆以为此物味辛、下气速也。然生姜、芥子更辛，何止能散而已。盖莱菔辛而又甘，故能散缓，而又下气速也。所以散气用生姜，下气用莱菔。[震亨曰] 莱菔属土，有金与水。寇氏言其下气速。人往往煮食过多，停滞成溢饮，岂非甘多而辛少乎。[时珍曰] 莱菔根、叶同功，生食升气，熟食降气。苏、寇二氏言其下气速，孙真人言久食涩营卫，亦不知其生则噫气，熟则泄气，升降之不同也。大抵入太阴、阳明、少阳气分，故所主皆肺、脾、肠、胃、三焦之病。李九华云：莱菔多食渗人血。则其白人髭发，盖亦由此，非独因其下气、涩营卫也。按洞微志云：齐州有人病狂，云梦中见红裳女子引入宫殿中，小姑令歌，每日遂歌云：五灵楼阁晓玲珑，天府由来是此中。惆怅闷怀言不尽，一丸萝卜火吾宫。有一道士云：此犯大麦毒也。少女心神，小姑脾神。医经言萝卜制面毒，故曰火吾宫。火者，毁也。遂以药并萝卜治之果愈。又按张杲医说云：饶民李七病鼻衄甚危，医以萝卜自然汁和无灰酒饮之即止。盖血随气运，气滞故血妄行，萝卜下气而酒导之故也。又云：有人好食豆腐中毒，医治不效。忽见卖豆腐人言其妻误以萝卜汤入锅中，遂致不成。其人心悟，乃以萝卜汤饮之而瘳。物理之妙如此。又延寿书载李师逃难入石窟中，贼以烟熏之垂死，摸得萝卜菜一束，嚼汁咽下即苏。此法备急，不可不知。

‖附方‖

旧二，新二十一。**食物作酸**萝卜生嚼数片，或生菜嚼之亦佳，绝妙。干者、熟者、盐腌者，及人胃冷者，皆不效。濒湖集简方。**反胃噎疾**萝卜蜜煎浸，细细嚼咽良。普济方。**消渴饮水**独胜散：用出了子萝卜三枚，净洗切片，日干为末。每服二钱，煎猪肉汤澄清调下，日三服，渐增至三钱。生者捣汁亦可，或以汁煮粥食之。图经本草。**肺痿咳血**萝卜和羊肉或鲫鱼，煮熟频食。普济方。**鼻衄不止**萝卜捣汁半盏，入酒少许热服，并以汁注鼻中皆良。或以酒煎沸，入萝卜再煎，饮之。卫生易简方。**下痢禁口**萝卜捣汁一小盏，蜜一盏，水一盏，同煎。早一服，午一服。日晡米饮吞阿胶丸百粒。如无萝卜，以子擂汁亦可。一方：加枯矾七分，同煎。一方：只用萝卜菜煎汤，日日饮之。普济方：用萝卜片，不拘新旧，染蜜噙之，咽汁。味淡再换。觉思食，以肉煮粥与食，不可过多。**痢后肠痛**方同上。**大肠便血**大萝卜皮烧存性，荷叶烧存性，蒲黄生用，等分为末。每服一钱，米饮下。普济。**肠风下血**蜜炙萝卜，任意食之。昔一妇人服此有效。百一选方。**酒疾下血**连旬不止。用大萝卜二十枚，留青叶寸余，以井水入罐中，煮十分烂，入淡醋，空心任食。寿亲养老方。**大肠脱肛**生莱菔捣，实脐中束之。觉有疮，即除。摘玄方。**小便白浊**生萝卜剜空留盖，入吴茱萸填满，盖定签住，糯米饭上蒸熟，取去茱萸，以萝卜焙研末，糊丸梧子大。每服五十丸，盐汤下，日三服。普济。**沙石诸淋**疼不可忍。用萝卜切片，蜜浸少时，炙干数次，不可过焦。细嚼盐汤下，日三服。名瞑眩膏。普济。**遍身浮肿**出了子萝卜、浮麦等分，浸汤饮之。圣济总录。**脚气走痛**萝卜煎汤洗之。仍以萝卜晒干为末，铺袜内。圣济总录。**偏正头痛**生萝卜汁一蚬壳，仰卧，随左右注鼻中，神效。王荆公病头痛，有道人传此方，移时遂愈也。以此治人，不可胜数。如宜方。**失音不语**萝卜生捣汁，入姜汁同服。普济方。**喉痹肿痛**萝卜汁和皂荚浆服，取吐。同上。**满口烂疮**萝卜自然汁，频漱去涎妙。濒湖集简方。**烟熏欲死**方见发明下。**汤火伤灼**生萝卜捣涂之。子亦可。圣济总录。**花火伤肌**方同上。**打扑血聚**皮不破者。用萝卜或叶捣封之。邵氏方。

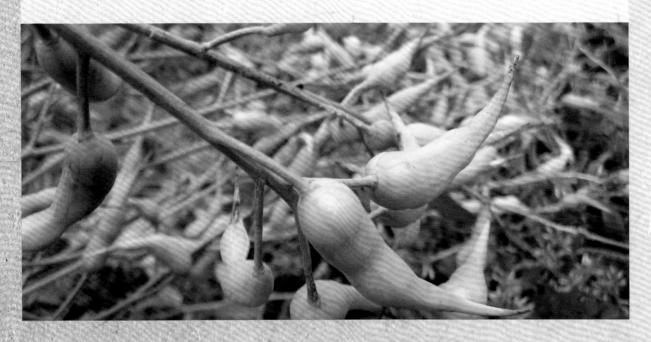

子

‖气味‖

辛、甘，平，无毒。

‖主治‖

研汁服，吐风痰。同醋研，消肿毒。日华。下气定喘治痰，消食除胀，利大小便，止气痛，下痢后重，发疮疹。时珍。

‖发明‖

[震亨曰] 莱菔子治痰，有推墙倒壁之功。[时珍曰] 莱菔子之功，长于利气。生能升，熟能降。升则吐风痰，散风寒，发疮疹；降则定痰喘咳嗽，调下痢后重，止内痛，皆是利气之效。予曾用，果有殊绩。

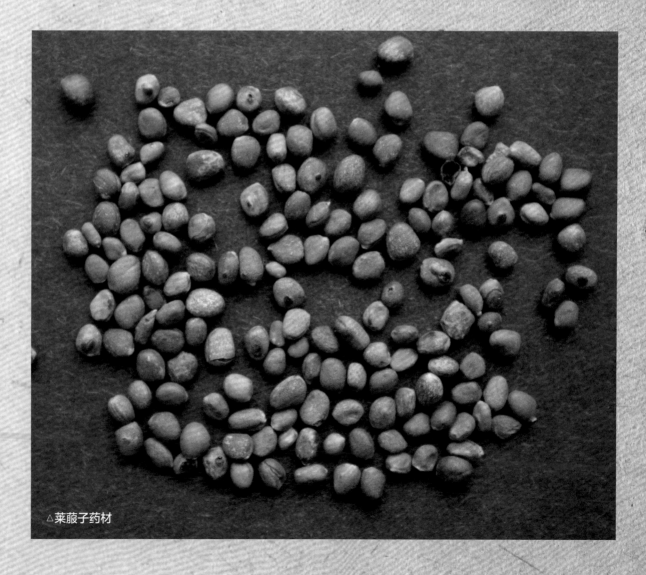

△莱菔子药材

‖附方‖

旧二，新十四。**上气痰嗽喘促唾脓血**。以莱菔子一合，研细煎汤，食上服之。食医心镜。**肺痰咳嗽**莱菔子半升淘净焙干，炒黄为末，以糖和，丸芡子大。绵裹含之，咽汁甚妙。胜金方。**齁喘痰促遇厚味即发者**。萝卜子淘净，蒸熟晒研，姜汁浸蒸饼丸绿豆大。每服三十丸，以口津咽下，日三服。名清金丸。医学集成。**痰气喘息**萝卜子炒，皂荚烧存性，等分为末，姜汁和，炼蜜丸梧子大。每服五七十丸，白汤下。简便单方。**久嗽痰喘**萝卜子炒，杏仁去皮尖炒，等分，蒸饼丸麻子大。每服三五丸，时时津咽。医学集成。**高年气喘**萝卜子炒，研末，蜜丸梧子大。每服五十丸，白汤下。济生秘览。**宣吐风痰胜金方**：用萝卜子末，温水调服三钱。良久吐出涎沫。如是摊缓风者，以此吐后用紧疏药，疏后服和气散取瘥。丹溪吐法：用萝卜子半升擂细，浆水一碗滤取汁，入香油及蜜些须，温服。后以桐油浸过晒干鹅翎探吐。**中风口噤**萝卜子、牙皂荚各二钱，以水煎服，取吐。丹溪方。**小儿风寒**萝卜子生研末一钱，温葱酒服之，取微汗大效。卫生易简方。**风秘气秘**萝卜子炒一合擂水，和皂荚末二钱服，立通。寿域神方。**气胀气蛊**莱菔子研，以水滤汁，浸缩砂一两一夜，炒干又浸又炒，凡七次，为末。每米饮服一钱，如神。朱氏集验方。**小儿盘肠气痛**。用萝卜子炒黄研末，乳香汤服半钱。杨仁斋直指方。**年久头风**莱菔子、生姜等分，捣取汁，入麝香少许，搐入鼻中，立止。普济方。**牙齿疼痛**萝卜子十四粒生研，以人乳和之。左疼点右鼻，右疼点左鼻。**疮疹不出**萝卜子生研末，米饮服二钱，良。卫生易简方。

花

‖主治‖

用糟下酒藏，食之甚美，明目。士良。

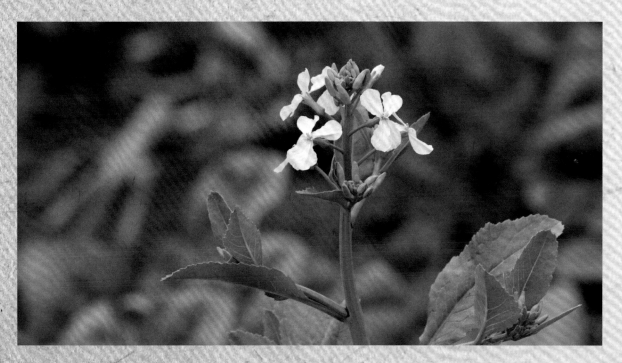

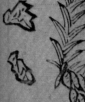

‖ 基原 ‖

据《纲目彩图》《纲目图鉴》《药典图鉴》《中华本草》等综合分析考证，本品为姜科植物姜 *Zingiber officinale* Rosc.。除我国东北外，其他大部分地区均有栽培。《药典》收载生姜药材为姜科植物姜的新鲜根茎；秋、冬二季采挖，除去须根和泥沙。

生姜

《别录》中品

△姜（*Zingiber officinale*）

校正：原附干姜下，今分出。今自草部移入此。

‖释名‖

[时珍曰] 按许慎说文，姜作薑，云御湿之菜也。王安石字说云：薑能彊御百邪，故谓之薑。初生嫩者其尖微紫，名紫姜；或作子姜；宿根谓之母姜也。

‖集解‖

[别录曰] 生姜、干姜生犍为山谷及荆州、扬州。九月采之。[颂曰] 处处有之，以汉、温、池州者为良。苗高二三尺。叶似箭竹而长，两两相对。苗青根黄。无花实。秋时采根。[时珍曰] 姜宜原隰沙地。四月取母姜种之。五月生苗如初生嫩芦，而叶稍阔似竹叶，对生，叶亦辛香。秋社前后新芽顿长，如列指状，采食无筋，谓之子姜。秋分后者次之，霜后则老矣。性恶湿洳而畏日，故秋热则无姜。吕氏春秋云：和之美者，有杨朴之姜。杨朴地名，在西蜀。春秋运斗枢云：璇星散而为姜。

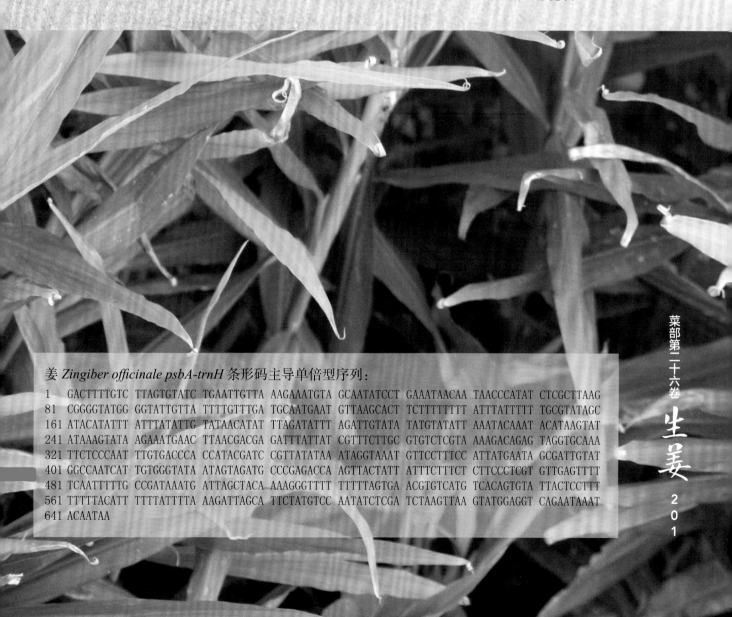

姜 Zingiber officinale psbA-trnH 条形码主导单倍型序列：

```
1    GACTTTTGTC TTAGTGTATC TGAATTGTTA AAGAAATGTA GCAATATCCT GAAATAACAA TAACCCATAT CTCGCTTAAG
81   CGGGGTATGG GGTATTGTTA TTTTGTTTGA TGCAATGAAT GTTAAGCACT TCTTTTTTTT ATTTATTTTT TGCGTATAGC
161  ATACATATTT ATTTATATTG TATAACATAT TTAGATATTT AGATTGTATA TATGTATATT AAATACAAAT ACATAAGTAT
241  ATAAAGTATA AGAAATGAAC TTAACGACGA GATTTATTAT CGTTTCTTGC GTGTCTCGTA AAAGACAGAG TAGGTGCAAA
321  TTCTCCCAAT TTGTGACCCA CCATACGATC CGTTATATAA ATAGGTAAAT GTTCCTTTCC ATTATGAATA GCGATTGTAT
401  GGCCAATCAT TGTGGGTATA ATAGTAGATG CCCGAGACCA AGTTACTATT ATTTCTTTCT CTTCCCTCGT GTTGAGTTTT
481  TCAATTTTTG CCGATAAATG ATTAGCTACA AAAGGGTTTT TTTTAGTGA ACGTGTCATG TCACAGTGTA TTACTCCTTT
561  TTTTTACATT TTTTATTTTA AAGATTAGCA TTCTATGTCC AATATCTCGA TCTAAGTTAA GTATGGAGGT CAGAATAAAT
641  ACAATAA
```

‖气味‖

辛，微温，无毒。[藏器曰]生姜温，要热则去皮，要冷则留皮。[元素曰]辛而甘温，气味俱厚，浮而升，阳也。[之才曰]秦椒为之使。杀半夏、莨菪毒。恶黄芩、黄连、天鼠粪。[弘景曰]久服少志少智，伤心气。今人啖辛辣物，惟此最常。故论语云，每食不撤姜。言可常食，但不可多尔。有病者是所宜矣。[恭曰]本经言姜久服通神明，主痰气，即可常啖。陶氏谬为此说，检无所据。[思邈曰]八九月多食姜，至春多患眼，损寿减筋力。孕妇食之，令儿盈指。[杲曰]古人言：秋不食姜，令人泻气。盖夏月火旺，宜汗散之，故食姜不禁。辛走气泻肺，故秋月则禁之。晦庵语录亦有秋姜夭人天年之语。[时珍曰]食姜久，积热患目，珍屡试有准。凡病痔人多食兼酒，立发甚速。痈疮人多食，则生恶肉。此皆昔人所未言者也。相感志云：糟姜瓶内入蝉蜕，虽老姜无筋。亦物性有所伏耶。

‖主治‖

久服去臭气，通神明。本经。归五脏，除风邪寒热，伤寒头痛鼻塞，咳逆上气，止呕吐，去痰下气。别录。去水气满，疗咳嗽时疾。和半夏，主心下急痛。又和杏仁作煎，下急痛气实，心胸拥隔冷热气，神效。捣汁和蜜服，治中热呕逆不能下食。甄权。散烦闷，开胃气。汁作煎服，下一切结实，冲胸膈恶气，神验。孟诜。破血调中，去冷气。汁，解药毒。藏器。除壮热，治痰喘胀满，冷痢腹痛，转筋心满，去胸中臭气、狐臭，杀腹内长虫。张鼎。益脾胃，散风寒。元素。解菌蕈诸物毒。吴瑞。生用发散，熟用和中。解食野禽中毒成喉痹。浸汁，点赤眼。捣汁和黄明胶熬，贴风湿痛甚妙。时珍。

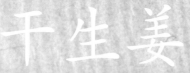

‖主治‖

治嗽温中，治胀满，霍乱不止，腹痛，冷痢，血闭。病人虚而冷，宜加之。甄权。姜屑，和酒服，治偏风。孟诜。肺经气分之药，能益肺。好古。

‖发明‖

[成无己曰]姜、枣味辛、甘，专行脾之津液而和营卫。药中用之，不独专于发散也。[杲曰]生姜之用有四：制半夏、厚朴之毒，一也；发散风寒，二也；与枣同用，辛温益脾胃元气，温中去湿，三也；与芍药同用，温经散寒，四也。孙真人云，姜为呕家圣药，盖辛以散之。呕乃气逆不散，此药行阳而散气也。或问：生姜辛温入肺，何以云入胃口。曰：俗以心下为胃口者，非矣。咽门之下，受有形之物，及胃之系，便是胃口，与肺系同行，故能入肺而开胃口也。曰：人云夜间勿食生姜，令人闭气，何也？曰：生姜辛温主开发。夜则气本收敛，反开发之，则违天道矣。若有病人，则不然也。生姜屑，比之干姜则不热，比之生姜则不湿。以干生姜代干姜者，以其不僭故也。俗言上床萝卜下床姜。姜能开胃，萝卜消食也。[时珍曰]姜辛而不荤，去邪辟恶，生啖熟食，醋、酱、糟、盐、蜜煎调和，无不宜之。可蔬可和，可果可药，其

利博矣。凡早行山行，宜含一块，不犯雾露清湿之气，及山岚不正之邪。案方广心法附余云：凡中风、中暑、中气、中毒、中恶、干霍乱、一切卒暴之病，用姜汁与童尿服，立可解散。盖姜能开痰下气，童尿降火也。[颂曰]崔元亮集验方载：救赐姜茶治痢方：以生姜切细，和好茶一两碗，任意呷之，便瘥。若是热痢，留姜皮；冷痢，去皮，大炒。[杨士瀛曰]姜能助阳，茶能助阴，二物皆消散恶气，调和阴阳，且解湿热及酒食暑气之毒，不问赤、白通宜用之。苏东坡治文潞公有效。

‖附方‖

旧二十，新三十。**痰澼卒风**生姜二两，附子一两，水五升，煮取二升，分再服。忌猪肉、冷水。千金。**胃虚风热**不能食。用姜汁半杯，生地黄汁少许，蜜一匙，水二合，和服之。食疗本草。**疟疾寒热**脾胃聚痰，发为寒热。生姜四两，捣自然汁一酒杯，露一夜。于发日五更面北立，饮即止。未止再服。易简。**寒热痰嗽**初起者。烧姜一块，含咽之。本草衍义。**咳嗽不止**生姜五两，饧半升，火煎熟，食尽愈。段侍御用之有效。初虞世必效方。**久患咳噫**生姜汁半合，蜜一匙煎，温呷三服愈。外台秘要方。**小儿咳嗽**生姜四两，煎汤浴之。千金方。**暴逆气上**嚼姜两三片，屡效。寇氏衍义。**干呕厥逆**频嚼生姜，呕家圣药也。**呕吐不止**生姜一两，醋浆二合，银器中煎取四合，连滓呷之。又杀腹内长虫。食医心镜。**心痞呕哕**心下痞坚。生姜八两，水三升，煮一升。半夏五合洗，水五升，煮一升，取汁同煮一升半，分再服。千金。**反胃羸弱**兵部手集用母姜二斤，捣汁作粥食。传信适用方用生姜切片，麻油煎过为末，软柿蘸末嚼咽。**霍乱欲死**生姜五两，牛儿屎一升，水四升，煎二升，分再服，即止。梅师方。**霍乱转筋**入腹欲死。生姜三两捣，酒一升，煮三两沸服。仍以姜捣贴痛处。外台秘要。**霍乱腹胀**不得吐下。用生姜一斤，水七升，煮二升，分三服。肘后方。**腹中胀满**绵裹煨姜，内下部。冷即易之。梅师。**胸胁满痛**凡心胸胁下有邪气结实，硬痛胀满者。生姜一斤，捣渣留汁，慢炒待润，以绢包于患处，款款熨之。冷再以汁炒再熨，良久豁然宽快也。陶华伤寒槌法。**大便不通**生姜削，长二寸，涂盐内下部，立通。外台。**冷痢不止**生姜煨研为末，共干姜末等分，以醋和面作馄饨，先以水煮，又以清饮煮过，停冷，吞二七枚，以粥送下，日一度。食疗。**消渴饮水**干生姜末一两，以鲫鱼胆汁和，丸梧子大。每服七丸，米饮下。圣惠。**湿热发黄**生姜时时周身擦之，其黄自退也。一方：加茵陈蒿，尤妙。伤寒槌法。**暴赤眼肿**[宗奭曰]用古铜钱刮姜取汁，于钱唇点之，泪出。今日点，明日愈，勿疑。一治暴风客热，目赤睛痛肿者。腊月取生姜捣绞汁，阴干取粉，入铜青末等分。每以少许沸汤泡，澄清温洗，泪出妙。**舌上生胎**诸病舌胎，以布染井水抹，后用姜片时时擦之，自去。陶华方。**满口烂疮**生姜自然汁，频频漱吐。亦可为末擦之，甚效。**牙齿疼痛**老生姜瓦焙，入枯矾末同擦之。有人日夜呻吟，用之即愈。普济方。**喉痹毒气**生姜二斤捣汁，蜜五合，煎匀。每服一合，日五服。**食鸩中毒 食竹鸡毒 食鹧鸪毒**方并见禽部本条。**中莨菪毒 中诸药毒 猘犬伤人**并饮生姜汁即解。小品。**虎伤人疮**内服生姜汁。外以汁洗之，用白矾末傅上。秘览。**蝮蛇螫人**姜末傅之，干即易。千金。**蜘蛛咬人**炮姜切片贴之，良。千金。**刀斧金疮**生姜嚼傅，勿动。次日即生肉，甚妙。扶寿方。**闪拗手足**生姜、葱白捣烂，和面炒热，裹之。**跌扑伤损**姜汁和酒调生面贴之。**百虫入耳**姜汁少许滴之。**腋下狐臭**姜汁

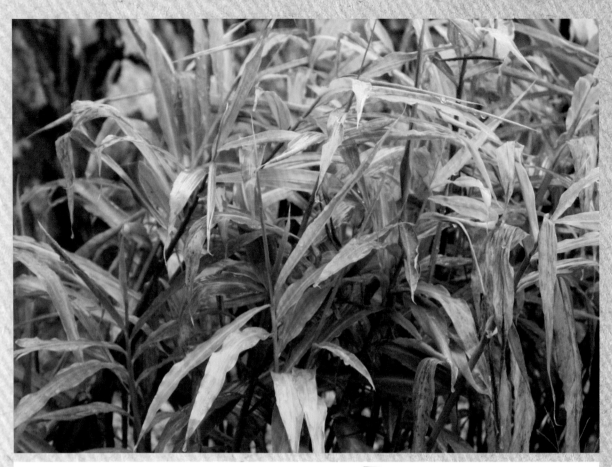

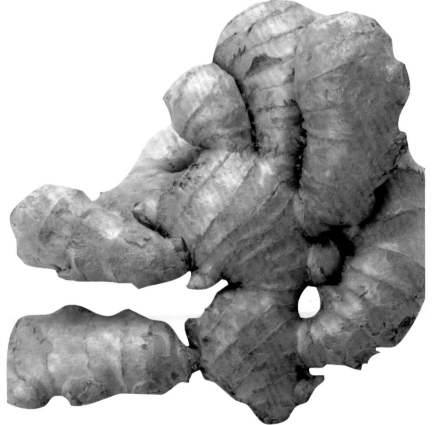

△生姜药材

频涂，绝根。**赤白癜风**生姜频擦之，良。并易简。**两耳冻疮**生姜自然汁熬膏涂。暇日记。**发背初起**生姜一块，炭火炙一层，刮一层，为末，以猪胆汁调涂。海上方。**疗疮肿毒**方见白芷下。**诸疮痔漏久不结痂。**用生姜连皮切大片，涂白矾末，炙焦研细，贴之勿动，良。普济。**产后血滞冲心不下。**生姜五两，水八升，煮服。**产后肉线**一妇产后用力，垂出肉线长三四尺，触之痛引心腹欲绝。一道人令买老姜连皮三斤捣烂，入麻油二斤拌匀炒干。先以熟绢五尺，折作方结。令人轻轻盛起肉线，使之屈曲作三团，纳入产户。乃以绢袋盛姜，就近熏之，冷则更换。熏一日夜缩入大半，二日尽入也。云此乃魏夫人秘传怪病方也。但不可使线断，断则不可治之矣。**脉溢怪藏**有人毛窍节次血出不止，皮胀如鼓，须臾目、鼻、口被气胀合，此名脉溢。生姜自然汁和水各半盏服，即安。并夏子益奇疾方。

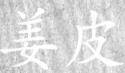

姜皮

‖ 气味 ‖

辛，凉，无毒。

‖ 主治 ‖

消浮肿腹胀痞满，和脾胃，去翳。时珍。

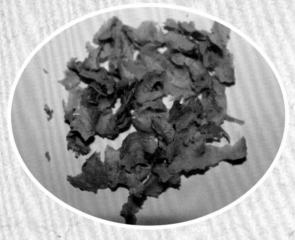

‖ 附方 ‖

旧一。**拔白换黑**刮老生姜皮一大升，于久用油腻锅内，不须洗刷，固济勿令通气。令精细人守之，文武火煎之，不得火急，自旦至夕即成矣，研为末。拔白后，先以小物点麻子大入孔中。或先点须下，然后拔之，以指捻入。三日后当生黑者，神效。季卿用之有验。苏颂图经本草。

叶

‖ 气味 ‖

辛，温，无毒。

‖ 主治 ‖

食鲙成癥，捣汁饮，即消。张机。

‖ 附方 ‖

新一。**打伤瘀血**姜叶一升，当归三两，为末。温酒服方寸匕，日三。范汪东阳方。

‖ 基原 ‖

据《纲目彩图》《纲目图鉴》《药典图鉴》《大辞典》等综合分析考证，本品为姜科植物姜 *Zingiber officinale* Rosc.。分布参见本卷"生姜"项下。《药典》收载干姜药材为姜科植物姜的干燥根茎。冬季采挖，除去须根和泥沙，晒干或低温干燥；趁鲜切片晒干或低温干燥者称为"干姜片"。

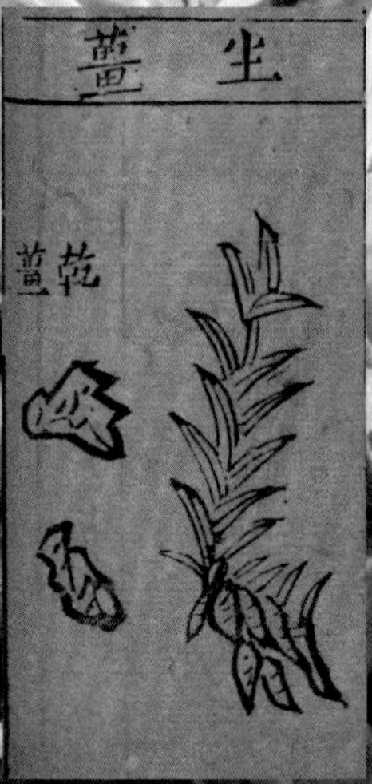

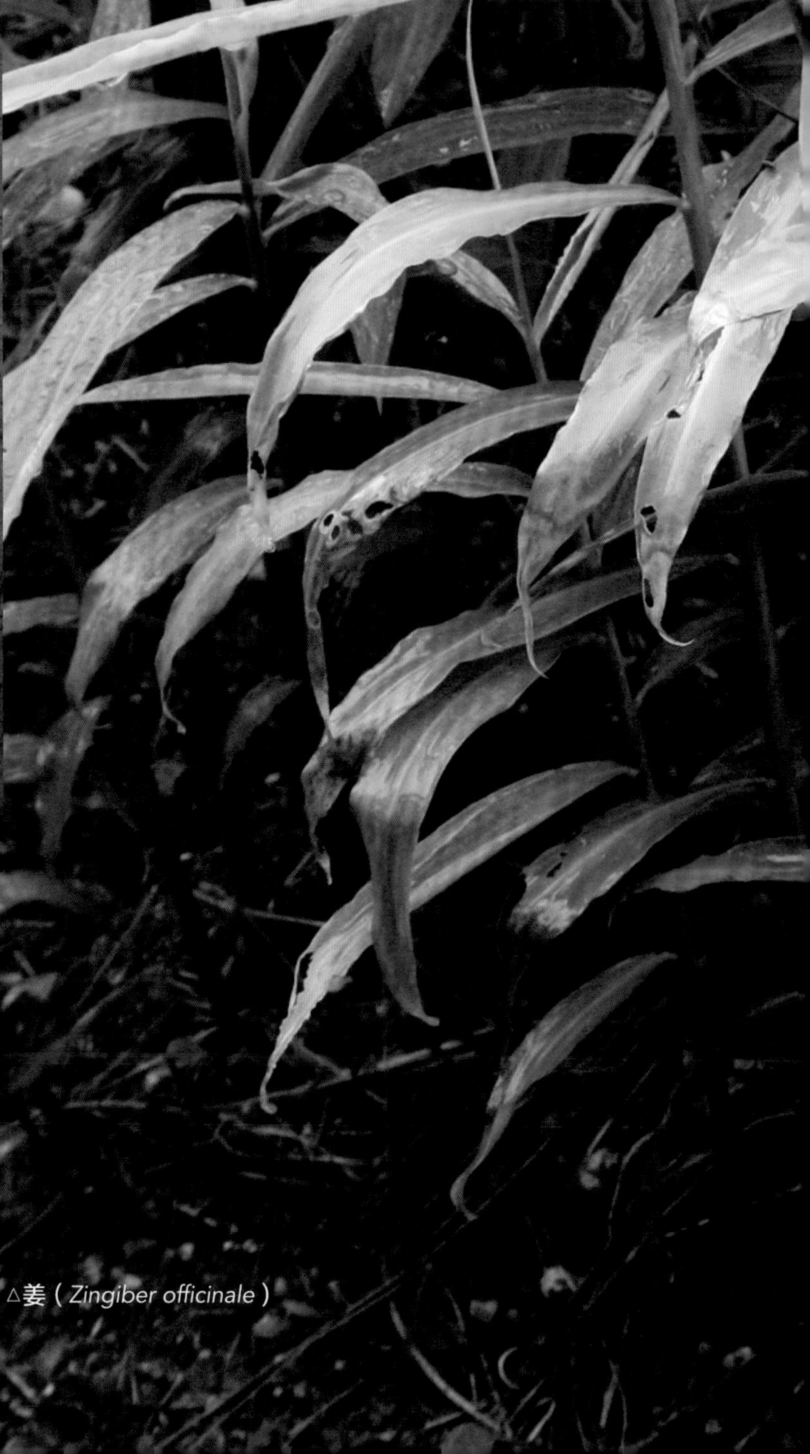

干姜

《本经》中品

△姜（*Zingiber officinale*）

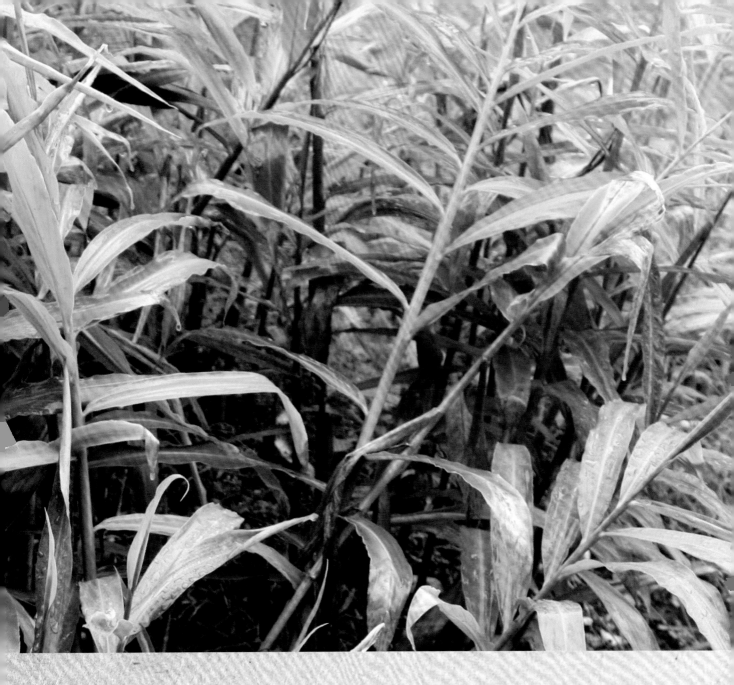

校正：自草部移附此。

‖ 释名 ‖
白姜见下。

‖ 集解 ‖
[弘景曰] 干姜今惟出临海、章安，数村作之。蜀汉姜旧美，荆州有好姜，而不能作干者。凡作干姜法：水淹三日，去皮置流水中六日，更刮去皮，然后晒干，置瓷缸中酿三日，乃成。[颂曰] 造法：采根于长流水洗过，日晒为干姜。以汉、温、池州者为良。陶说乃汉州干姜法也。[时珍曰] 干姜以母姜造之。今江西、襄、均皆造，以白净结实者为良，故人呼为白姜，又曰均姜。凡入药并宜炮用。

‖气味‖

辛，温，无毒。[诜曰]苦、辛。[好古曰]大热。[保升曰]久服令人目暗。余同生姜。[时珍曰]太清外术言：孕妇不可食干姜，令胎内消。盖其性热而辛散故也。

‖主治‖

胸满咳逆上气，温中止血，出汗，逐风湿痹，肠澼下痢。生者尤良。本经。寒冷腹痛，中恶霍乱胀满，风邪诸毒，皮肤间结气，止唾血。别录。治腰肾中疼冷、冷气，破血去风，通四肢关节，开五脏六腑，宣诸络脉，去风毒冷痹，夜多小便。甄权。消痰下气，治转筋吐泻，腹脏冷，反胃干呕，瘀血扑损，止鼻红，解冷热毒，开胃，消宿食。大明。主心下寒痞，目睛久赤。好古。

‖发明‖

[元素曰]干姜气薄味厚，半沉半浮，可升可降，阳中之阴也。又曰：大辛大热，阳中之阳。其用有四：通心助阳，一也；去脏腑沉寒痼冷，二也；发诸经之寒气，三也；治感寒腹痛，四也。肾中无阳，脉气欲绝，黑附子为引，水煎服之，名姜附汤。亦治中焦寒邪，寒淫所胜，以辛散之也。又能补下焦，故四逆汤用之。干姜本辛，炮之稍苦，故止而不移，所以能治里寒，非若附子行而不止也。理中汤用之者，以其回阳也。[李杲曰]干姜生辛炮苦，阳也。生则逐寒邪而发表，炮则除胃冷而守中。多用则耗散元气，辛以散之，是壮火食气故也，须以生甘草缓之。辛热以散里寒，同五味子用以温肺，同人参用以温胃也。[好古曰]干姜，心、脾二经气分药也，故补心气不足。或言：干姜辛热而言补脾。今理中汤用之，言泄不言补，何也？盖辛热燥湿，泄脾中寒湿邪气，非泄正气也。又云：服干姜以治中者，必僭上，不可不知。[震亨曰]干姜入肺中利肺气。入肾中燥下湿，入肝经引血药生血，同补阴药亦能引血药入气分生血，故血虚发热、产后大热者用之。止唾血、痢血，须炒黑用之。有血脱色白而夭不泽脉濡者，此大寒也。宜干姜之辛温以益血，大热以温经。[时珍曰]干姜能引血药入血分，气药入气分，又能去恶养新，有阳生阴长之意，故血虚者用之；而人吐血、衄血、下血，有阴无阳者，亦宜用之。乃热因热用，从治之法也。

‖附方‖

旧十六，新十二。**脾胃虚冷**不下食，积久羸弱成瘵者。用温州白干姜，浆水煮透，取出焙干捣末，陈廪米煮粥饮丸梧子大。每服三五十丸，白汤下。其效如神。苏颂图经。**脾胃虚弱**饮食减少，易伤难化，无力肌瘦。用干姜频研四两，以白饧切块，水浴过，入铁铫溶化，和丸梧子大。每空心米饮下三十丸。十便方。**头运吐逆**胃冷生痰也。用川干姜炮二钱半，甘草炒一钱二分，水一钟半，煎减半服。累用有效。传信适用方。**心脾冷痛**暖胃消痰。二姜丸：用干高良姜等分，炮研末，糊丸梧子大。每食后，猪皮汤下三十丸。和剂局方。**心气卒痛**干姜末，米饮服一钱。外台秘要。**阴阳易病**伤寒后，妇人得病虽瘥，未满百日，不可与男合。为病拘急，手足拳，腹痛欲死，丈夫名阴易，妇人名阳易，速宜汗之即愈。满四日，不可治也。用干姜四两，为末。每用半两，白汤调服。覆衣被出汗后，手足伸即愈。伤寒类要方。**中寒水泻**干姜炮研末，粥饮服二钱，即效。千金方。**寒痢青色**干姜切大豆大。每米饮服六七枚，日三夜一。累用得效。肘后方。**血痢不止**干姜烧黑存性，放冷为末。每服一钱，米饮下，神妙。姚氏集验。**脾寒疟疾**外台用干姜、高良姜等分，为末。每服一钱，水一盏，煎至七分服。又：干姜炒黑为末，临发时以温酒服三钱匕。**冷气咳嗽**结胀者。干姜末，热酒调服半钱。或饧糖丸噙。姚僧坦方。**咳嗽上气**用合州干姜炮，皂荚炮、去皮子及蛀者，桂心紫色者去皮，并捣筛等分，炼白蜜和捣三千杵，丸梧子大。每饮服三丸，嗽发即服，日三五服。禁食葱、面、油腻。其效如神。禹锡在淮南与李亚同幕府，李每治人而不出方，或诮其吝。李曰：凡人患嗽，多进冷药。若见此方用药热燥，必不肯服，故但出药即多效也。试之信然。刘禹锡传信方。**虚劳不眠**干姜为末，汤服三钱，取微汗出。千金方。**吐血不止**干姜为末，童子小便调服一钱良。**鼻衄不止**干姜削尖煨，塞鼻中即止。**齆鼻不通**干姜末，蜜调塞鼻中。广利方。**冷泪目昏**干姜粉一字炮，汤点洗之。圣济录。**赤眼涩痛**白姜末，水调贴足心，甚妙。普济方。**目忽不见**令人嚼母姜，以舌日舔六七次，以明为度。圣济录。**目中卒痛**干姜削圆滑，内眦中，有汁出拭之。味尽更易。千金。**牙痛不止**川姜炮、川椒等分为末，掺之。御药院方。**斑豆厥逆**斑豆服凉药多，手足厥冷，脉微。用干姜炮二钱半，粉甘草炙一钱半，水二钟，煎一钟服。庞安常伤寒论。**痈疽初起**干姜一两，炒紫研末，醋调傅四围，留头，自愈。此乃东昌申一斋奇方也。诸癥辨疑。**瘰疬不敛**干姜为末，姜汁打糊和作剂，以黄丹为衣。每日随疮大小，入药在内，追脓尽，生肉口合为度。如不合以葱白汁调大黄末搽之，即愈。救急方。**虎狼伤人**干姜末傅之。肘后。**猘犬伤人**干姜末，水服二匕，生姜汁服亦良，并以姜炙热熨之。**蛇蝎螫人**干姜、雄黄等分为末，袋盛佩之。遇螫即以傅之，便定。广利方。

‖附录‖

天竺干姜拾遗[藏器曰] 味辛，温，无毒。主冷气寒中，宿食不消，腹胀下痢，腰背痛，疝癖气块，恶血积聚。生婆罗门国，一名胡干姜，状似姜，小黄色也。

▽干姜药材

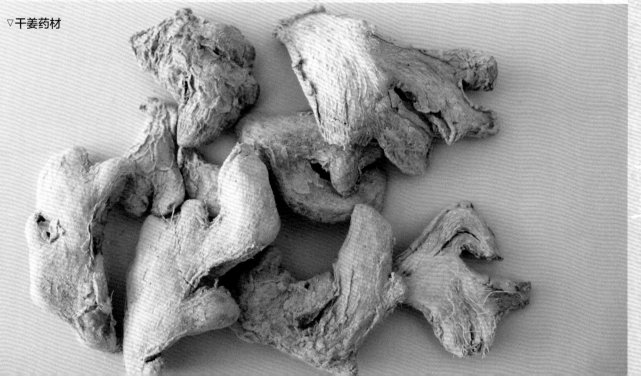

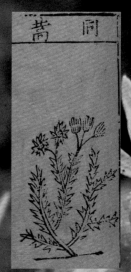

‖ 基原 ‖

据《纲目彩图》等综合分析考证，本品为菊科植物茼蒿 *Chrysanthemum coronarium* L. var. *spatiosum* Bailey 的茎叶。分布于全国大部分地区。《纲目图鉴》《大辞典》《中华本草》认为还包括菊科植物蒿子杆 *C. coronarium* L.，全国大部分地区有栽培。

茼蒿

宋《嘉祐》

△茼蒿（*Chrysanthemum coronarium*）

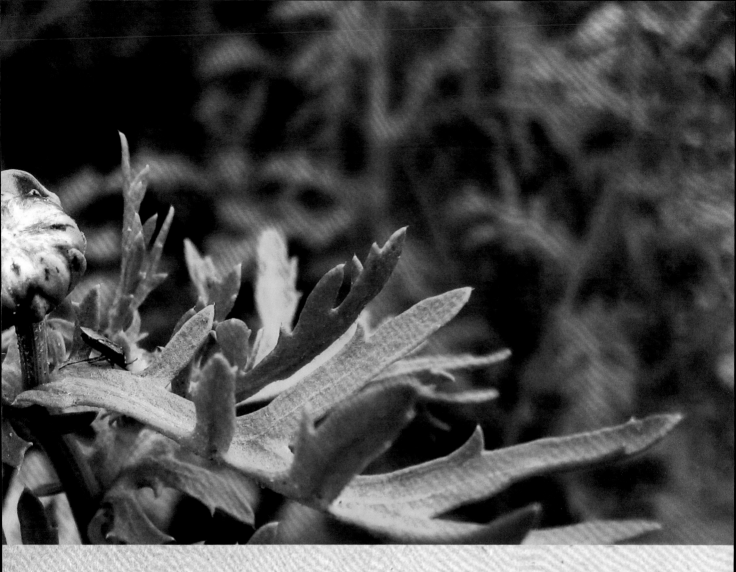

‖释名‖
蓬蒿。[时珍曰]形气同乎蓬蒿，故名。

‖集解‖
[机曰]本草不著形状，后人莫识。[时珍曰]茼蒿八九月下种，冬春采食肥茎。花、叶微似白蒿，其味辛甘，作蒿气。四月起薹，高二尺余。开深黄色花，状如单瓣菊花。一花结子近百成球，如地菘及苦荬子，最易繁茂。此菜自古已有，孙思邈载在千金方菜类，至宋嘉祐中始补入本草，今人常食者。而汪机乃不能识，辄敢擅自修篡，诚可笑慨。

‖气味‖
甘、辛，平，无毒。[禹锡曰]多食动风气，熏人心，令人气满。

‖主治‖
安心气，养脾胃，消痰饮。利肠胃。思邈。

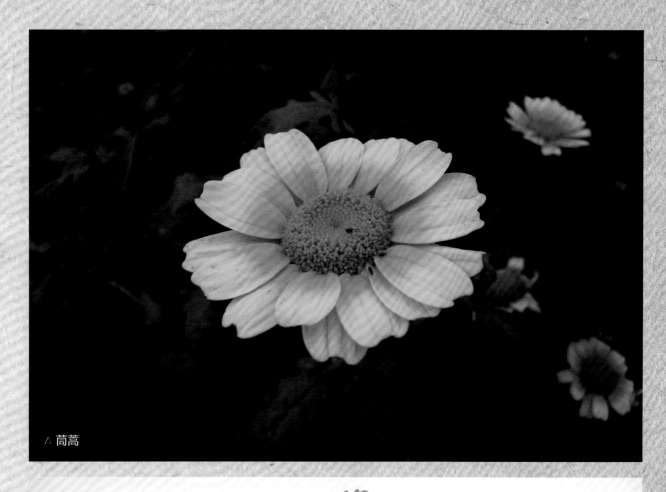

△ 茼蒿

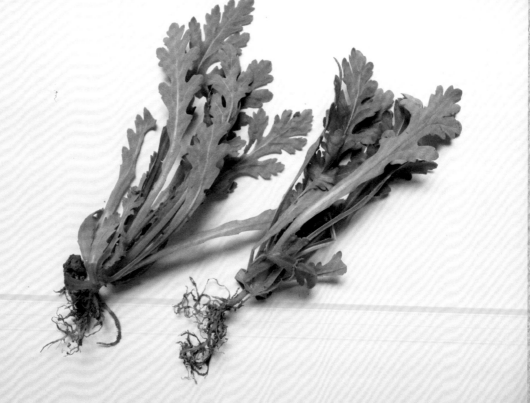

△茼蒿

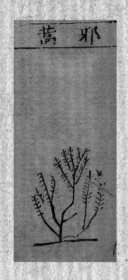

‖ 基原 ‖

《纲目图鉴》考证本品为菊科植物青蒿（香蒿）*Artemisia caruifolia* Buch.-Ham.(*A. apiacea* Hance)。我国大部分地区均有分布。但《大辞典》《中华本草》认为本品为伞形科植物香芹 *Libanotis seseloides* (Fisch. et Mey. ex Turcz.) Turcz.。分布于东北及内蒙古、河南、山东、江苏等地。

‖ 释名 ‖

[时珍曰] 此蒿叶纹皆邪，故名。

‖ 集解 ‖

[藏器曰] 邪蒿根、茎似青蒿而细软。[时珍曰] 三四月生苗，叶似青蒿，色浅不臭。根、叶皆可茹。

‖ 气味 ‖

辛，温、平，无毒。[诜曰] 生食微动风，作羹食良。不与胡荽同食，令人汗臭气。

‖ 主治 ‖

胸膈中臭烂恶邪气，利肠胃，通血脉，续不足气。孟诜。煮熟和酱、醋食，治五脏恶邪气厌谷者，治脾胃肠澼，大渴热中，暴疾恶疮。食医心镜。

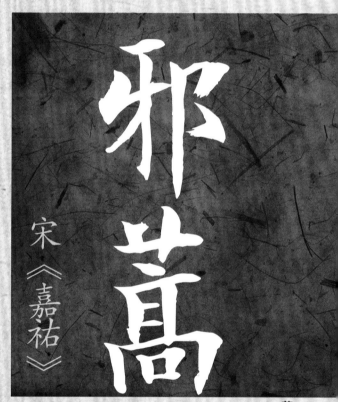

邪蒿

宋《嘉祐》

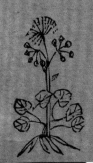

‖ 基原 ‖

据《纲目彩图》《纲目图鉴》《草药大典》《中华本草》等综合分析考证，本品为伞形科植物芫荽 Coriandrum sativum L.。全国各地均有栽培。

胡荽

宋《嘉祐》

△芫荽（Coriandrum sativum）

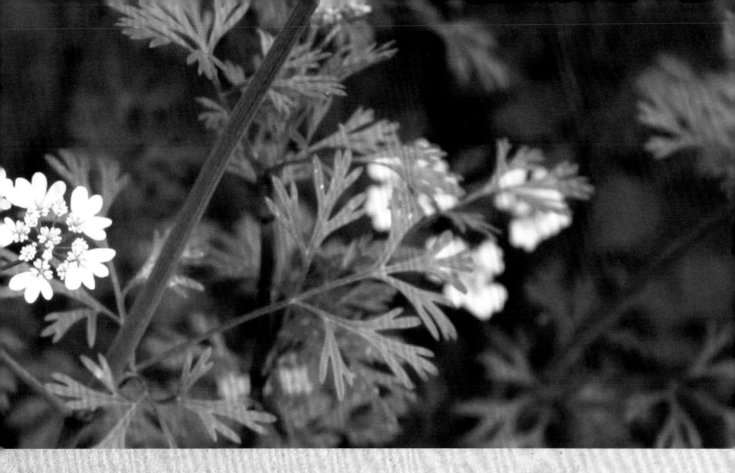

‖ **释名** ‖

香荽拾遗 **胡菜** 外台 **蒝荽** 。[时珍曰] 荽，许氏说文作葰，云姜属，可以香口也。其茎
柔叶细而根多须，绥绥然也。张骞使西域始得种归，故名胡荽。今俗呼为蒝荽，蒝
乃茎叶布散之貌。俗作芫花之芫，非矣。[藏器曰] 石勒讳胡，故并、汾人呼胡荽为
香荽。

‖ **集解** ‖

[时珍曰] 胡荽处处种之。八月下种，晦日尤良。初生柔茎圆叶，叶有花歧，根软而
白。冬春采之，香美可食，亦可作菹。道家五荤之一。立夏后开细花成簇，如芹菜
花，淡紫色。五月收子，子如大麻子，亦辛香。按贾思勰齐民要术云：六七月布种
者，可竟冬食。春月揉子沃水生芽种者，小小共食而已。王祯农书云：胡荽于蔬菜
中，子、叶皆可用，生、熟俱可食，甚有益于世者。宜肥地种之。

‖ **正误** ‖

[李廷飞曰] 胡荽，荞子也。[吴瑞曰] 胡荽俗呼蒚子，根、苗如蒜。[时珍曰] 荞子即蒚
子，乃薤也。李吴二氏云并作胡荽，误矣。

根叶

‖气味‖

辛，温，微毒。[诜曰] 平、微寒，无毒。可和生菜食。此是荤菜，损人精神。华佗云：胡臭、口臭、蟨齿及脚气、金疮人，皆不可食，病更加甚。[藏器曰] 久食令人多忘。根，发痼疾。不可同邪蒿食，令人汗臭难瘥。[时珍曰] 凡服一切补药及药中有白术、牡丹者，不可食此。伏石钟乳。

‖主治‖

消谷，治五脏，补不足，利大小肠，通小腹气，拔四肢热，止头痛，疗沙疹、豌豆疮不出，作酒喷之，立出。通心窍。嘉祐。补筋脉，令人能食。治肠风，用热饼裹食，甚良。孟诜。合诸菜食，气香，令人口爽，辟飞尸、鬼疰、蛊毒。吴瑞。辟鱼、肉毒。宁原。

‖发明‖

[时珍曰] 胡荽辛温香窜，内通心脾，外达四肢，能辟一切不正之气。故痘疮出不爽快者，能发之。诸疮皆属心火，营血内摄于脾，心脾之气，得芳香则运行，得臭恶则壅滞故尔。按杨士瀛直指方云：痘疹不快，宜用胡荽酒喷之，以辟恶气。床帐上下左右皆宜挂之，以御汗气、胡臭、天癸、淫佚之气。一应秽恶，所不可无。若儿虚弱，及天时阴寒，用此最妙。如儿壮实，及春夏晴暖、阳气发越之时，加以酒曲助虐，以火益火，胃中热炽，毒血聚畜，则变成黑陷矣，不可不慎。

‖附方‖

旧五，新四。**疹痘不快**用胡荽二两切，以酒二大盏煎沸沃之，以物盖定，勿令泄气。候冷去滓，微微含喷，从项背至足令遍。勿喷头面。经验后方。**热气结滞**经年数发者。胡荽半斤，五月五日采，阴干，水七升，煮取一升半，去滓分服。未瘥更服。春夏叶、秋冬根茎并可用。必效方。**孩子赤丹**胡荽汁涂之。谭氏方。**面上黑子**蘼荽煎汤，日日洗之。小说。**产后无乳**干胡荽煎汤饮之效。经验方。**小便不通**胡荽二两，葵根一握，水二升，煎一升，入滑石末一两，分三四服。圣济总录。**肛门脱出**胡荽切一升，烧烟熏之，即入。子母秘录。**解中蛊毒**胡荽根捣汁半升，和酒服，立下神验。必效方。**蛇虺螫伤**胡荽苗、合口椒等分，捣涂之。千金方。

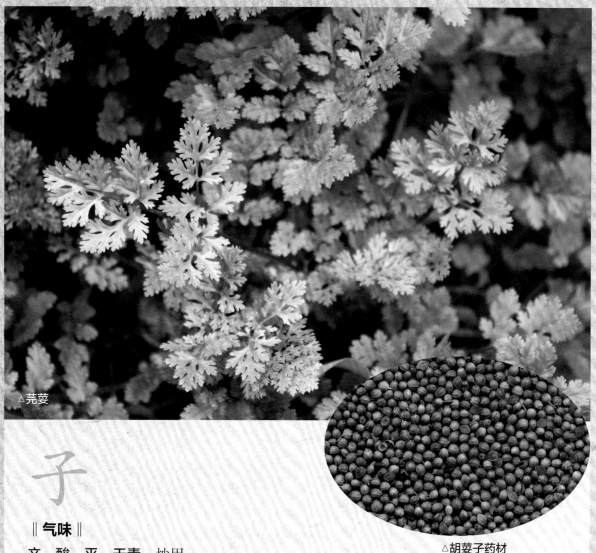

△芫荽

△胡荽子药材

子

‖气味‖

辛、酸，平，无毒。炒用。

‖主治‖

消谷能食。思邈。蛊毒五痔，及食肉中毒，吐下血，煮汁冷服。又以油煎，涂小儿秃疮。藏器。发痘疹，杀鱼腥。时珍。

‖附方‖

旧三，新四。**食诸肉毒**吐下血不止，痿黄者。胡荽子一升煮令发裂，取汁冷服半升，日、夜各一服，即止。食疗本草。**肠风下血**胡荽子和生菜，以热饼裹食之。普济方。**痢及泻血**胡荽子一合，炒捣末。每服二钱，赤痢砂糖水下，白痢姜汤下，泻血白汤下，日二。普济方。**五痔作痛**胡荽子炒，为末。每服二钱，空心温酒下。数服见效。海上仙方。**痔漏脱肛**胡荽子一升，粟糠一升，乳香少许，以小口瓶烧烟熏之。儒门事亲。**肠头挺出**秋冬捣胡荽子，醋煮熨之，甚效。孟诜食疗本草。**牙齿疼痛**胡荽子，即胡荽子五升，以水五升，煮取一升，含漱。外台秘要。

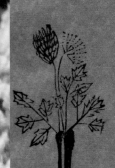

胡蘿蔔

∥基原∥
据《纲目彩图》《纲目图鉴》《大辞典》《中华本草》等综合分析考证，本品为伞形科植物胡萝卜 *Daucus carota* L. var. *sativa* DC.。全国各地均有栽培。

胡萝卜

《纲目》

△胡萝卜（*Daucus carota*）

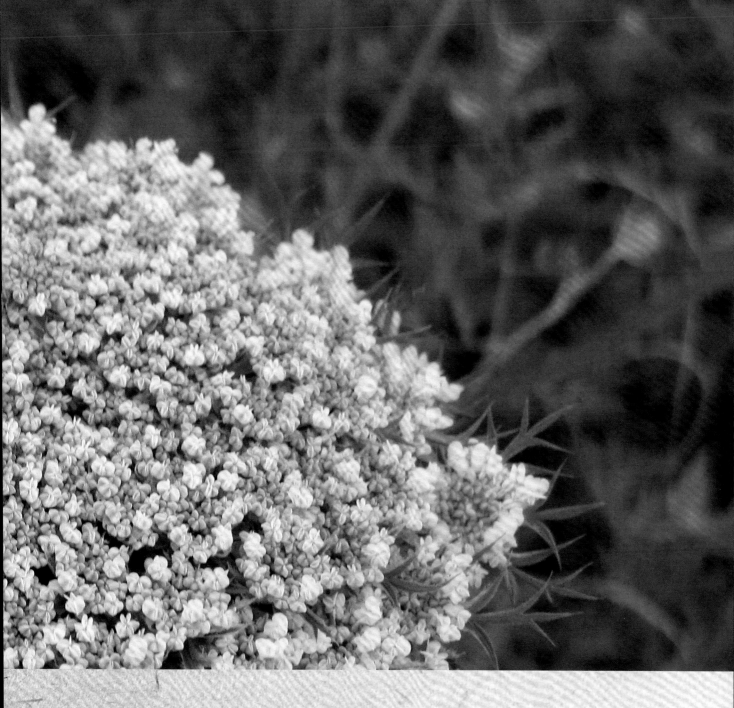

‖释名‖

[时珍曰] 元时始自胡地来，气味微似萝卜，故名。

‖集解‖

[时珍曰] 胡萝卜今北土、山东多莳之，淮、楚亦有种者。八月下种，生苗如邪蒿，肥茎有白毛，辛臭如蒿，不可食。冬月掘根，生、熟皆可啖，兼果、蔬之用。根有黄、赤二种，微带蒿气，长五六寸，大者盈握，状似鲜掘地黄及羊蹄根。三四月茎高二三尺，开碎白花，攒簇如伞状，似蛇床花。子亦如蛇床子，稍长而有毛，褐色，又如莳萝子，亦可调和食料。按周定王救荒本草云：野胡萝卜苗、叶、花、

实，皆同家胡萝卜，但根细小，味甘，生食、蒸食皆宜。花、子皆大于蛇床。又金幼孜北征录云；交河北有沙萝卜，根长二尺许，大者径寸，下支生小者如箸。其色黄白，气味辛而微苦，亦似萝卜气。此皆胡萝卜之类也。

根

‖**气味**‖

甘、辛，微温，无毒。

‖**主治**‖

下气补中，利胸膈肠胃，安五脏，令人健食，有益无损。时珍。

子

‖**主治**‖

久痢。时珍。

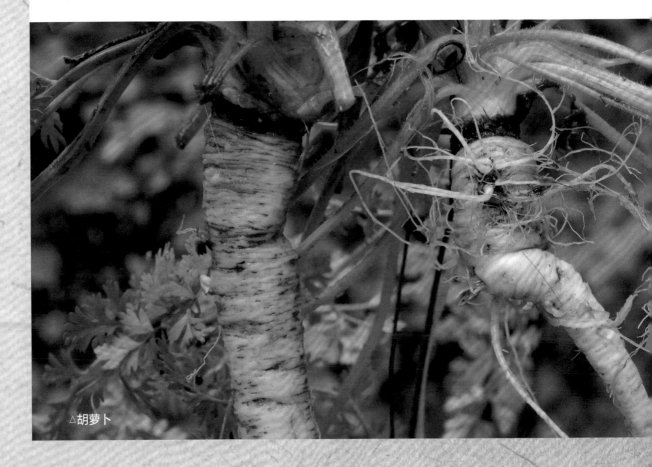

△胡萝卜

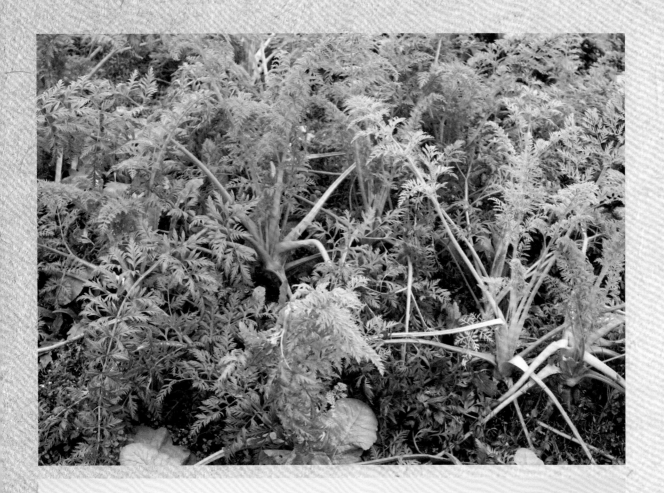

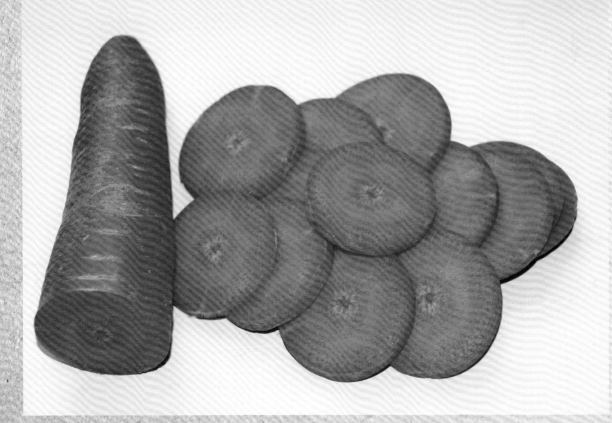

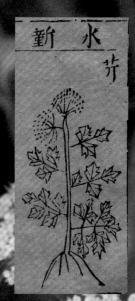

∥ **基原** ∥
　据《纲目彩图》《纲目图鉴》《草药大典》《汇编》等综合分析考证，本品为伞形科植物水芹 *Oenanthe javanica* (Bl.) DC.。分布于华中、华东及广东、广西、台湾等地。

水蕲

音芹。《本经》下品

△水芹（*Oenanthe javanica*）

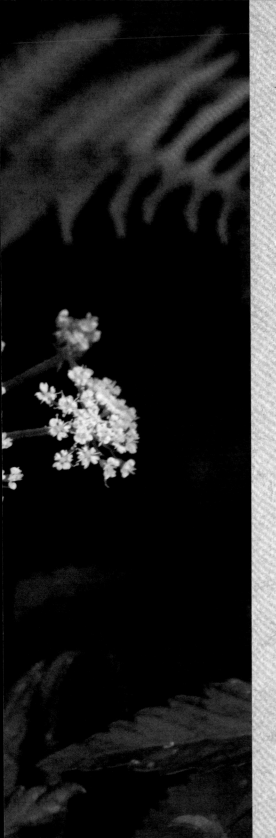

‖释名‖

芹菜别录**水英**本经**楚葵**。[弘景曰]靳字俗作芹字。论其主治，合在上品，未解何意乃在下品？二月、三月作英时，可作菹乃熟瀹食。故名水英。[时珍曰]靳当作蕲，从艸、靳，谐声也。后省作芹，从斤，亦谐声也。其性冷滑如葵，故尔雅谓之楚葵。吕氏春秋：菜之美者，有云梦之芹。云梦，楚地也。楚有蕲州、蕲县，俱音淇。罗愿尔雅翼云：地多产芹，故字从芹。蕲亦音芹。徐锴注说文，蕲字，从艸，斩。诸书无斩字，惟说文别出狝字音银，疑相承误出也。据此，则蕲字亦当从靳，作蕲字也。

‖集解‖

[别录曰]水靳生南海池泽。[恭曰]水靳即芹菜也。有两种：荻芹白色取根，赤芹取茎、叶。并堪作菹及生菜。[保升曰]芹生水中，叶似芎䓖，其花白色而无实，根亦白色。[诜曰]水芹生黑滑地，食之不如高田者宜人，置酒酱中香美。高田者名白芹。余田者皆有虫子在叶间，视之不见，食之令人为患。[弘景曰]又有渣芹，可为生菜，亦可生啖。[时珍曰]芹有水芹、旱芹。水芹生江湖陂泽之涯；旱芹生平地，有赤、白二种。二月生苗，其叶对节而生，似芎䓖。其茎有节棱而中空，其气芬芳。五月开细白花，如蛇床花。楚人采以济饥，其利不小。诗云：觱沸槛泉，言采其芹。杜甫诗云：饭煮青泥坊底芹。又云：香芹碧涧羹。皆美芹之功。而列子言乡豪尝芹，蜇口惨腹，盖未得食芹之法耳。

茎

‖**气味**‖

甘，平，无毒。[思邈曰] 苦、酸，冷，涩，无毒。[诜曰] 和醋食，损齿。鳖瘕不可食。[李廷飞曰] 赤芹害人，不可食。

‖**主治**‖

女子赤沃，止血养精，保血脉，益气，令人肥健嗜食。本经。去伏热，杀石药毒，捣汁服。孟诜。饮汁，去小儿暴热，大人酒后热，鼻塞身热，去头中风热，利口齿，利大小肠。藏器。治烦渴，崩中带下，五种黄病。大明。

‖**发明**‖

[张仲景曰] 春秋二时，龙带精入芹菜中。人误食之为病，面青手青，腹满如妊，痛不可忍，作蛟龙病。俱服硬饧三二升，日三度。吐出蜥蜴便瘥。[时珍曰] 芹菜生水涯。蛟龙虽云变化莫测，其精那得入此？大抵是蜥蜴、虺蛇之类，春夏之交，遗精于此故尔。且蛇喜嗜芹，尤为可证。别有马芹见后。

‖**附方**‖

旧一，新二。**小儿吐泻**芹菜切细，煮汁饮之，不拘多少。子母秘录。**小便淋痛**水芹菜白根者，去叶捣汁，井水和服。圣惠方。**小便出血**水芹捣汁，日服六七合。圣惠方。

花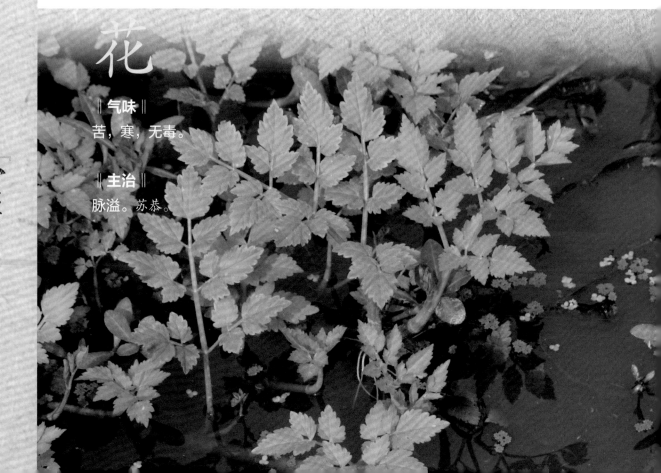

‖**气味**‖

苦，寒，无毒。

‖**主治**‖

脉溢。苏恭。

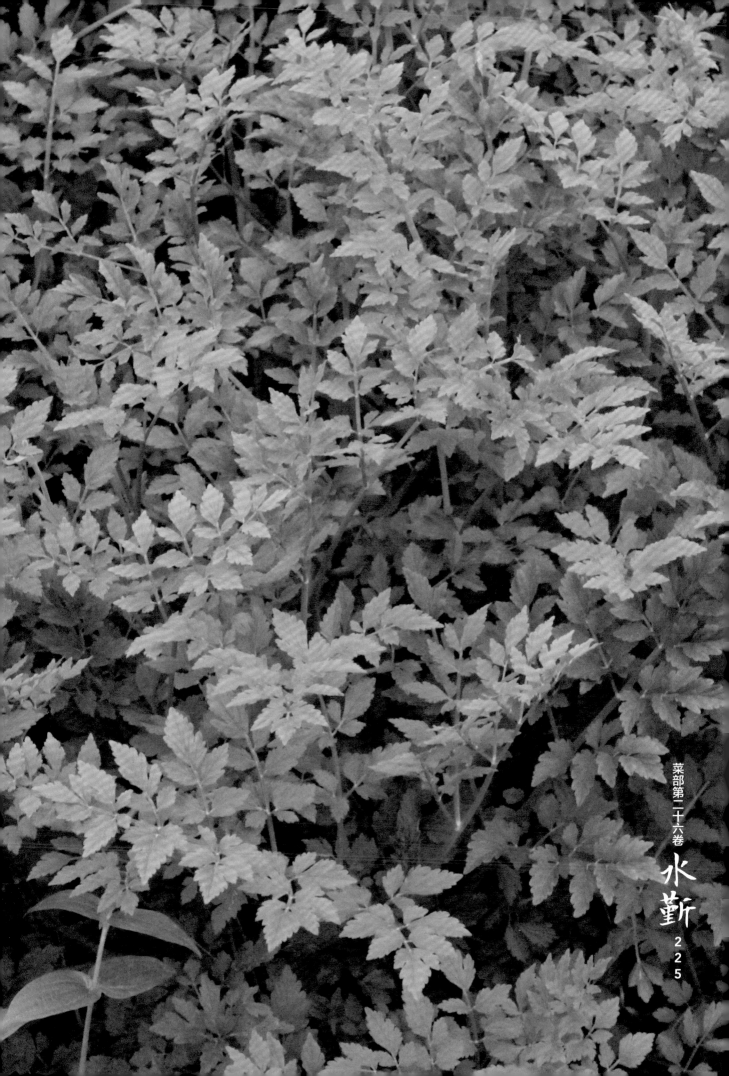

堇

音勤。《唐本草》

‖ **基原** ‖

据《纲目彩图》《纲目图鉴》《草药大典》《大辞典》等综合分析考证，本品为伞形科植物旱芹 *Apium graueolens* L.。分布于华东、华中及广东、广西、台湾等地。

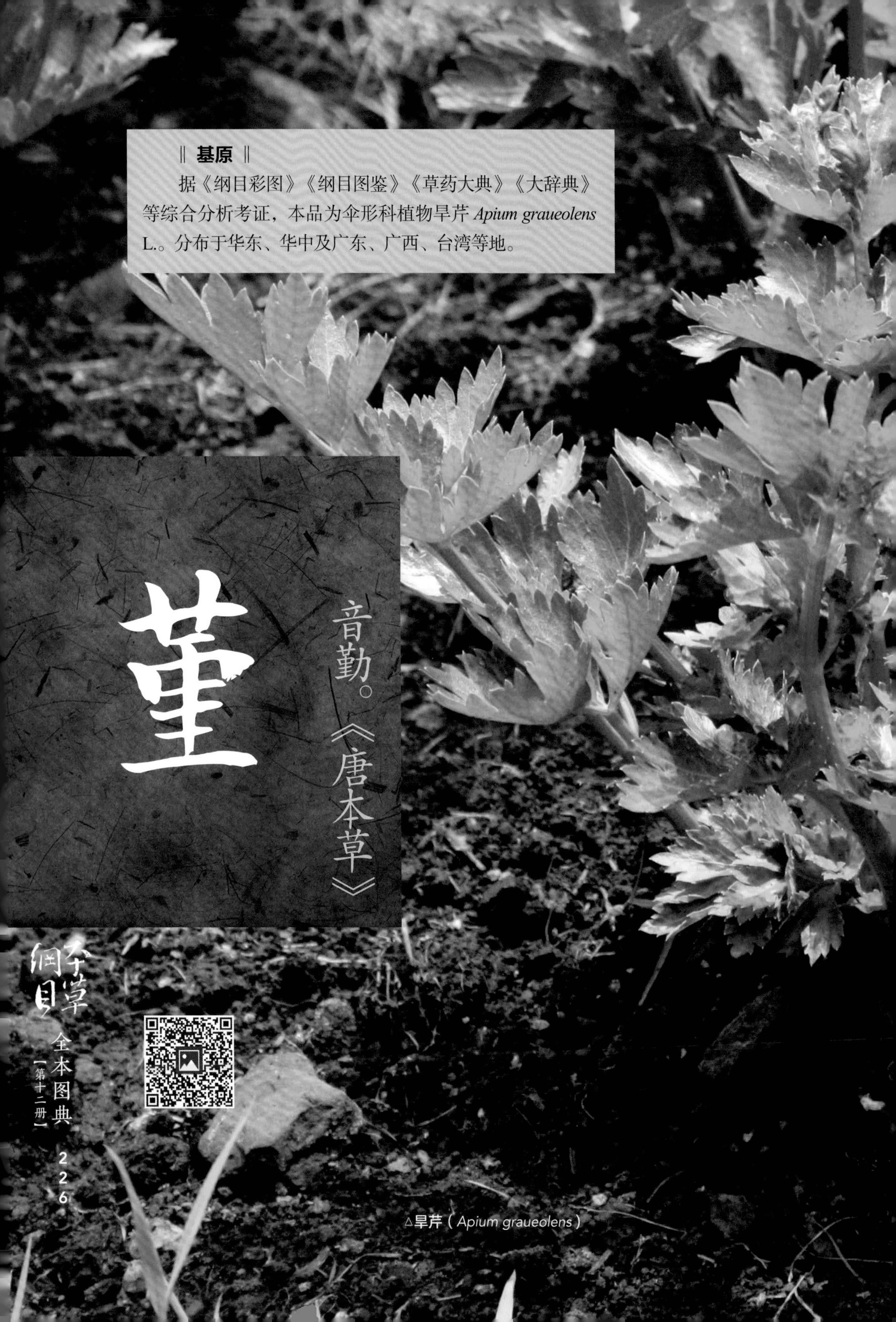

△旱芹（*Apium graueolens*）

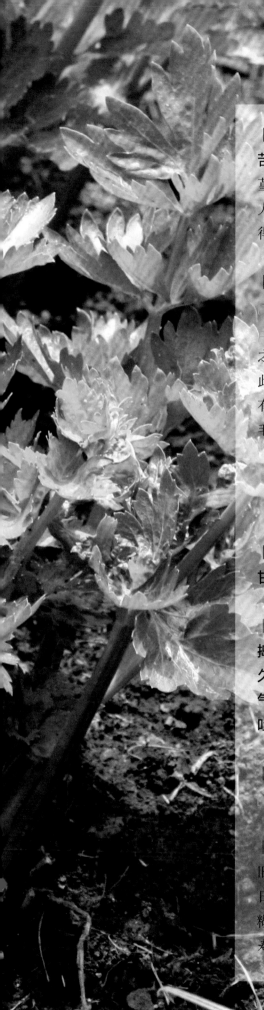

‖释名‖

苦堇尔雅堇葵唐本旱芹纲目。□□□□ 尔雅云：啮，苦堇也。郭璞云：即堇葵。本草言味甘，而此云苦堇，古人语倒，犹甘草谓之大苦也。[时珍曰] 其性滑如葵，故得葵名。

‖集解‖

□□ 堇菜野生，非人所种。叶似蕺菜，花紫色。□□ □ 说文云：堇，根如荠，叶如细柳，子如米，蒸汋食之，甘滑。内则云：堇、荁、枌、榆。是矣。[时珍曰] 此旱芹也。其性滑利。故洪舜俞赋云：烈有椒、桂，滑有堇、榆。一种黄花者，有毒杀人，即毛芹也。见草部毛茛。又乌头苗亦名堇，有毒。各见本条下。

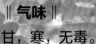

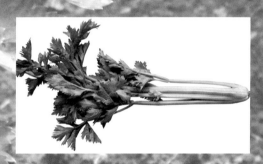

‖气味‖

甘，寒，无毒。

‖主治‖

捣汁，洗马毒疮，并服之。又涂蛇蝎毒及痈肿。唐本。久食，除心下烦热。主寒热鼠瘘，瘰疬生疮，结核聚气，下瘀血，止霍乱。又生捣汁半升服，能杀鬼毒，即吐出。孟诜。

‖发明‖

[诜曰] 堇叶止霍乱，与香菜同功。香菜即香薷也。

‖附方‖

旧二，新一。**结核气**堇菜日干为末，油煎成膏。摩之，日三五度，便瘥。孟诜食疗。**湿热气**旱芹菜日干为末，糊丸梧子大。每服四十丸，空心温酒下。大杀百虫毒。寿域神方。**蛇咬疮**生梓堇汁涂之。万毕术。

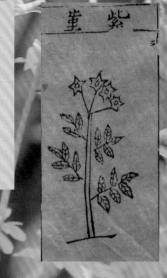

||基原||

　　据《纲目彩图》《纲目图鉴》《大辞典》《中华本草》等综合分析考证，本品为罂粟科植物紫堇 *Corydalis edulis* Maxim.。分布于长江中下游地区，及陕西、河南、贵州等地。《药典》收载苦地丁药材为罂粟科植物紫堇 *Corydalis bungeana* Turcz.（按《植物志》称"地丁草"，与紫堇 *Corydalis edulis* Maxim. 同属不同种）的干燥全草；夏季花果期采收，除去杂质，晒干。

紫堇

音芹。宋《图经》

△紫堇（*Corydalis edulis*）

‖释名‖

赤芹纲目 **蜀芹**图经 **楚葵**同上 **苔菜**同上 **水萄菜**。

[时珍曰] 堇、蕲、芹、猄，四字一义也。详下。

‖集解‖

[颂曰] 紫堇生江南吴兴郡。淮南名楚葵，宜春郡名蜀芹，豫章郡名苔菜，晋陵郡名水萄菜也。[时珍曰] 苏颂之说，出于唐玄宗天宝单方中，不具紫堇形状。今按轩辕述宝藏论云：赤芹即紫芹也，生水滨。叶形如赤芍药，青色，长三寸许，叶上黄斑，味苦涩。其汁可以煮雌、制汞、伏朱砂、擒三黄。号为起贫草。又土宿真君本草云：赤芹生阴厓陂泽近水石间，状类赤芍药。其叶深绿而背甚赤，茎叶似荞麦，花红可爱，结实亦如貔荞麦。其根似蜘蛛，嚼之极酸苦涩。江淮人三四月采苗，当蔬食之。南方颇少，太行、王屋诸山最多也。

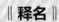

苗

‖气味‖

酸，平，微毒。

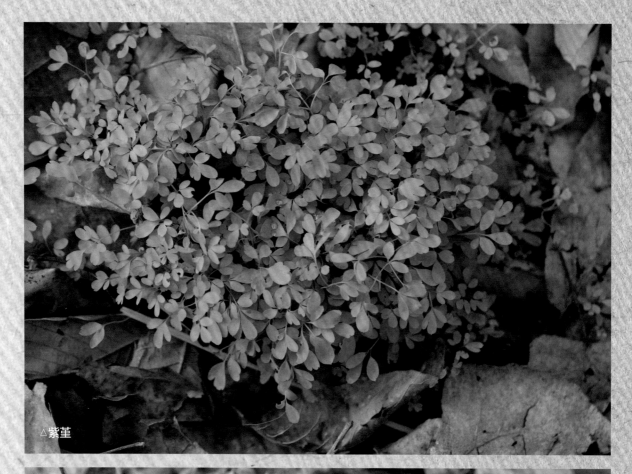

△紫堇

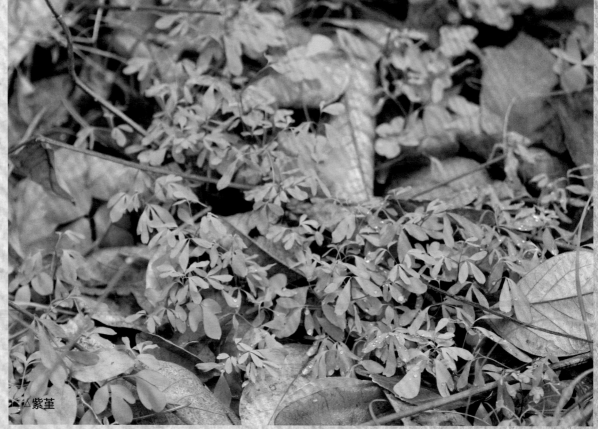

△紫堇

花

‖气味‖

酸，微温，无毒。

‖主治‖

大人、小儿脱肛。苏颂。

‖附方‖

旧一。**脱肛**凡大人、小儿脱肛，每天冷及吃冷食，即暴痢不止，肛则下脱，久疗不瘥者。春间收紫堇花二斤，曝干为散，加磁毛末七两，相和研细。涂肛上纳入，即使人噀冷水于面上，即吸入肠中。每日一涂药噀面，不过六七度即瘥矣。又以热酒半升，和散一方寸匕，空腹服之，日再服。渐加至二方寸匕，以瘥为度。若五岁以下小儿，即以半杏子许，和酒服之。忌生冷、陈仓米等物。天宝单方。

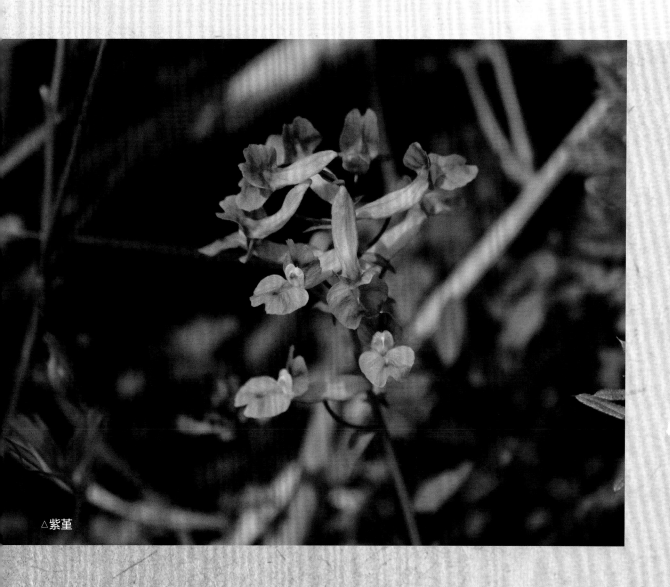

△紫堇

紫堇 *Corydalis bungeana* ITS2 条形码主导单倍型序列：

```
1    CGCACCGAGT CGCCCCCCCC ACCCCCCGAT CCCTCGAGGA GGCGGCGGGA GCGGAGAATG GCCCCCCGTG CCCCCGTGCG
81   CGGCCGGCCC AAACACAGGT CCCGGGAGGC CGACGTCACG ATCCGTGGTG GTTGTAAAAA ACACGAACCG GATCCCGTGC
161  ACGCCGCGCC GAACCCCGGG CCGCAGCGAC CCCCCAGGGC CGTCCCCGGA CGGCGCCCCA CTCTG
```

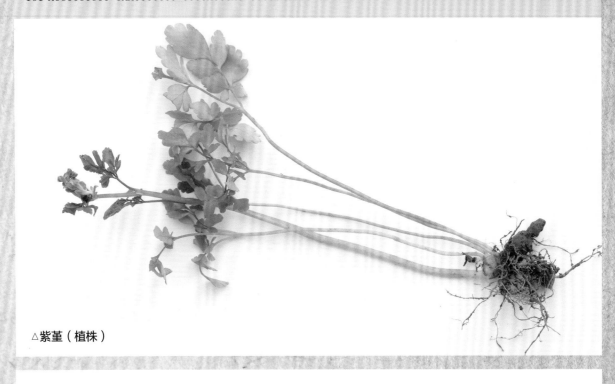

△紫堇（植株）

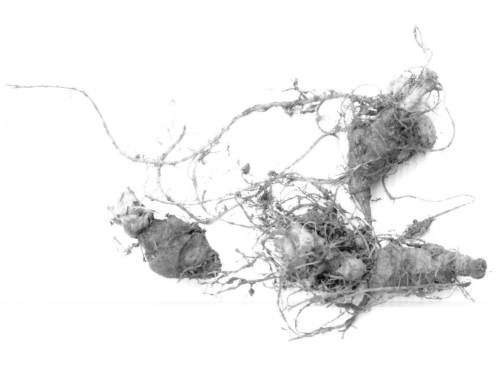

△紫堇（地下部分）

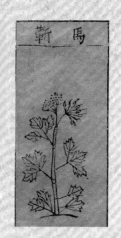

‖ 基原 ‖

据《纲目图鉴》及相关文献*等综合考证分析，本品为伞形科宽叶毒芹 Cicuta virosa L. var. latisecta Celak.。分布于我国西北部至东北部等地。

*张树人.《本草纲目》中马蕲的考证 [J]. 中医文献杂志，1998(01)：18.

‖ 释名 ‖

牛蕲尔雅胡芹通志野茴香纲目。[时珍曰] 凡物大者多以马名，此草似芹而大故也。俗称野茴香，以其气味子形微似也。金光明经三十二品香药，谓之叶婆你。

‖ 集解 ‖

[恭曰] 马蕲生水泽旁。苗似鬼针、荠菜等，嫩时可食。花青白色。子黄黑色，似防风子，调食味用之，香似橘皮而无苦味。[保升曰] 花若芹花，子如防风子而扁大。尔雅云：茭，牛蕲也。孙炎释云：似芹而叶细锐，可食菜也。一名茭，一名马蕲子，入药用。[时珍曰] 马蕲与芹同类而异种，处处卑湿地有之。三四月生苗，一本丛出如蒿，白毛蒙茸，嫩时可茹。叶似水芹而微小，似芎藭叶而色深。五六月开碎花，攒簇如蛇床及莳萝花，青白色。结实亦似莳萝子，但色黑而重尔。其根白色，长者尺许，气亦香而坚硬，不可食。苏恭所谓鬼针，即鬼钗草也。方茎桠叶，子似钗脚，着人衣如针。与此稍异。

苗

‖ 气味 ‖

甘、辛，温，无毒。

‖ 主治 ‖

益脾胃，利胸膈，去冷气，作茹食。时珍。

子

‖ 气味 ‖

甘、辛、温，无毒。

‖ 主治 ‖

心腹胀满，开胃下气消食，调味用之。唐本。炒研醋服，治卒心痛，令人得睡。孟诜。温中暖脾，治反胃。时珍。

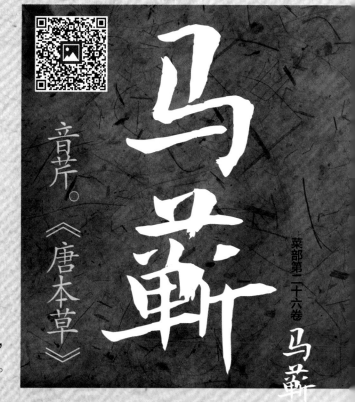

马蕲

音芹。《唐本草》

‖ 附方 ‖

新一。慢脾惊风马芹子、丁香、白僵蚕等分，为末。每服一钱，炙橘皮煎汤下。名醒脾散。普济方。

据《纲目彩图》《纲目图鉴》《草药大典》《大辞典》
等综合分析考证，本品为伞形科植物茴香 *Foeniculum vulgare*
Mill.。分布于全国各地。《药典》收载小茴香药材为伞形科
植物茴香的干燥成熟果实；秋季果实初熟时采割植株，晒干，
打下果实，除去杂质。

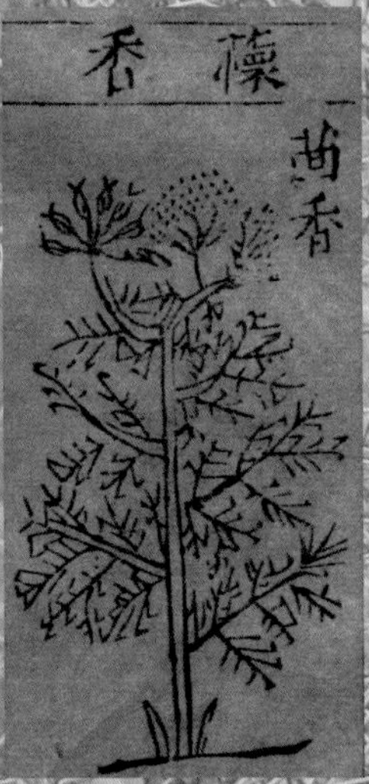

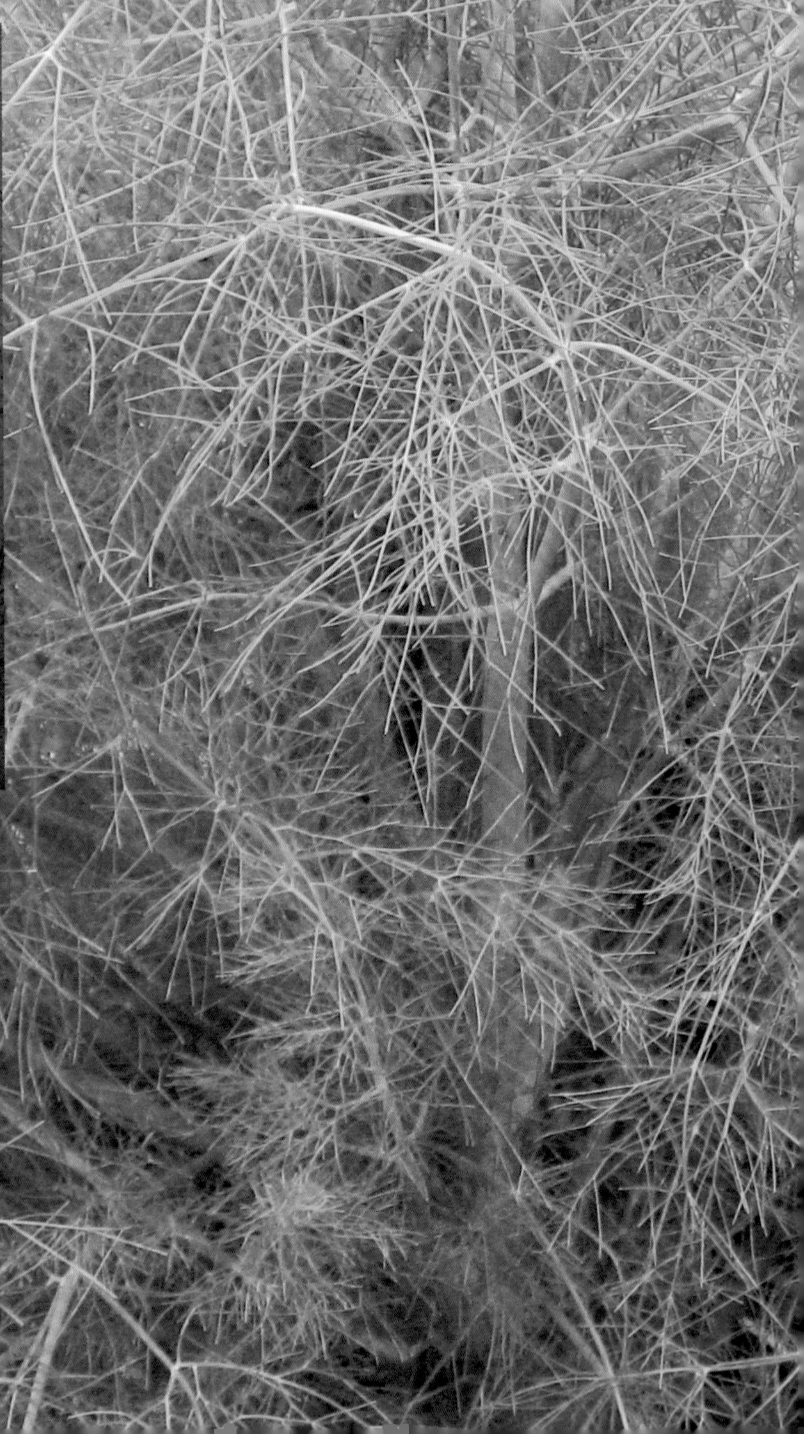

香蕵

茴香

茴香

《唐本草》

李时珍
纲目

全本图典
[第十二册]

△茴香（*Foeniculum vulgare*）

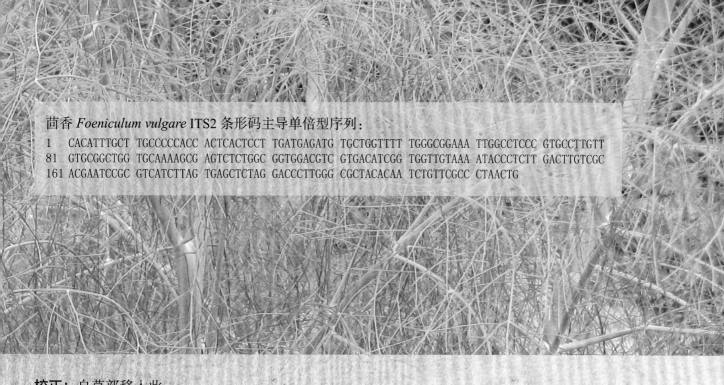

茴香 *Foeniculum vulgare* ITS2 条形码主导单倍型序列：

```
1    CACATTTGCT TGCCCCCACC ACTCACTCCT TGATGAGATG TGCTGGTTTT TGGGCGGAAA TTGGCCTCCC GTGCCTTGTT
81   GTGCGGCTGG TGCAAAAGCG AGTCTCTGGC GGTGGACGTC GTGACATCGG TGGTTGTAAA ATACCCTCTT GACTTGTCGC
161  ACGAATCCGC GTCATCTTAG TGAGCTCTAG GACCCTTGGG CGCTACACAA TCTGTTCGCC CTAACTG
```

校正：自草部移入此。

‖释名‖

茴香　八月珠。[颂曰] 蘹香，北人呼为茴香，声相近也。[弘景曰] 煮臭肉，下少许，即无臭气，臭酱入末亦香，故曰回香。[时珍曰] 俚俗多怀之衿衽咀嚼，恐蘹香之名，或以此也。

‖集解‖

[颂曰] 今交、广诸地及近郡皆有之。入药多用番舶者，或云不及近处者有力。三月生叶似老胡荽，极疏细，作丛。至五月茎粗，高三四尺。七月生花，头如伞盖，黄色。结实如麦而小，青色。北人呼为土茴香。八九月采实阴干。今近道人家园圃种之甚多。川人多煮食其茎叶。[宗奭曰] 云似老胡荽者误矣，胡荽叶如蛇床。虽有叶之名，但散如丝发，特异诸草也。[时珍曰] 茴香宿根，深冬生苗作丛，肥茎丝叶，五六月开花，如蛇床花而色黄。结子大如麦粒，轻而有细棱，俗呼为大茴香，今惟以宁夏出者第一。其他处小者，谓之小茴香。自番舶来者，实大如柏实，裂成八瓣，一瓣一核，大如豆，黄褐色，有仁，味更甜，俗呼舶茴香，又曰八角茴香，广西左右江峒中亦有之，形色与中国茴香迥别，但气味同尔。北人得之，咀嚼荐酒。

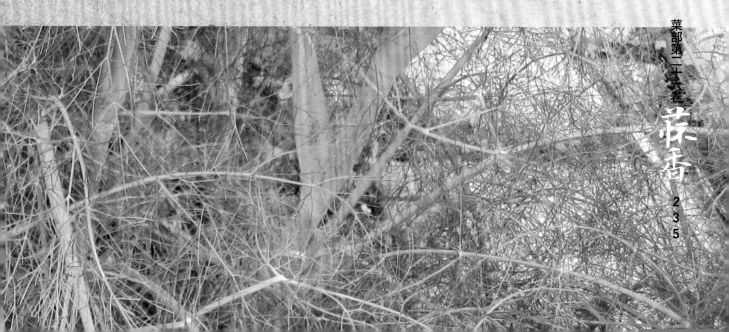

子

‖气味‖

辛，平，无毒。[思邈曰] 苦、辛，微寒，涩。[权曰] 苦、辛。得酒良。炒黄用。[好古曰]
阳也，浮也。入手、足少阴、太阳经。

‖主治‖

诸瘘、霍乱及蛇伤。唐本。膀胱胃间冷气及育肠气，调中，止痛、呕吐。马志。治干湿
脚气，肾劳癞疝阴疼，开胃下气。大明。补命门不足。李杲。暖丹田。吴绶。

‖发明‖

[诜曰] 茴香国人重之，云有助阳道，未得其方法也。[好古曰] 茴香本治膀胱药，以其先
丙，故曰小肠也，能润丙燥；以其先戊，故从丙至壬，又手、足少阴二药，以开上下经
之通道，所以壬与丙交也。[时珍曰] 小茴香性平，理气开胃，夏月祛蝇辟臭，食料宜
之。大茴香性热，多食伤目发疮，食料不宜过用。古方有去铃丸：用茴香二两，连皮生
姜四两，同入坩器内淹一伏时，慢火炒之，入盐一两，为末，糊丸梧子大。每服三五十
丸，空心盐酒下。此方本治脾胃虚弱病。茴香得盐则引入肾经，发出邪气。肾不受邪，
病自不生也。亦治小肠疝气有效。

‖附方‖

旧四，新十六。开胃进食茴香二两，生姜四两，同捣匀，入净器内，湿纸盖一宿。次以
银、石器中，文武火炒黄焦为末，酒糊丸梧子大。每服十丸至二十五丸，温酒下。经验
方。瘴疟发热连背项者。茴香子捣汁服之。孙真人方。大小便闭鼓胀气促。八角茴香七
个，大麻仁半两，为末。生葱白三七根，同研煎汤。调五苓散末服之，日一服。普济。

小便频数茴香不以多少，淘净，入
盐少许，炒研为末，炙糯米糕蘸食
之。伤寒脱阳小便不通。用茴香
末，以生姜自然汁调傅腹上。外用
茴香末，入益元散服之。摘玄方。
肾消饮水小便如膏油。用茴香炒，
苦楝子炒，等分为末。每食前酒服
二钱。保命集。肾邪冷气力弱者。
用大茴香六两，分作三分；用生附
子一个去皮，分作三分。第一度：
用附子一分，茴香一分，同炒黄，
出火毒一夜，去附子，研茴香为

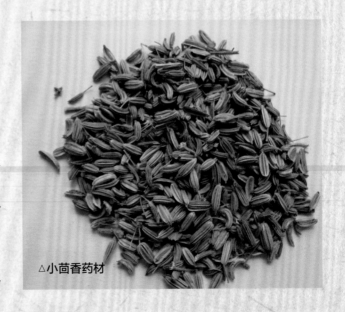
△小茴香药材

末，空心盐酒下一钱。第二度：用二味各一分，同炒存性，出火毒，以附子去一半，留一半，同茴香为末，如前服。第三度：各一分，同炒存性，出火毒，全研为末，如前服之。朱氏集验方。**肾虚腰痛**茴香炒研，以猪腰子批开，掺末入内，湿纸裹煨熟。空心食之，盐酒送下。戴原礼要诀。**腰痛如刺**简便方用八角茴香炒研，每服二钱，食前盐汤下。外以糯米一二升，炒热袋盛，拴于痛处。活人心统：思仙散：用八角茴香、杜仲各炒研三钱，木香一钱，水一钟，酒半钟，煎服。**腰重刺胀**八角茴香炒为末，食前酒服二钱。直指方。**疝气入肾**茴香炒作二包，更换熨之。简便方。**小肠气坠**直指用八角茴香、小茴香各三钱，乳香少许，水服取汗。孙氏集效方：治小肠疝气，痛不可忍。用大茴香、荔枝核炒黑各等分，研末。每服一钱，温酒调下。濒湖集简方用大茴香一两，花椒五钱，炒研。每酒服一钱。**膀胱疝痛**本事方用舶茴香、杏仁各一两，葱白焙干五钱，为末。每酒服二钱，嚼胡桃送下。集要：治疝气膀胱小肠痛。用茴香盐炒，晚蚕沙盐炒，等分为末，炼蜜丸弹子大。每服一丸，温酒嚼下。**疝气偏坠**大茴香末一两，小茴香末一两，用牙猪尿胞一个，连尿入二末于内系定，罐内以酒煮烂，连胞捣，丸如梧子大。每服五十丸，白汤下。仙方也。邓才笔峰杂兴。**胁下刺痛**小茴香一两炒，枳壳五钱麸炒，为末。每服二钱，盐酒调服，神效。袖珍方。**辟除口臭**茴香煮羹及生食，并得。昝殷食医心镜。**蛇咬久溃**小茴香捣末，傅之。千金。

茎叶

‖**气味**‖

与子同。

‖**主治**‖

煮食，治卒恶心，腹中不安。甄权。治小肠气，卒肾气冲胁，如刀刺痛，喘息不得。生捣汁一合，投热酒一合，和服。孟诜。

‖**发明**‖

[颂曰] 范汪方：疗恶毒痈肿，或连阴卵髀间疼痛挛急，牵入小腹不可忍，一宿即杀人者。用茴香苗叶，捣汁一升服之，日三四服。其滓以贴肿上，冬月用根。此是外国神方，永嘉以来用之。起死回生神验。

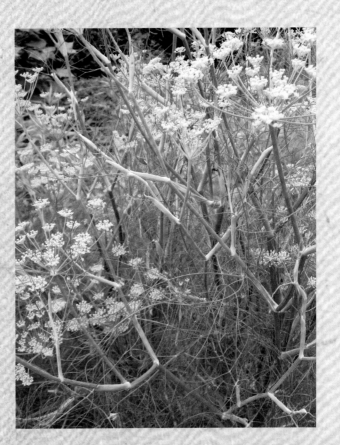

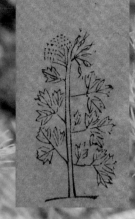

蘿蒿

‖基原‖

据《纲目彩图》《纲目图鉴》《大辞典》《中华本草》综合分析考证，本品为伞形科植物莳萝 *Anethum graveolens* L.。全国大部分地区均有栽培。

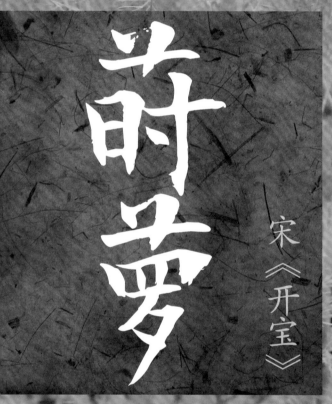

莳萝

宋《开宝》

李时珍 纲目

全本图典【第十二册】

校正：自草部移入此。

‖释名‖

慈谋勒开宝小茴香。[时珍曰]莳萝、慈谋勒，皆番言也。

‖集解‖

[藏器曰]莳萝生佛誓国，实如马芹子，辛香。[珣曰]按广州记云：生波斯国。马芹子色黑而重，莳萝子色褐而轻，以此为别。善滋食味，多食无损。即不可与阿魏同食，夺其味也。[颂曰]今岭南及近道皆有之。三月、四月生苗，花实大类蛇床而簇生，辛香，六七月采实。今人多用和五味，不闻入药用。[时珍曰]其子簇生，状如蛇床子而短，微黑，气辛臭，不及茴香。[嘉谟曰]俗呼莳萝椒。内有黑子，但皮薄色褐不红耳。‖

△莳萝（*Anethum graveolens*）

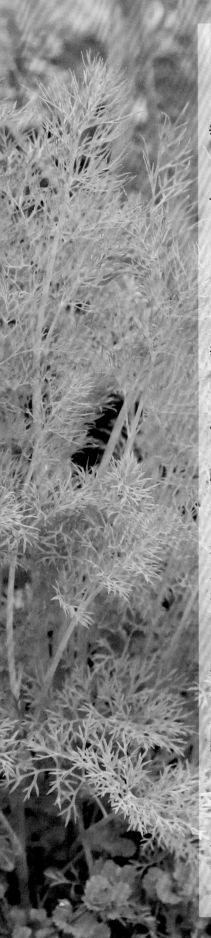

苗

‖气味‖
辛，温，无毒。

‖主治‖
下气利膈。时珍。

子

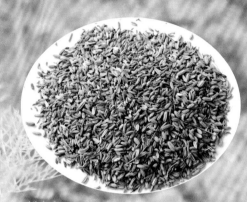

△莳萝饮片

‖气味‖
辛，温，无毒。

‖主治‖
小儿气胀，霍乱呕逆，腹冷不下食，两肋痞满。藏器。健脾，开胃气，温肠，杀鱼、肉毒，补水脏，治肾气，壮筋骨。日华。主膈气，消食，滋食味。李珣。

‖附方‖
新二。**闪挫腰痛**莳萝作末，酒服二钱匕。永类钤方。**牙齿疼痛**舶上莳萝、芸薹子、白芥子等分，研末。口中含水，随左右㗜鼻，神效。圣惠方。

‖附录‖
蜀胡烂拾遗 [藏器曰] 子：味辛，平，无毒。生冷气心腹胀满，补肾，除妇人血气，下痢，杀牙齿虫。生安南，似莳香子，可和食。
数低拾遗 [藏器曰] 子：味甘，温，无毒。主冷风冷气，下宿食不消，胀满。生西番、北土，兼似莳香，胡人以作羹食之。
池德勒拾遗 [藏器曰] 根：辛，温，无毒。破冷气，消食。生西国，草根也，胡人食之。
马思荅吉 [时珍曰] 味苦，温，无毒。去邪恶气，温中利膈，顺气止痛，生津解渴，令人口香。元时饮膳用之，云极香料也，不知何状。故附之。

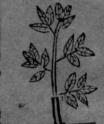

‖ 基原 ‖

据《纲目彩图》《大辞典》等综合分析考证，本品为唇形科植物罗勒 *Ocimmum basilicum* L.。分布于西南、华南、华东及湖北、台湾、江西等地。《纲目图鉴》《中华本草》《汇编》认为还包括同属植物疏柔毛罗勒 *O. basilicum* L. var. *pilosum* (Willd.) Benth.。分布于华东、西南、华南及台湾、江西、河南、河北等地。

罗勒

宋《嘉祐》附

△罗勒（*Ocimmum basilicum*）

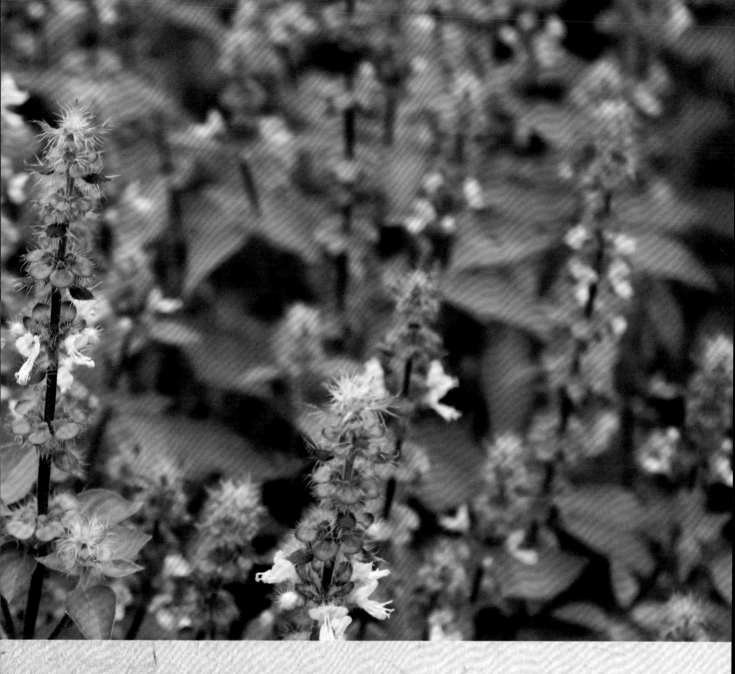

‖释名‖

兰香_{嘉祐}香菜_{纲目}翳子草。[禹锡曰] 北人避石勒讳，呼罗勒为兰香。[时珍曰] 按邺中记云：石虎讳言勒，改罗勒为香菜。今俗人呼为翳子草，以其子治翳也。

‖集解‖

[禹锡曰] 罗勒处处有之。有三种：一种似紫苏叶；一种叶大，二十步内即闻香；一种堪作生菜。冬月用干者。子可安入目中去翳，少顷湿胀，与物俱出也。[时珍曰] 香菜须三月枣叶生时种之乃生，否则不生。常以鱼腥水、米泔水、泥沟水浇之，则香而茂。不宜粪水。瞿仙神隐书言：园边水侧宜广种之，饥年亦可济用。其子大如蚤，褐色而不光，七月收之。[弘景曰] 术家取羊角、马蹄烧作灰，撒湿地遍踏之，即生罗勒。俗呼为西王母菜，食之益人。

‖气味‖

辛，温，微毒。[禹锡曰] 不可多食，壅关节，涩营卫，令人血脉不行，又动风，发脚气。

‖主治‖

调中消食，去恶气，消水气，宜生食。疗齿根烂疮，为灰用之甚良。患呃呕者，取汁服半合，冬月用干者煮汁。其根烧灰，傅小儿黄烂疮。禹锡。主辟飞尸、鬼疰、蛊毒。吴瑞。

‖发明‖

[时珍曰] 按罗天益云，兰香味辛气温，能和血润燥，而掌禹锡言，多食涩营卫，血脉不行，何耶？又东垣李氏治牙疼口臭，神功丸中用兰香，云无则以藿香代之，此但取其去恶气而已。故饮膳正要云，与诸菜同食，味辛香能辟腥气，皆此意也。

‖附方‖

新二。**鼻疳赤烂**兰香叶烧灰二钱，铜青五分，轻粉二字，为末，日傅三次。钱乙小儿方。**反胃咳噫**生姜四两捣烂，入兰香叶一两，椒末一钱，盐和面四两，裹作烧饼，煨熟。空心吃，不过两三度效。反胃，入甘蔗汁和之。普济方。

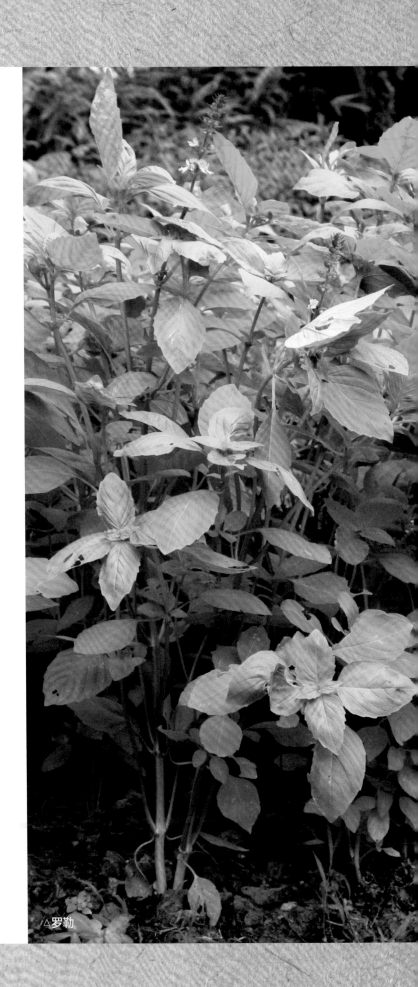

△罗勒

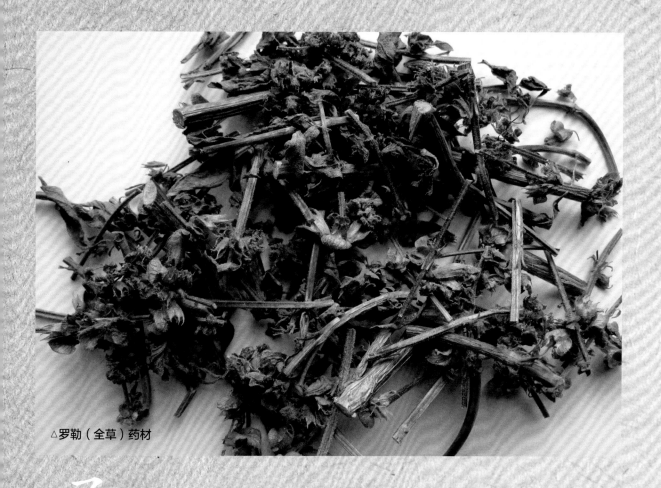
△罗勒（全草）药材

子

‖ 主治 ‖
目翳及尘物入目，以三五颗安目中，少顷当湿胀，与物俱出。又主风赤眵泪。嘉祐。

‖ 发明 ‖
[时珍曰] 按普济方云：昔庐州知录彭大辨在临安，暴得赤眼后生翳。一僧用兰香子洗晒，每纳一粒入眦内，闭目少顷，连膜而出也。一方：为末点之。时珍常取子试之水中，亦胀大。盖此子得湿即胀，故能染惹眵泪浮膜尔。然目中不可着一尘，而此子可纳三五颗亦不妨碍，盖一异也。

‖ 附方 ‖
新二。**目昏浮翳**兰香子每用七个，睡时水煎服之，久久有效也。海上名方。**走马牙疳**小儿食肥甘，肾受虚热，口作臭息，次第齿黑，名曰崩砂；渐至龈烂，名曰溃槽：又或血出，名曰宣露；重则齿落，名曰腐根。用兰香子末、轻粉各一钱，密陀僧醋淬研末半两，和匀。每以少许傅齿及龈上，立效。内服甘露饮。活幼口议。

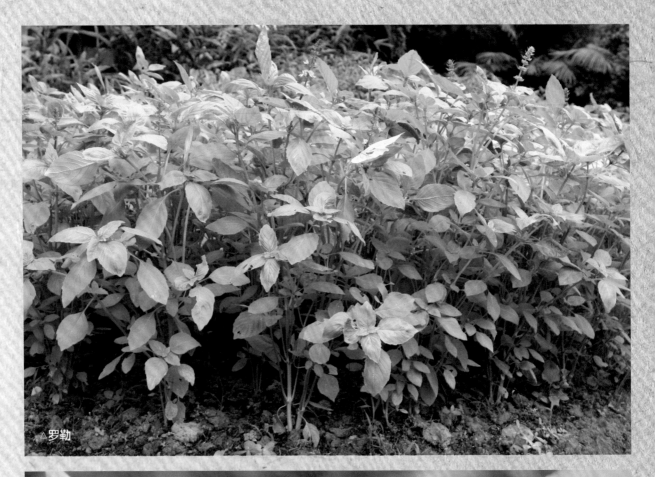

△罗勒

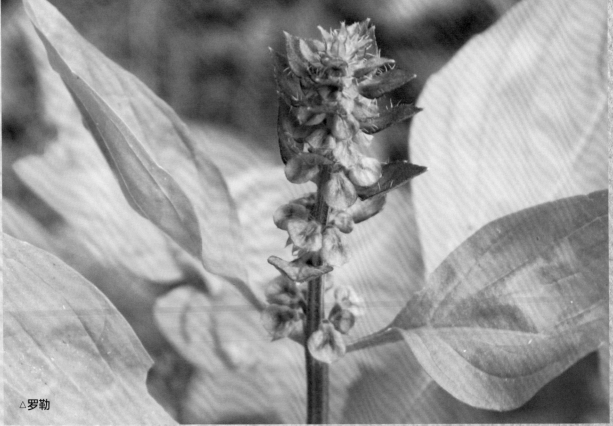

△罗勒

白花菜

‖ 基原 ‖
据《纲目彩图》《纲目图鉴》《大辞典》《中华本草》等综合分析考证，本品为白花菜科植物白花菜 *Cleome gynandra* L.。分布于华东、华南、西南及河北、河南、台湾等地。

白花菜

《食物》

‖ 释名 ‖
羊角菜。

‖ 集解 ‖
[时珍曰] 白花菜三月种之。柔茎延蔓，一枝五叶，叶大如拇指。秋间开小白花，长蕊。结小角，长二三寸。其子黑色而细，状如初眠蚕沙，不光泽。菜气膻臭，惟宜盐菹食之。[颖曰] 一种黄花者，名黄花菜，形状相同，但花黄也。

‖ 气味 ‖
苦，辛，微毒。[颖曰] 多食，动风气，滞脏腑，令人胃中闷满，伤脾。

‖ 主治 ‖
下气。汪颖。煎水洗痔，捣烂敷风湿痹痛，擂酒饮止疟。时珍。

△白花菜（*Cleome gynandra*）

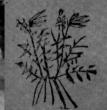

菜蔊

辣米菜

蔊菜

音罕。《纲目》

△蔊菜（*Rorippa islandica*）

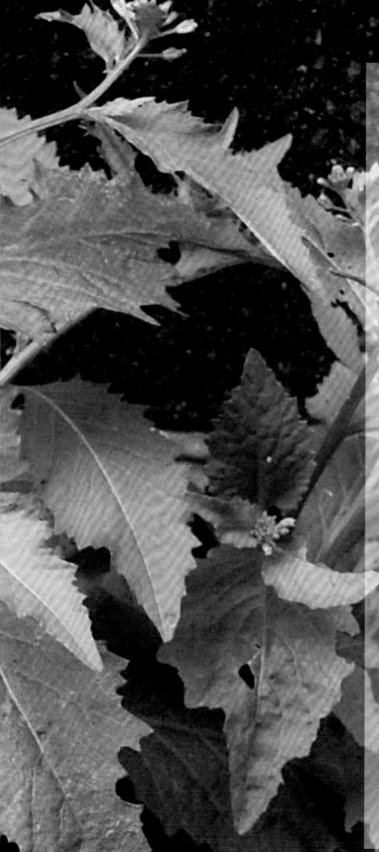

‖释名‖

蒳菜音罩辣米菜。[时珍曰] 蔊味辛辣，如火焊人，故名。亦作蒳。陈藏器本草有蒳菜，云辛菜也，南人食之。不著形状。今考唐韵、玉篇并无蒳字，止有蔊字，云辛菜也。则蒳乃蔊字之讹尔。

‖集解‖

[时珍曰] 蔊菜生南地，田园间小草也。冬月布地丛生，长二三寸，柔梗细叶。三月开细花，黄色。结细角长一二分，角内有细子。野人连根、叶拔而食之，味极辛辣，呼为辣米菜。沙地生者尤伶仃。故洪舜俞老圃赋云：蔊有拂士之风。林洪山家清供云：朱文公饮后，辄以蔊茎供蔬品。盖盱江、建阳、严陵人皆喜食之也。

‖气味‖

辛，温，无毒。　　　　　蔊菜细切，以生蜜洗伴或略沩食之，爽口消食。多食，发痼疾，生热。

‖主治‖

去冷气，腹内久寒，饮食不消，令人能食。藏器。利胸膈，豁冷痰，心腹痛。时珍。

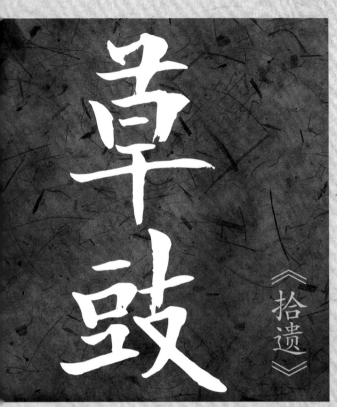

草豉

《拾遗》

校正：自草部移入此。

‖集解‖

[藏器曰] 生巴西诸国。草似韭状，豉出花中，彼人食之。

‖气味‖

辛，平，无毒。

‖主治‖

恶气，调中，益五脏，开胃，令人能食。藏器。